国有企业医疗机构人力合规风险防控

林哲民　王钧生　郑铮　著

天津出版传媒集团
天津科学技术出版社

图书在版编目（CIP）数据

国有企业医疗机构人力合规风险防控 / 林哲民，王钧生，郑铮著. -- 天津 ：天津科学技术出版社，2024.5
ISBN 978-7-5742-2070-6

Ⅰ. ①国… Ⅱ. ①林… ②王… ③郑… Ⅲ. ①国有企业—医药卫生组织机构—人力资源管理—风险管理—研究—中国 Ⅳ. ①R197.322

中国国家版本馆 CIP 数据核字(2024)第 087390 号

国有企业医疗机构人力合规风险防控
GUOYOU QIYE YILIAO JIGOU RENLI HEGUI FENGXIAN FANGKONG
责任编辑：王　彤
责任印制：兰　毅
出　　版：天津出版传媒集团
　　　　　天津科学技术出版社
地　　址：天津市西康路 35 号
邮　　编：300051
电　　话：（022）23332377
网　　址：www.tjkjcbs.com.cn
发　　行：新华书店经销
印　　刷：济南新广达图文快印有限公司

开本 787×1092 1/16 印张 24.5 字数 470 000
2025 年 3 月第 1 版第 1 次印刷
定价：120.00 元

前言

随着全球经济的深入发展和国际交流的日益频繁，合规风险防控已成为企业稳健运营不可或缺的一环。特别是在国有企业医疗机构这一特殊领域，人力合规风险防控的重要性更是凸显无疑。本书《国有企业医疗机构人力合规风险防控》的撰写，旨在系统梳理和分析国有企业医疗机构在人力资源管理过程中面临的合规风险，并提出相应的防控策略，以期为相关机构的稳健发展提供有益参考。

国有企业医疗机构作为特殊的社会组织，既承担着为社会提供基本医疗服务的公益职能，又面临着市场经济条件下的竞争压力。因此，如何在保障公益性的同时，实现经济效益和社会效益的双赢，是国有企业医疗机构必须面对的重要课题。在这一过程中，人力资源的合规管理成为影响机构运营效率和发展潜力的关键因素。本书正是基于这一背景，对国有企业医疗机构的人力合规风险防控进行了全面而深入的研究。

希望通过本书的阅读和实践研究，能够为读者提供有益的信息和启发，帮助国有企业医疗机构更好地应对人力合规风险，推动行业的健康发展，引导国有企业医疗机构在人力合规风险防控方面迈向更高水平。

目　录

第一章　国有企业医疗机构概述

第一节　国有企业医疗机构定义和分类

国有企业医疗机构是指由国有企业或国家控股企业所设立或参与投资的医疗服务机构。这些机构直接受国有企业管理，为企业员工及其家属提供医疗服务，并且承担着员工健康管理、职业病防治等职责。国有企业医疗机构具有公益性质，旨在保障员工的身体健康，提高劳动生产力。

根据国有企业医疗机构的服务范围、功能定位以及管理方式，可以将其分为以下几类。

一、企业综合医院

企业综合医院是一种由国有企业设立或参与投资的综合性医疗服务机构。它通常由大型国有企业设立，具备完善的医疗设施和专业的医疗团队，提供全面的医疗服务。

（一）医疗服务范围

企业综合医院的医疗服务范围非常广泛，包括但不限于以下几个方面。

1.门诊服务

企业综合医院设有门诊部，提供各类常见疾病的门诊诊治服务。员工可以在医院就近就医，获得及时的诊断和治疗。门诊服务包括对轻度疾病的初步诊断、处方药物开具、常规检查等，为员工提供便捷的医疗服务。

2.住院服务

企业综合医院设有病房，可以提供住院治疗和手术服务。员工如遇到需要住院治疗的情况，可以选择在企业综合医院进行治疗，享受相对方便和经济的医疗服务。在病房内，员工可以得到全方位的护理和监护，确保治疗效果和康复进程。

3.急诊救治

企业综合医院设有急诊科，提供 24 小时的急诊救治服务。员工在突发疾病或意外伤害的情况下，可以及时得到紧急治疗。急诊科配备有专业的医生和护士，能够迅速进行初步诊断和紧急救治，为员工提供关键时刻的援助。

4.体检服务

企业综合医院开展健康体检服务，通过对员工进行全面的体格检查和相关检验，评估员工的身体状况并及早发现潜在疾病。体检项目包括身体各系统的检查、血液化验、影像学检查等，旨在帮助员工了解自己的健康状况，并采取相应的预防和干预措施，提高健康意识和生活质量。

（二）功能定位

企业综合医院在国有企业医疗机构中具备着重要的功能定位，主要包括以下几个方面。

1.员工健康保障

企业综合医院作为国有企业的医疗服务机构，其主要目标是为企业员工提供全方位的医疗保障。通过提供门诊、住院、急诊等医疗服务，保障员工在生病或受伤时能够得到及时的治疗。医院将员工的健康放在首位，努力提供高质量的医疗服务，确保员工身体健康和福利。

2.职业病防治

企业综合医院承担着职业病的防治工作。它通过对员工进行职业健康检查、职业病诊断与治疗以及职业危害因素的控制等手段，降低员工职业病患病率，保障员工的职业健康。医院积极参与职业病监测和防治工作，通过开展职业健康教育和职业危害防护培训，提高员工的职业健康意识和保护意识。

3.健康管理

企业综合医院负责开展员工健康管理工作。通过健康教育、健康咨询、健康体检等方式，帮助员工了解健康知识，引导员工养成良好的生活习惯和健康行为。医院开设健康管理中心或部门，为员工提供个性化的健康管理方案和服务，包括健康评估、健康指导、慢性病管理等，帮助员工预防疾病、改善健康状况。

4.科研与教育

企业综合医院在承担医疗服务的同时，还开展医学科研和人才培养工作。它可以参与医学科研项目的开展，为企业员工提供先进的医疗技术和治疗手段。医院积极推动临床科研，提高医疗质量和水平。同时，医院也为医学生、实习医生和其他相关专业人员提供实践机会和培训，培养医疗人才，为国家的医疗事业做出贡献。

（三）管理特点

1.国有企业管理

企业综合医院直接受国有企业管理，与企业的发展战略紧密结合。它在医疗服务范围、人员配置、财务管理等方面与国有企业保持一致，实现统一的管理。这种管理模式能够确保医院运营与企业目标相一致，并能充分利用企业资源来支持医院的发展。

2.公益性质

企业综合医院具备公益性质，其主要目标是为企业员工提供医疗保障和健康服务，而非追求经济利润。因此，在价格定位、服务质量等方面更加注重社会效益。医院将员工的健康放在首位，以满足员工的医疗需求为核心，注重提供高质量的医疗服务。

3.员工就医便利

企业综合医院通常位于企业附近或内部，为员工提供便利的就医条件。员工可以就近就医，减少时间和精力的消耗。医院的位置选择和布局考虑到员工的出行便利性，使得员工能够更加方便地获得医疗服务。

4.专业医疗团队

企业综合医院配备了专业的医疗团队，包括医生、护士、技师等。他们具备丰富的临床经验和专业知识，能够为员工提供高质量的医疗服务。医疗团队通过持续的专业培训和学术交流，不断更新医疗知识和技术，以提供最新、最有效的治疗方案和医疗服务。

二、企业职工医院

企业职工医院是一种专门为某一特定国有企业的职工提供医疗服务的机构。相比于企业综合医院，企业职工医院规模较小，服务范围集中在企业内部。这类医疗机构与所属企业紧密结合，能更好地了解员工的健康需求，并提供相应的医疗保健服务。

（一）服务特点

企业职工医院具有以下几个服务特点。

1.服务对象明确

企业职工医院的服务对象主要是该企业的职工及其家属。医院针对性地提供医疗服务，满足职工特定的健康需求。由于服务对象相对固定，医院可以更好地了解和满足职工的医疗需求。

2.就近就医便利

企业职工医院通常设立在企业内部或附近，为职工提供就近就医的便利条件。职工无须长时间的交通和排队等待，能够及时得到医疗服务。这种就近就医的模式方便了职工的工作和生活，减少了就医的时间和精力消耗。

3.医疗服务质量稳定

企业职工医院规模相对较小，因此能够更加集中资源，提供稳定和高质量的医疗服务。医护人员熟悉企业职工的特点，能够提供个性化的医疗保健。医院通常配备专业的医疗团队和现代化的设备，提供全面的医疗诊治服务。

4.强调预防与健康管理

企业职工医院注重预防与健康管理。通过开展健康教育、健康体检、慢性病管理等活动，促进职工的健康意识和自我保健能力，减少疾病发生率。医院致力于提供全方位的健康管理服务，帮助职工掌握健康知识，改善生活方式，提高整体健康水平。

5.紧密结合企业需求

企业职工医院与所属企业紧密结合，了解企业职工的工作环境和职业特点，为其提供相应的医疗保健服务。医疗团队可以更好地理解和满足企业的医疗需求，根据企业特点开展相关的健康管理和职业病防治工作。医院与企业之间的紧密合作，有利于提高医疗服务的质量和效果。

（二）功能定位

企业职工医院在国有企业医疗机构中具有以下几个功能定位。

1.基础医疗服务

企业职工医院提供基本的医疗服务，包括常见疾病的诊断和治疗、药物配发、简单手术等。它能够满足职工常见病、多发病的就医需求。医院设有门诊部和住院病区，配备专业的医护人员和现代化的医疗设施，为职工提供全面、及时的医疗服务。

2.药品供应与配发

企业职工医院提供药品供应与配发服务，根据医生的处方或指导，为职工提供所需的药物，并确保其合理使用。医院内设有药房，配备专业的药师，负责药品的采购、储存和发放。医院遵循药物管理规范，保障药品的质量和安全性。

（三）管理特点

企业职工医院具有以下几个管理特点。

1.紧密结合企业管理

企业职工医院直接受所属企业管理，与企业的发展战略紧密结合。医院在医疗服务范围、人员配置、财务管理等方面与企业保持一致，实现统一的管理。这种管理模式能够确保医院运营与企业目标相一致，并能充分利用企业资源来支持医院的发展。

2.强调协作与沟通

企业职工医院强调医患协作和与企业其他部门的沟通。医务人员与企业管理层、安全环保部门等紧密合作，共同维护职工的健康和安全。医院与企业之间建立了良好的沟通机制，及时了解企业员工的健康需求和疾病情况，为其提供针对性的医疗服务。

3.信息化管理

企业职工医院借助信息化技术，实现医疗服务的数字化管理。通过电子病历、远程会诊等方式，提高医疗效率和服务质量。医院引入医疗信息系统，实现病历、检查结果等医疗数据的电子化存储和共享，提供便捷的信息查询和交流平台。这种信息化管理方式提高了医院的运行效率，缩短了就医时间，提升了服务质量。

三、企业门诊部

企业门诊部是一种为国有企业员工提供基本门诊医疗服务的机构，通常设立在企业的工作场所附近。它主要处理常见的疾病和轻微的创伤，为员工提供日常的就医便利。

（一）服务特点

企业门诊部具有以下几个服务特点。

1.处理常见疾病

企业门诊部主要处理一些常见的疾病，如感冒、发热、呼吸道感染等，以及轻微的创伤，如扭伤、擦伤等。它能够满足员工日常生活中出现的一般健康问题。门诊部医务人员经验丰富，能够快速进行初步诊断和治疗，为员工提供及时的医疗帮助。

2.初步诊断和治疗

企业门诊部可以进行初步的诊断和治疗，包括体格检查、常见疾病的诊断和治疗、药物配发等。医护人员根据员工的症状和体征，进行初步判断，并给予相应的治疗方案。在需要进一步治疗或专科会诊的情况下，门诊部也会及时转诊至相关科室。

3.健康教育和咨询

企业门诊部不仅提供医疗服务，还开展健康教育和健康咨询工作。医护人员通过面对面的交流，向员工传授健康知识、解答健康问题等方式，帮助员工养成良好的生活习惯和健康行为。门诊部还可以提供个性化的健康咨询服务，根据员工的需求提供专业的建议和指导。

4.预防与早期发现

企业门诊部注重预防和早期发现，开展健康体检、慢性病管理等工作。通过定期的体检和健康评估，及时发现员工的健康问题，采取相应的干预措施。门诊部也会关注慢性病患者的管理和随访，帮助员工控制病情、改善生活质量。

（二）功能定位

企业门诊部在国有企业医疗机构中具有以下几个功能定位。

1.基础门诊服务

企业门诊部提供基本的门诊服务，包括常见疾病的初步诊断和治疗、常用药物的配发等。它可以处理员工日常生活中出现的一般健康问题，如感冒、发热、呼吸道感染等。医务人员根据员工的症状和体征进行初步判断，并给予相应的治疗方案。

2.急诊救治

企业门诊部设有急诊功能，能够处理员工在工作场所发生的轻微创伤和突发疾病。它提供紧急救治和初步处理，为员工提供及时的医疗帮助。医护人员具备急救技能和经验，能够迅速应对员工的急诊情况，稳定患者病情并进行必要的治疗。

3.转诊与协调

在需要进一步治疗或专科就诊的情况下，企业门诊部可以进行转诊和协调，将员工引导到适当的医疗机构进行进一步的诊断和治疗。门诊部与其他医疗机构建立良好的合作关系，能够为员工提供转诊服务，并协调好各个环节，确保员工得到及时、准确的诊断和治疗。

（三）管理特点

企业门诊部具有以下几个管理特点。

1.小规模运营

企业门诊部规模相对较小，通常只服务于某一特定国有企业。由于规模小，可以更加灵活地调整资源，提供稳定和高效的医疗服务。医院管理层可以更加直接地了解员工的需求，并及时调整医疗团队和设备配置，以满足员工的就医需求。

2.强调预防与健康管理

企业门诊部注重预防与健康管理，开展健康教育、健康体检等工作。通过定期的体检和健康评估，促进员工的健康意识和健康行为改变。医院将预防放在首位，帮助员工掌握健康知识，改善生活方式，减少疾病的发生和进展。

四、企业疗养院

企业疗养院是为国有企业的退休员工提供康复疗养和护理服务的机构。它通常位于风景优美的地方，为退休员工提供身心健康的疗养环境，以促进其生活品质的提高。

（一）服务特点

企业疗养院具有以下几个服务特点。

1.面向退休员工

企业疗养院主要面向国有企业的退休员工开放。它提供专门的康复疗养和护理服务，满足退休员工的身心健康需求。疗养院通过提供专业的医疗保健、康复护理以及长期护理等服务，帮助退休员工度过晚年，享受优质的生活。

2.疗养环境优美

企业疗养院通常位于风景优美的地方，远离喧嚣和污染，提供安静、舒适的居住环境。院内布局合理，配备完善的设施和设备，为退休员工营造一个宜居的环境。这样的环境有助于退休员工身心的放松和恢复。

3.康复疗养服务

企业疗养院提供康复疗养服务，包括物理康复、康复护理、功能训练等。通过专业的康复团队和先进的康复设备，帮助退休员工恢复健康、增强生活能力。疗养院根据退休员工的具体情况制定个性化的康复计划，并提供相应的康复治疗和护理服务。

4.长期护理服务

企业疗养院提供长期护理服务，关注退休员工的日常生活和医疗需求。它为退休员工提供饮食、卫生、护理等方面的全方位照顾。医护人员关注退休员工的生活习惯和特殊需求，提供个性化的护理服务，保障退休员工的身体健康和生活质量。

5.心理支持

企业疗养院注重退休员工的心理健康，提供心理支持和咨询服务。通过开展心理疏导、心理咨询等活动，帮助退休员工调适情绪、缓解焦虑。专业的心理健康团队与退休员工进行沟通和交流，提供温暖、关怀的心理支持，促进他们积极面对晚年生活的挑战。

（二）功能定位

企业疗养院在国有企业医疗机构中具备以下几个功能定位。

1.社交与文化活动

企业疗养院开展社交与文化活动，为退休员工提供丰富多样的娱乐和文化体验。这些活动可以促进退休员工之间的交流和互动，增强其社会支持网络。疗养院组织各种康体活动、文艺演出、游园等，让退休员工享受愉快的时光，促进身心健康。

2.医疗急救能力

企业疗养院具备一定的医疗急救能力，能够应对突发疾病和意外伤害的情况。疗养院配备了急救设备和急救团队，确保退休员工在紧急情况下能够及时得到救治。急救团队能够迅速应对急诊情况，进行紧急抢救和处理，保障退休员工的生命安全。

（三）管理特点

1.舒适宜居环境

企业疗养院注重提供舒适宜居的环境，为退休员工创造宁静、舒适的居住条件。院内布局合理，配备完善的设施和设备，为退休员工营造一个安全、便利的居住环境。疗养院注重院内卫生和环境卫生管理，保持院内的整洁和舒适。

2.个性化服务

企业疗养院注重个性化服务，根据退休员工的健康状况和需求，制定个体化的康复和护理计划。医护人员与退休员工进行沟通，了解其特殊需求和健康目标，并根据其情况提供相应的护理和康复服务。这样的服务模式能够更好地满足每位退休员工的特殊需求，提高其生活质量。

3.健康管理和评估

企业疗养院进行健康管理和评估工作，定期对退休员工的健康状况进行跟踪和评估。通过定期的健康检查、体格评估和生活质量评估，疗养院能够及时发现和处理退休员工的健康问题。医护人员根据评估结果制定相应的健康管理方案，提供个性化的健康指导和干预措施，帮助退休员工保持良好的健康状态。

第二节 国有企业医疗机构的特点

国有企业医疗机构是指由国家所有或控股的企业所设立和运营的医疗机构。这类医疗机构具有一些独特的特点，下面将详细介绍。

一、公益性质

国有企业医疗机构作为国家所有或控股的企业，具有明显的公益性质。

（一）服务全民健康

国有企业医疗机构以服务全民健康为首要目标，致力于满足人民群众的基本医疗需求。无论是城市还是农村、富裕还是贫困地区的居民，都能享受到相对平等的医疗服务。

1.布局完善的分支机构

国有企业医疗机构通过设立分支机构和下属卫生院，将医疗资源覆盖到各个角落，包括城市、农村、边远地区等。这些分支机构不仅提供基本的医疗服务，还能进行常见病、多发病的诊断和治疗，解决居民就医难题。

2.建立社区卫生站

国有企业医疗机构在城市和农村建立社区卫生站，使得医疗资源更加贴近居民。社区卫生站通常设有全科医生、妇产科医生、儿科医生等，提供基本的医疗服务和健康管理，方便居民就近就医。

3.加强农村医疗服务

国有企业医疗机构在农村地区加强基层医疗服务，通过派驻医生、设立卫生室等方式，提高农村居民的医疗保障水平。他们注重常见病、多发病的防治，开展健康教育和预防工作，提高农村居民的健康素养。

4.建设远程医疗平台

国有企业医疗机构积极推动远程医疗服务，利用现代信息技术打破时空限制，实现远程医疗诊断和咨询。这样，即使是远离医院的地区也能够享受到专家的指导和诊疗服务，解决人口分布不均衡带来的医疗资源缺乏问题。

5.强化公共卫生服务

国有企业医疗机构积极参与公共卫生服务，关注疾病的预防和控制。他们组织疫苗接种、健康体检、流行病监测等活动，提高公众的健康素养和防病意识，有效预防和控制传染病等公共卫生事件。

6.建立医疗救援机制

国有企业医疗机构在突发公共卫生事件、自然灾害等紧急情况下，积极参与医疗救援工作。他们组织医疗队伍、派出专家、调配物资，为受灾地区提供及时有效的医疗救治，保障人民群众的生命安全和健康。

（二）实施健康教育和预防工作

国有企业医疗机构注重健康教育和预防工作的开展，旨在提高人民群众的健康意识和自我保健能力。他们通过多种途径和方式，积极推广健康知识，加强预防措施，为人民群众提供全方位的健康保障。

1.健康教育宣传

国有企业医疗机构通过举办公益讲座、健康知识培训等活动，向社会传播健康知识。他们针对不同年龄段、不同人群的健康需求，开展相关主题的宣传和教育，提醒人们注意常见病、慢性病的预防，普及健康生活方式等。还利用媒体、互联网等渠道发布健康知识手册、宣传海报等，扩大健康教育的影响范围。

2.疫苗接种服务

国有企业医疗机构积极参与疫苗接种工作，提供全面的疫苗接种服务。他们根据国家疫苗接种计划，组织疫苗的采购、存储和分发工作，并设立专门的疫苗接种点进行接种服务。通过疫苗接种，有效预防儿童传染病和成人疾病的发生，提高人民群众的免疫力和健康水平。

3.疾病筛查和早期诊断

国有企业医疗机构积极推行疾病筛查和早期诊断服务，以实现疾病的早期发现和治疗。他们开展常见疾病的筛查活动，如乳腺癌、宫颈癌、肺癌等，通过体检、检验等手段对患者进行早期诊断和干预，降低疾病的发病率和死亡率。

4.健康管理服务

国有企业医疗机构注重健康管理服务的开展，通过建立健康档案和个体化的健康管理计划，为人民群众提供全面的健康保障。他们利用现代信息技术，开展远程健康监测和健康咨询服务，对患者的健康状况进行跟踪和管理，及时提供个性化的健康建议和干预措施。

5.预防传染病的工作

国有企业医疗机构积极参与传染病的预防和控制工作。他们加强与相关部门的合作，开展传染病的监测、报告和流行病学调查等工作，迅速采取措施阻断传播途径，减少疫情的扩散。同时，他们还推广个人卫生和环境卫生知识，提醒人们注意个人防护措施，避免传染病的发生和传播。

（三）强化医患关系管理

国有企业医疗机构在医患关系管理上注重公益特点，致力于建立良好的医患沟通机制，加强医患之间的信任和理解，推行医疗纠纷调解机制，以维护医患关系的和谐稳定。

1.建立良好的沟通机制

国有企业医疗机构重视医患之间的沟通，建立起良好的沟通机制。他们提倡医务人员与患者进行充分的沟通，倾听患者的需求和意见，解答患者的疑虑和困惑。通过开展病情解释、治疗方案讨论等活动，促进医患之间的相互理解和信任。

2.加强医患教育

国有企业医疗机构注重医患教育的开展，提高患者对医疗知识的了解和认知。他们通过举办健康讲座、发布健康宣传资料等方式，向患者普及医学知识，帮助患者正确理解疾病和治疗过程，增强患者的自我管理能力。

3.推行医疗纠纷调解机制

国有企业医疗机构建立医疗纠纷调解机制，通过专门的调解机构或委员会，及时有效地解决医患之间的矛盾和纠纷。他们鼓励医务人员与患者进行沟通和协商，寻求双方的共识和解决方案，避免纠纷升级，并为患者提供公正、公平的调解服务。

4.尊重患者权益

国有企业医疗机构注重尊重患者的合法权益，倡导医务人员对患者的尊重和关爱。

他们遵循医疗伦理和职业道德，严格保护患者的隐私和个人信息，确保患者的知情同意权、自主选择权等权益得到充分尊重和保护。

5.强化医务人员的职业道德和责任意识

国有企业医疗机构注重医务人员的职业道德和责任意识的培养。他们通过严格的职业培训、规范的考核评价机制，提高医务人员的专业水平和服务质量，使其具备良好的医德医风，能够更好地为患者提供医疗服务。

6.加强医患投诉管理

国有企业医疗机构重视医患投诉管理，建立健全的投诉处理机制。他们设立专门的投诉受理部门，及时受理和处理患者的投诉，并采取措施解决问题，改进服务质量，提升医患关系的满意度。

二、政府支持

国有企业医疗机构作为国家所有或控股的企业，受到政府的大力支持。政府在资金、设备、人才等方面给予国有企业医疗机构相应的扶持和保障，以确保其正常运行和发展。政府还通过制定相关政策和法规来规范国有企业医疗机构的管理和服务质量。以下是国有企业医疗机构政府支持的特点。

（一）资金投入

政府向国有企业医疗机构提供资金支持，这是国有企业医疗机构的重要特点之一。政府的资金投入对于医疗机构的发展和提升医疗服务的品质起到了至关重要的作用。

1.机构建设

政府通过向国有企业医疗机构提供资金支持，帮助机构进行建设和扩建工作。这包括新建医院、卫生中心等医疗机构，以及扩大现有机构的规模和范围。政府的资金投入可以解决医疗机构建设过程中的资金困难，加快建设进程，为人民群众提供更好的医疗服务。

2.设备购置

政府资金的投入还用于国有企业医疗机构的设备购置。现代化的医疗设备对于提高医疗服务的质量和效率至关重要。政府通过向医疗机构提供资金支持，帮助其购买先进的医疗设备，如CT扫描仪、核磁共振仪等，以提升医疗技术水平，更好地满足患者的诊断和治疗需求。

3.运营费用

政府资金还用于国有企业医疗机构的日常运营费用。医疗机构需要支付员工薪酬、采购药品和耗材、维护设备等各项费用。政府通过向医疗机构提供资金支持，帮助其支付这些费用，确保医疗机构正常运营，为患者提供稳定的医疗服务。

4.基本建设投入

除了直接的运营费用，政府还向国有企业医疗机构提供基本建设投入。这包括医院大楼的修缮和维护、卫生设施的改善、环境卫生的提升等。政府资金的投入可以改善医疗机构的工作环境和条件，提高患者的就诊体验，促进医疗机构的可持续发展。

（二）设备支持

政府通过引进先进的医疗设备和技术，提升医疗机构的诊断和治疗水平，为患者提供更好的医疗服务。

1.引进先进设备

政府通过引进国外先进的医疗设备，帮助国有企业医疗机构提升医疗技术水平。这些设备包括CT扫描仪、核磁共振仪、放射治疗设备等高端医疗设备。这些设备具有更高的分辨率、更快的速度和更准确的诊断结果，可以为医生提供更多的信息，提高诊断的准确性和精确度。

2.推动技术创新

政府鼓励科研机构和医疗机构进行技术创新和研发工作。政府投入资金用于医疗技术的研究和开发，推动医学科技的进步。这些技术包括基因检测、精准医疗、远程医疗等，可以为医疗机构提供更多的诊疗手段和治疗方案，提高医疗服务的质量和效果。

3.提供技术支持

政府通过专门的机构或平台为国有企业医疗机构提供技术支持。这些机构和平台包括国家级的医学研究所、临床实验中心等。政府投入资金用于建设和运营这些机构，为医疗机构提供技术指导、学术交流和合作研究的机会，促进医疗机构的发展和提升。

4.加强标准化管理

政府制定相关标准和规范，加强对医疗设备的管理和监督。政府加强对医疗设备的质量检测和认证，确保医疗机构使用的设备符合安全、有效和可靠的要求。政府还推动医疗设备的信息化管理，建立设备档案和维护记录，提高设备的利用率和维修效率。

（三）人才培养

政府通过投入资金和制定相关政策，致力于培养更多的医学专业人才，并吸引优秀的医务人员为国有企业医疗机构服务。

1.资金投入

政府向医学院校、培训机构等提供资金支持，用于医学人才的培养和教育。政府的资金投入可以改善医学教育的条件和环境，提高医学生的培养质量和水平。同时，政府还鼓励医学院校与国有企业医疗机构合作，开展实践教学和科研项目，促进理论与实践相结合。

2.奖励制度

政府通过建立奖励制度，激励医学人才在国有企业医疗机构工作和发展。政府设立奖项，对在医疗技术、学术研究、医疗管理等方面有突出贡献的医务人员进行表彰和奖励。这些奖励包括荣誉称号、学术资助、职业发展机会等，旨在鼓励医务人员不断提升自身素质和专业能力。

3.人才引进计划

政府通过人才引进计划，吸引优秀的医学人才为国有企业医疗机构服务。政府提供优厚的薪酬待遇、住房补贴、职业发展机会等，吸引高水平医学人才加入国有企业医疗机构，并为其提供良好的工作环境和发展平台。这些措施旨在提高医疗机构的整体素质，推动医疗服务的提升和创新。

4.学术交流与合作

政府鼓励国有企业医疗机构与国内外医学界开展学术交流与合作。政府资金支持医务人员参加国际学术会议、学术讲座等，提升他们的学术水平和专业知识。同时，政府还促进医学院校、科研机构与国有企业医疗机构的合作，共享资源和技术，推动医学研究和创新。

5.职业发展机会

政府鼓励国有企业医疗机构为医务人员提供职业发展机会。政府投入资金支持医疗机构开展培训计划、继续教育项目等，提升医务人员的专业技能和管理能力。政府还鼓励医务人员参与学术研究、学术交流等活动，提升他们的学术声誉和影响力。

（四）政策引导

政府通过政策引导，对医疗机构的经营、服务质量、药品采购等方面进行指导和支持，以促进医疗机构的良性发展。

1.医疗服务价格管理

政府制定医疗服务价格管理政策，对国有企业医疗机构的收费标准进行指导和监管。政府根据地区经济水平和患者承受能力等因素，合理确定医疗服务的价格，防止价格过高或不合理竞争，保障患者的就医权益。

2.医疗保险政策

政府制定医疗保险政策，鼓励和支持国有企业医疗机构参与医疗保险体系。政府通过医保报销比例、支付方式等方面的政策引导，促进医疗机构与医保机构的合作，确保患者在就医过程中享受到合理的医疗费用报销。

3.药品采购管理

政府加强对药品采购的管理和监督。政府鼓励国有企业医疗机构通过集中采购、招标等方式，获取高质量、合理价格的药品。政府还加强对药品流通环节的监管，防止假冒伪劣药品的流入，确保患者用药的安全和有效性。

4.监管与评估

政府加强对国有企业医疗机构的监管和评估工作。政府设立相关部门或机构负责医疗机构的监管，监督其遵守法律法规、规范经营行为。政府还对医疗机构的服务质量、安全管理等进行评估，鼓励医疗机构积极改进和提升服务水平。

5.质量控制与认证

政府推动国有企业医疗机构建立和实施质量控制体系，并引导医疗机构开展相关认证工作。政府鼓励医疗机构参与医疗质量认证，如国家医院评审、医疗技术评价等，提升医疗服务的质量和安全。

（五）医改支持

政府通过医改政策来支持国有企业医疗机构的改革和发展，以提高医疗服务的质量、效率和可及性。

1.医疗资源合理配置

政府推动医疗资源的合理配置，优化医疗机构的布局和规模。政府根据地区人口和需求情况，引导国有企业医疗机构的分布，确保患者能够就近获得基本医疗服务。政府还鼓励国有企业医疗机构与其他医疗机构合作共享资源，提高资源利用效率。

2.分类诊疗和分级转诊

政府倡导医疗服务的分类诊疗和分级转诊制度。政府鼓励国有企业医疗机构建立科室协同、多学科联动的诊疗模式，提供个体化的诊疗方案。政府还推动患者按照疾病轻重缓急进行分级转诊，引导患者在不同级别的医疗机构就诊，提高医疗资源的利用效率。

3.综合医疗服务

政府鼓励国有企业医疗机构开展综合医疗服务，提供全方位的医疗服务。政府支持医疗机构开设互联网医院、家庭医生签约服务等，提供远程医疗、健康管理和健康咨询等服务。政府还推动国有企业医疗机构与社区卫生服务中心、乡镇卫生院等基层医疗卫生机构合作，提高基本医疗服务的覆盖率和质量。

4.医保支付方式改革

政府推动医保支付方式的改革，优化医保报销政策。政府鼓励国有企业医疗机构与医保机构合作，建立定点医疗服务机构和医保结算平台，简化报销流程，提高医保支付的便捷性和效率。政府还推动按病种付费、按人头付费等新的医保支付方式，促进医疗服务的合理定价和资源的合理分配。

（六）政策扶持

政府出台政策来扶持国有企业医疗机构的发展，以促进其提供优质、可及的医疗服务。

1.社会责任活动

政府鼓励国有企业医疗机构参与社会责任活动，如扶贫帮困、健康扶贫等。政府通过设立专项基金或资金补贴，支持医疗机构为经济困难地区和群体提供免费或优惠的医疗援助。同时，政府还鼓励医疗机构积极参与健康教育和公共卫生宣传，提高人民群众的健康素养和健康意识。

2.税收优惠

政府给予国有企业医疗机构税收优惠政策扶持。政府降低医疗机构的税负，减免企业所得税、增值税等税收，以减轻医疗机构的财务压力，提高运营资金的可支配性。这些税收优惠政策可以促进医疗机构的发展和投资，提升医疗服务的质量和水平。

3.财务补贴

政府给予国有企业医疗机构财务补贴支持。政府通过向医疗机构提供财政补贴，帮助其解决运营成本和设备更新的问题。这些补贴可以用于设备采购、维护费用、人员培训等方面，提高医疗机构的整体经营效益和服务能力。

4.科技创新支持

政府鼓励国有企业医疗机构进行科技创新和研发工作。政府通过设立科研项目、奖励计划等方式，资助医疗机构开展科学研究和技术创新。政府还鼓励医疗机构与科研机构、高校等合作，共享资源和技术，推动医学科技的进步和应用。

5.创业支持

政府鼓励国有企业医疗机构进行创业和创新实践，提供相关的创业支持政策。政府为医疗机构提供创业资金、场地支持、法律咨询等服务，帮助医疗机构开展创新性的医疗项目和业务模式，推动医疗机构的发展和变革。

三、价格相对低廉

国有企业医疗机构作为公益性医疗机构，相比其他形式的医疗机构，通常具有一些价格相对低廉的特点。这些特点使得国有企业医疗机构能够提供相对经济实惠的医疗服务，满足广大人民群众的医疗需求。

（一）政府定价和监管

国有企业医疗机构的医疗服务价格通常由政府进行定价和监管，旨在保障患者的就医权益、防止价格过高或不合理竞争。政府根据地区经济水平、患者承受能力等因素，合理确定医疗服务的收费标准，并通过制定相关政策和法规来实施监管。

1.定价机制

政府根据不同地区的经济情况和医疗资源供需情况，制定医疗服务的收费标准。政府会考虑到医疗机构的成本、人力物力投入、设备使用以及人员工资等因素，以确保医疗机构获得合理回报的同时，也让患者能够承担合理的医疗费用。这种定价机制有助于维持医疗市场秩序，防止不合理的价格竞争，确保患者能够获得公正和合理的医疗服务。

2.监管机制

政府对国有企业医疗机构进行严格的监管，确保医疗服务的质量和价格的合理性。政府通过设立专门的医疗监管机构或部门，负责监督和检查医疗机构的收费行为。政府会定期进行价格审核和监测，对不合理的价格进行纠正和处罚。同时，政府也加强对医疗机构的经营管理和质量控制的监管，确保医疗服务的安全性和有效性。

3.收费透明化

政府要求国有企业医疗机构在医疗服务收费方面进行透明化。医疗机构需要公示医疗服务项目和收费标准，向患者提供明细的费用清单和解释。患者可以了解到自己享受的医疗服务项目和相应的费用，确保医疗费用的透明度和合理性。这种收费透明化机制有助于避免不合理的收费行为，增强患者对医疗服务价格的信任感。

4.投诉处理机制

政府建立了投诉处理机制，让患者能够及时反映和投诉医疗服务价格的问题。政府设立相关部门或机构，负责接收、调查和处理患者的投诉。政府会及时对投诉进行调查和处理，纠正不合理的价格行为，并给予相应的处罚。这种投诉处理机制有助于维护患者权益，促进医疗服务价格的公正和合理。

（二）公共资金支持

国有企业医疗机构得到政府公共资金的支持和投入，这是为了解决机构建设、设备购置、运营费用等方面的资金困难，保证其正常运营并提供质优价廉的医疗服务。

1.建设资金支持

政府向国有企业医疗机构提供资金支持，用于机构的建设和扩建。这些资金可用于新建医疗机构、改造现有医疗设施、增加床位数量等方面。通过提供资金支持，政府帮助国有企业医疗机构完善基础设施，提高医疗服务能力和质量水平。

2.运营资金补贴

政府向国有企业医疗机构提供运营资金的补贴，用于支付日常运营费用。这些费用包括医务人员工资、药品消耗、设备维护、院内管理等方面。通过提供运营资金补贴，政府帮助国有企业医疗机构减轻财务压力，保证其正常运营和提供稳定的医疗服务。

3.医保基金支持

政府还通过医保基金向国有企业医疗机构提供资金支持。医保基金是由社会各界缴纳的医疗保险费所形成的资金池，旨在为参保人员提供医疗费用的报销或补偿。国有企业医疗机构可以从医保基金中获得一定的资金补贴，以减轻患者的医疗费用负担，降低医疗服务价格。

4.政策扶持资金支持

政府还通过制定相关政策和项目来支持国有企业医疗机构，并提供相应的资金支持。例如，政府设立专项基金或项目，为国有企业医疗机构提供资金补助或奖励，以鼓励其在医学科研、健康扶贫、公共卫生等方面发挥积极作用。

（三）药品采购优势

国有企业医疗机构通常具备较强的药品采购优势，这得益于政府推动药品价格合理化的措施。

1.国家药品集中采购

政府实行国家药品集中采购制度，通过统一招标、集中采购的方式来获取药品。这种集中采购模式可以减少中间环节和交易成本，降低药品价格。国有企业医疗机构作为公立医疗机构，可以参与国家药品集中采购，从而获得更为优惠的药品价格。

2.批量采购优势

国有企业医疗机构通常规模较大，拥有较高的患者就诊量和药品需求量。这使得它们在药品采购方面具有批量采购的优势。通过大规模的采购量，国有企业医疗机构能够获得更好的议价能力，获得药品供应商提供的更低折扣，从而降低药品采购成本。

3.统一配送和供应链管理

国有企业医疗机构通常拥有完善的药品配送和供应链管理系统。它们可以通过建立与药品供应商的长期合作关系，实现药品的统一配送和库存管理。这种统一的配送和供应链管理机制有助于降低采购、储存和物流成本，进一步减少药品价格。

4.药品质量把关

国有企业医疗机构注重药品质量把关，坚持选择高质量、安全可靠的药品。它们会对药品供应商进行严格的资质审核和质量评估，确保所采购的药品符合国家标准和要求。通过确保药品质量，国有企业医疗机构在药品采购中能够获得优质的药品，提供更安全有效的医疗服务。

5.借助政府支持和资源整合

国有企业医疗机构可以借助政府的支持和资源整合，进一步优化药品采购。政府通过推动医疗机构间的合作与共享，建立药品采购联盟等方式来加强合作，形成规模化采购优势。这种资源整合可以进一步降低药品采购成本，为国有企业医疗机构提供更多的采购选择和更优惠的价格。

四、基础设施建设

国有企业医疗机构致力于提供高质量的医疗服务，并通过建设现代化、先进的基础设施来支撑和保障医疗工作的开展。

（一）先进的医疗设备

国有企业医疗机构在基础设施建设中注重引进和更新先进的医疗设备，以提升医疗技术水平和诊疗能力，为患者提供更准确、安全、有效的医疗诊断和治疗。

1.影像诊断设备

国有企业医疗机构投入大量资金购置先进的影像诊断设备，如CT（计算机断层扫描）、MRI（磁共振成像）、超声波等。这些设备能够对人体内部进行高清晰度的影像检查，帮助医生发现疾病、评估疾病程度和制定治疗方案。

2.手术器械和设备

国有企业医疗机构配备了先进的手术器械和设备，包括微创手术设备、激光手术系统、电子内窥镜等。这些设备可以实现更精细、更安全的手术操作，减少创伤，缩短康复时间，并提高手术的成功率和患者的生活质量。

3.检验仪器和设备

国有企业医疗机构拥有最先进的检验仪器和设备，包括自动化生化分析仪、全自动血细胞分析仪、基因测序仪等。这些设备可以进行高效、准确的生化检验、血液分析和基因检测，为医生提供更精确的诊断结果，并指导治疗方案的制定。

4.监护设备和智能化系统

国有企业医疗机构配备了先进的监护设备和智能化系统，如多参数监护仪、呼吸机、麻醉机等。这些设备可以对患者的生命体征进行实时监测，提供快速、准确的数据，帮助医生判断患者的病情变化并采取相应的治疗措施。

5.个性化治疗设备

国有企业医疗机构还引进了一些个性化治疗设备，如放射治疗装置、核医学设备等。这些设备可以根据患者的具体情况，制定个性化的治疗方案，提供精确的放射治疗或核医学检查，实现更精准、有效的治疗效果。

6.远程医疗设备

国有企业医疗机构还逐步引入远程医疗设备，如远程会诊系统、远程监护设备等。这些设备可以通过互联网和通信技术，实现医生之间的远程协作和远程监护，为患者提供专家级的医疗服务，解决地域医疗资源不均衡问题。

（二）完善的医疗环境

国有企业医疗机构注重提供良好的医疗环境，为患者创造舒适、安全的就医环境。

1.现代化诊疗区域

国有企业医疗机构建设现代化的诊疗区域，包括门诊部、急诊科、住院部等。他们通过合理规划和设计，设置科室、候诊区、挂号台、诊室等功能区域，方便患者就诊和医务人员工作。这些区域采用舒适、明亮的装修风格，营造出轻松、温馨的就医氛围。

2.现代化病房和手术室

国有企业医疗机构配备现代化的病房和手术室，确保患者在住院期间和手术过程中的舒适性和安全性。病房布置温馨舒适，配备独立卫生间、空调、电视等设施，满足患者的日常生活需求。手术室采用无尘室设计，配备先进的手术设备和器械，提供洁净、无菌的手术环境。

3.先进的空调、照明和通风系统

国有企业医疗机构注重配备先进的空调、照明和通风系统，以保持室内的舒适性和洁净度。空调系统可以调节室内温度和湿度，确保患者和医务人员的舒适感。照明系统设计合理，确保充足的照明强度，便于医生进行诊断和治疗。通风系统能够有效排除污浊空气，保持室内空气新鲜、清洁。

4.卫生管理和感染控制

国有企业医疗机构注重卫生管理和感染控制，确保医疗环境的洁净和安全。他们严格执行消毒和清洁操作标准，定期对医疗设备、器械和病房进行消毒和清洁。同时，他们加强对医务人员的培训，提高他们的卫生意识和操作规范，降低交叉感染的风险。

5.安全设施和应急措施

国有企业医疗机构配备安全设施和应急措施，确保医疗环境的安全性。他们设置紧急出口、消防设备、安全监控系统等，以应对突发事件和火灾等紧急情况。还组织定期的演练和培训，提高医务人员的应急处理能力，保障患者和医务人员的生命安全。

（三）多学科综合服务

国有企业医疗机构在基础设施建设中考虑到多学科综合服务的需求，通过设立不同科室和专科，拥有各类医务人员，为患者提供全方位、综合性的医疗服务。

1.多学科协作

国有企业医疗机构设立多个科室和专科，如内科、外科、妇产科、儿科、神经科等，涵盖了各个医学领域。这些科室之间紧密协作，进行病例讨论和诊疗方案的制定，以实现患者的综合治疗。医生们根据患者的具体情况，相互配合、交流经验，确保患者得到最佳的医疗效果。

2.协调管理和资源整合

国有企业医疗机构注重协调管理和资源整合，确保各个科室之间的协作和协调。他们建立科室间的沟通渠道和协作机制，定期召开会议，进行病例讨论和诊疗方案的制定。同时，还进行人员和设备资源的整合，合理配置医务人员和医疗设备，提高医疗资源的利用效率。

3.个性化治疗方案

国有企业医疗机构根据患者的具体情况，制定个性化的治疗方案。不同科室的医生通过多学科协作，共同讨论、制定适合患者的治疗方案。这种个性化的治疗方案能够更好地满足患者的特殊需求，提高治疗效果和患者的生活质量。

4.全程关怀和综合治疗

国有企业医疗机构通过多学科综合服务，提供患者全程的关怀和综合治疗。医务人员从诊断到治疗、康复等各个环节，全程陪伴患者，并提供必要的心理、营养、康复等方面的支持和指导。这种全程关怀和综合治疗可以更好地满足患者的身体和心理需求，提高医疗效果。

（四）紧密配套的辅助设施

国有企业医疗机构在基础设施建设中注重辅助设施的配套建设，以提供便利和舒适的服务环境。

1.停车场

国有企业医疗机构建设配有停车场，为患者和医务人员提供方便的停车服务。这些停车场通常位于医疗机构附近或内部，设置合理的停车位和出入口，确保患者和医务人员能够安全、便捷地停放车辆。

2.药房

国有企业医疗机构配备药房，为患者提供便利的药物购买服务。这些药房通常位于医疗机构内部，设有专业的药师，提供合理用药指导和药物咨询，确保患者能够获得准确、安全的药物。

3.餐厅和休息区

国有企业医疗机构建设配有餐厅和休息区，为患者和医务人员提供就餐和休息的场所。这些餐厅和休息区通常位于医疗机构内部或附近，提供健康、营养的饮食选择，为患者和医务人员提供舒适的用餐和休息环境。

4.住宿设施

国有企业医疗机构建设配有住宿设施，为需要长期治疗或家属陪护的患者和医务人员提供住宿服务。这些住宿设施通常位于医疗机构附近或内部，提供舒适、安全的住宿环境，满足患者和医务人员的住宿需求。

5.社区服务中心

国有企业医疗机构建设配有社区服务中心，为患者和社区居民提供多样化的健康服务。这些服务中心通常与医疗机构合作，提供健康咨询、预防保健、健康讲座等社区服务活动，促进健康教育和健康管理。

（五）无障碍设施建设

国有企业医疗机构注重无障碍设施的建设，为行动不便的患者提供便捷的就医环境。

1.坡道和扶手

国有企业医疗机构设置坡道和扶手，方便行动不便的患者进出医疗机构。这些坡道设计合理，具备适当的坡度和宽度，使得轮椅、助行器等辅助工具能够顺利通过。同时，扶手的设置可以提供额外的支持和稳定性，帮助患者安全地行走。

2.轮椅通道和电梯

国有企业医疗机构设立轮椅通道和电梯，方便行动不便的患者在医疗机构内部移动。轮椅通道保证了通道的平整和宽度，以满足轮椅或其他辅助工具的通过需求。电梯设备则提供垂直交通的便利，确保患者能够轻松到达不同楼层，避免因楼梯而造成的不便。

3.辅助设备和工具

国有企业医疗机构配备一些辅助设备和工具，如轮椅、拐杖、助听器等，为行动不便的患者提供支持和帮助。这些设备和工具可以在医疗机构内借用或使用，让患者更加便利地接受医疗服务。

4.无障碍信息提示和导向系统

国有企业医疗机构注重无障碍信息提示和导向系统的建设，为行动不便的患者提供准确、清晰的信息和指引。包括设置大字体标识、指示牌、地面导向标识等，帮助患者正确理解和找到所需的目标位置。

第三节 国有企业医疗机构的组织结构和职能

国有企业医疗机构是国家控股或完全拥有的企业，在提供医疗服务的同时，也承担了保障员工健康、提高劳动生产力等重要职责。

一、组织结构

国有企业医疗机构的组织结构通常由以下几个层级组成。

（一）院长/总经理

院长/总经理是国有企业医疗机构的最高行政负责人，承担着整体管理和决策的重要职责。他们在医疗机构中具有极其关键的角色，负责统筹协调各职能部门的工作，确保医疗机构的正常运营和发展。

作为医疗机构的领导者，院长/总经理需要具备丰富的管理经验和专业知识。他们应该了解医疗行业的相关政策和法规，掌握医疗机构的运作模式和管理技巧。他们还需要具备较强的沟通能力和组织协调能力，能够有效地与内部员工、外部合作伙伴以及相关部门进行沟通和协调。

院长/总经理的主要职责包括以下几个方面。

（1）根据医疗机构的使命和发展需求，制定长期和短期的发展战略，并将其转化为可操作的目标和计划。

（2）负责协调医疗机构内各职能部门的工作，确保各部门之间的顺畅沟通和协作，实现整体工作的高效运转。

（3）负责医疗机构的资源管理和分配，包括人力资源、财务资金、设备器材等。根据医疗机构的需求和预算，合理安排资源的使用，提高资源利用效率。

（4）负责监督医疗服务的质量和安全，建立和完善医疗质控体系，定期评估和改进医疗服务水平，确保患者的满意度和安全性。

（5）代表医疗机构与相关部门、政府机构、社会组织以及其他医疗机构进行合作和沟通，促进信息交流和资源共享，推动医疗机构的发展和创新。

（6）关注员工的职业发展和培训需求，制定和实施人才培养计划，建设高效团队，提升医疗机构的整体能力和竞争力。

（7）在紧急情况下，及时采取有效措施进行危机处理，保障患者和员工的安全，维护医疗机构的声誉和形象。

（二）行政部门

国有企业医疗机构的行政部门是医疗机构的重要支持部门，包括人事部、财务部、后勤部等。行政部门承担着医疗机构的日常行政管理和资源调配工作，为医疗机构的正常运营提供支持。

1.人事部

人事部是医疗机构行政部门的核心部门之一，负责人力资源的管理和开发。其主要职责包括员工招聘、入职培训、薪酬福利管理、绩效评估、人事档案管理等。人事部还负责协调员工关系，处理人事纠纷，促进员工的发展和满意度。

2.财务部

财务部是医疗机构行政部门中的重要组成部分，负责财务资金的管理和预算控制。其主要职责包括编制财务预算、核算收支、管理资金流动、制定财务政策和流程等。财务部还负责与税务部门的合规沟通，进行财务报表的编制和审计工作。

3.后勤部

后勤部是医疗机构行政部门的另一个重要组成部分，负责医疗机构的后勤保障工作。其主要职责包括设备物资的采购和管理、场所维护和安全管理、环境卫生的维护、食堂和宿舍的管理等。后勤部还负责医疗机构的基础设施建设和维修，确保医疗机构的正常运营和员工的生活条件。

行政部门在国有企业医疗机构中起到了至关重要的作用。他们通过规范的管理和有效的资源调配，为医疗机构提供支持和保障，促进医疗机构的良性发展。

行政部门的工作内容如下。

（）行政部门负责制定和完善医疗机构的各项管理制度和流程，确保医疗机构的日常运营按照规范进行。

（2）行政部门负责医疗机构的人力资源管理工作，包括员工招聘、入职培训、绩效评估、晋升与离职等方面的管理。

（3）行政部门负责医疗机构财务资金的管理和预算控制，确保医疗机构的经济运行稳定。

（4）行政部门负责医疗机构设备物资的采购和管理，包括设备的维护与维修、物资的库存管理等。

（5）行政部门负责医疗机构后勤保障工作，包括场所维护、环境卫生、食堂管理、宿舍管理等方面。

（6）行政部门负责与外部合作伙伴的协调与沟通，包括政府相关部门、供应商等，以确保医疗机构的正常运转。

（三）临床部门

国有企业医疗机构的临床部门是医疗机构的核心部门，包括各种临床科室，如内科、外科、妇产科等。临床部门负责医疗服务的开展和患者的诊疗工作，是医疗机构提供医疗保健的重要组成部分。

临床部门的主要职责包括以下几个方面。

1.诊断与治疗

临床部门的主要任务是对患者进行疾病的诊断和治疗。各个临床科室根据自身专业领域的特点，通过临床检查、实验室检验、影像学检查等手段，准确判断患者的疾病情况，并制定相应的治疗方案。

2.手术与操作

某些临床科室，如外科、眼科等，需要进行手术或其他操作。临床部门的医生和护士团队负责手术前后的评估、手术执行和术后护理等工作，确保手术过程的安全性和成功率。

3.医疗指导与咨询

临床部门的医生是患者就医过程中的重要顾问，他们提供医疗指导和咨询服务，解答患者的疑问，帮助患者理解疾病情况和治疗方案，并提供合理的医疗建议。

4.疾病预防与健康教育

临床部门不仅致力于治疗患者的疾病，还注重疾病预防和健康教育。通过开展健康教育讲座、制定健康管理计划等活动，向患者普及疾病预防知识，提高患者的健康意识和生活质量。

5.科研与学术交流

临床部门也承担着科研与学术交流的任务。医生在临床实践中积累经验，参与科研项目，发表论文，推动医疗技术的发展和进步。临床部门还积极参与学术会议和专业培训，与同行进行学术交流和经验分享。

临床部门的医生和护士团队通过专业知识和技能，为患者提供高质量的医疗服务。他们密切关注患者的身体健康和治疗效果，与其他部门紧密合作，共同致力于患者的康复和健康。

（四）医技部门

国有企业医疗机构的医技部门是医疗机构的重要支持部门，包括检验科、影像科、药剂科等。医技部门负责医学检验、影像学和药品管理等方面的工作，为医疗机构提供必要的技术支持和服务。

医技部门的主要职责包括以下几个方面。

1.检验科

检验科负责对患者进行各种实验室检验，包括血液、尿液、生化指标等。通过对患者样本的检测和分析，帮助医生诊断和监测疾病的发展情况，为患者提供可靠的实验室结果。

2.影像科

影像科负责使用医学影像设备对患者进行各种影像学检查，如 X 光、CT 扫描、核磁共振等。通过影像学技术，帮助医生观察和诊断患者的内部结构，为医疗诊断和治疗提供重要依据。

3.药剂科

药剂科负责医疗机构的药品管理工作，包括药品的采购、配送、储存和使用等。他们与临床部门密切合作，确保患者得到质量安全的药物治疗，并遵守相关法规和政策。

4.康复科

康复科负责康复治疗和康复护理工作，帮助患者恢复功能和提高生活质量。他们通过物理治疗、言语治疗、职业治疗等手段，协助患者克服身体上的障碍和功能损失。

5.放射科

放射科负责使用放射学技术对患者进行诊断和治疗。他们使用放射线设备或其他辐射源，获取相关影像和数据，帮助医生了解疾病的情况，制定相应的治疗方案。

医技部门在国有企业医疗机构中发挥着重要作用。他们通过专业的知识和技能，为医疗机构的临床部门提供必要的技术支持，为医生的诊断和治疗提供准确可靠的结果和数据。

医技部门的工作内容如下。

（1）负责医学设备的日常维护和操作，确保设备的正常运行和准确性能。他们定期进行设备的检修和校准，保证设备的稳定性和可靠性。

（2）为临床部门提供技术支持和培训，确保医生和护士正确使用医疗设备，并能够解读和应用相关技术结果。

（3）负责建立和实施质量控制和质量管理体系，确保医学检验、影像学等工作的质量和准确性。他们参与质量评估和监测，不断改进工作流程和操作规范。

（4）积极参与科研项目和学术交流，推动医学技术的发展和创新。他们与同行进行经验分享和合作，提高专业水平和技术能力。

（五）护理部门

国有企业医疗机构的护理部门是医疗机构中不可或缺的重要部门，负责患者护理、康复和健康教育等工作。护理部门提供全面的护理服务，为患者提供安全、温暖和专业的护理照顾。

护理部门的主要职责包括以下几个方面。

1.患者护理

护理部门负责患者的日常护理工作，包括测量体温、血压、心率等生命体征，协助患者进行个人卫生、饮食管理和排泄护理等。他们通过与患者的沟通和关心，提供安全、舒适和温暖的护理环境，满足患者的基本生活需求。

2.康复护理

护理部门在康复阶段发挥重要作用，通过制定和执行康复护理计划，帮助患者恢复功能和提高生活质量。他们与康复科医生紧密合作，开展物理治疗、言语治疗、职业治疗等康复措施，帮助患者重建信心和独立生活能力。

3.疼痛管理

护理部门负责对患者的疼痛进行评估和管理，制定个性化的疼痛缓解方案。他们通过使用药物、物理疗法、心理支持等手段，减轻患者的疼痛，提升患者的舒适度和生活质量。

4.健康教育

护理部门开展健康教育活动，向患者和家属提供相关健康知识和预防措施。他们通过个别咨询、团体讲座等形式，普及健康知识，帮助患者掌握自我护理技巧，促进健康行为的养成。

5.患者安全与质量控制

护理部门负责患者安全和质量控制工作。他们执行医疗机构的标准操作规程，确保护理操作的安全性和规范性。护士还参与医疗巡查、风险评估等工作，及时发现和解决潜在的风险因素，确保患者的安全和满意度。

6.护理研究与学术交流

护理部门积极参与护理研究项目和学术交流活动，提升护理专业水平。他们通过与同行的交流和合作，分享经验和探讨最佳实践，推动护理学科的发展和创新。

护理部门的工作是医疗机构中不可或缺的一部分。他们通过专业知识和技能，为患者提供全面的护理服务，满足患者的生理、心理和社会需求。同时，护理部门还与其他部门紧密合作，共同促进医疗机构的发展和提高医疗质量。

（六）质控部门

国有企业医疗机构的质控部门是医疗机构中至关重要的部门，负责医疗质量管理和安全监控工作。质控部门致力于确保医疗服务的质量和安全，提高患者满意度，并促进医疗机构的不断改进和发展。

质控部门的主要职责包括以下几个方面。

1.质量管理体系建设

质控部门负责建立和完善医疗机构的质量管理体系。他们制定并推广各项质量管理政策、指南和流程，明确医疗服务的标准和要求，确保医疗过程的规范性和一致性。

2.医疗质量评估与监测

质控部门负责医疗质量的评估和监测工作。他们通过对医疗活动、临床结果和患者反馈等数据的收集和分析，评估医疗质量的水平和问题，并及时采取措施进行改进。

3.不良事件管理

质控部门负责不良事件的管理和处理。他们建立不良事件报告和处理机制，及时收集、记录和分析不良事件，并采取相应措施进行预防和改进，确保患者的安全和权益。

4.质量培训与教育

质控部门负责医疗质量培训和教育工作。他们组织和开展相关培训课程和讲座，提高医务人员的专业知识和技能水平，增强他们的质量意识和责任感。

5.绩效评估与认证工作

质控部门参与医疗机构的绩效评估和认证工作。他们协助医疗机构进行绩效评估，识别并改进绩效短板，提升医疗机构的整体绩效水平。

6.法规和政策遵从

质控部门负责医疗机构的法规和政策遵从工作。他们跟踪并解读相关法规和政策要求，确保医疗机构的运营符合法律法规的规定，防止违规行为的发生。

质控部门通过严格的质量管理和安全监控，确保医疗服务的质量和安全，提高患者满意度。他们与各临床部门和行政部门紧密合作，共同推动医疗机构的改进和发展。

（七）科研教学部门

国有企业医疗机构的科研教学部门是医疗机构中重要的支持和发展部门，包括科研科、教学科等。科研教学部门负责医疗科研和人才培养工作，为医疗机构的科研创新和人才培养提供支持。

科研教学部门的主要职责包括以下几个方面。

1.科研工作

科研科负责医疗机构的科学研究工作，推动医学科研的发展和进步。他们组织和管理科研项目，协助医务人员开展科研实验、数据分析和结果解读，并促进科研成果的转化和应用。

2.学术交流与合作

科研教学部门促进学术交流和合作，加强与其他医疗机构、高校和科研机构的合作关系。他们组织学术会议、讲座和研讨会，邀请专家学者来医疗机构进行学术交流，推动学术思想的碰撞和创新。

3.教学工作

教学科负责医疗机构的人才培养和教育工作。他们组织和开展各类培训课程、实习项目和临床教学活动，为医务人员提供专业知识和技能的培训，促进医疗机构人才的全面发展。

4.学术评审与认证

科研教学部门参与医疗机构的学术评审和认证工作。他们协助医疗机构进行学术评估，评价和改进教学质量和科研水平，确保医疗机构的学术声誉和教育品质。

5.科研经费管理

科研教学部门负责科研经费的管理和分配。他们协助医疗机构申请科研经费，制定合理的经费使用计划，并监督经费的使用情况，确保科研项目的顺利进行和经费的有效利用。

科研教学部门在医疗机构中发挥着重要作用。他们通过科研工作的推动和支持，促进医学科研的发展和创新。同时，通过教学工作的开展和人才培养，提高医务人员的专业水平和综合素质。

以上是国有企业医疗机构常见的组织结构，不同机构可能会根据实际情况进行调整和设置。

二、职能

国有企业医疗机构的主要职能如下。

（一）提供医疗服务

国有企业医疗机构作为员工的基本医疗保障单位，承担着提供基本医疗服务的重要职能。这些机构的主要任务是为员工提供全面、高质量的医疗服务，包括诊断、治疗、手术等方面。

国有企业医疗机构在诊断方面发挥着重要作用。它们配备了一支由经验丰富的医生和专业技术人员组成的团队，这些医务人员掌握着先进的医学知识和技术。他们通过详细的病史询问、体格检查和必要的辅助检查，能够准确地判断员工的疾病状况，并制定相应的诊疗方案。

国有企业医疗机构在治疗方面具备丰富的经验和专业知识。根据员工的病情，医务人员会选择合适的治疗方法，如药物治疗、物理治疗、手术治疗等，以帮助员工恢复健康。同时，他们还会根据患者的需要进行定期随访和复查，确保治疗效果的持久性。

国有企业医疗机构在手术方面也具备一定的实力。对于需要手术治疗的员工，医务人员会全面评估患者的病情和手术风险，并制定详细的手术计划。在手术过程中，他们严格遵守操作规范，确保手术的安全性和成功率。手术后，医务人员还会提供必要的术后护理和康复指导，帮助员工尽快康复。

国有企业医疗机构还承担着健康教育的任务。他们会开展各种形式的健康宣传活动，向员工普及健康知识，提高员工的健康意识和自我保健能力。通过健康教育，可以预防和减少一些常见疾病的发生，提高员工的整体健康水平。

（二）保障员工健康

国有企业医疗机构在保障员工健康方面发挥着重要作用。他们通过开展各种健康检查、健康咨询等活动，旨在及时发现并预防职业病和常见疾病，为员工提供全面的健康保障。

国有企业医疗机构会定期组织健康检查活动。这些检查项目包括体格检查、生化指标检测、影像学检查等。通过对员工进行全面而细致的检查，医务人员可以了解员工的身体状况，并及时发现潜在的健康问题。例如，通过血压、血糖等指标的检测，可以及早发现高血压、糖尿病等常见疾病，采取相应的干预措施。

国有企业医疗机构会提供健康咨询服务。他们派驻专业医生或健康管理师，为员工提供个性化的健康咨询和指导。员工可以就自身的健康问题、生活方式、饮食习惯等方面进行咨询，得到专业的建议和指导。通过健康咨询，员工能够更好地了解自己的健康状况，采取积极的健康行为。

国有企业医疗机构还会开展健康教育活动。他们组织健康讲座、健康培训等形式多样的活动，向员工普及健康知识，提高员工的健康意识和健康素养。例如，他们会介绍常见疾病的预防方法，推广健康饮食和运动等健康生活方式。通过健康教育，员工能够更好地掌握保持身体健康的方法，预防疾病的发生。

国有企业医疗机构还注重职业病的预防和管理。他们会对员工进行职业健康检查，评估员工在工作岗位上的健康风险，并提供相应的防护指导和培训。同时，他们也会与企业的安全环保部门密切合作，共同制定职业病防治方案，确保员工在工作中的健康安全。

（三）提高劳动生产力

国有企业医疗机构通过健康管理和疾病预防等措施，致力于提高员工的劳动生产力，减少因疾病引起的工作中断和生产损失。他们采取一系列措施，促进员工的身体健康和工作效能。

国有企业医疗机构注重健康管理。他们开展健康档案管理，记录员工的健康信息、健康检查结果等，并根据员工的个体差异，制定相应的健康管理方案。通过健康管理，医务人员可以对员工的健康状况进行全面了解，及时发现潜在的健康问题，并采取相应的干预措施，如制定个性化的健康计划、提供定期随访等，以维持员工的身体健康。

国有企业医疗机构重视疾病预防。他们通过开展健康教育和健康宣传活动，向员工普及常见疾病的预防方法和注意事项，提高员工的健康意识和自我保健能力。他们还会组织疫苗接种、健康筛查等活动，及时发现和干预一些常见疾病的风险因素，减少疾病的发生率。通过疾病预防，可以有效降低员工患病的风险，减少因疾病引起的工作中断和生产损失。

国有企业医疗机构还注重职业健康管理。他们会对员工进行职业健康检查，评估员工在工作岗位上的健康风险，并提供相应的防护指导和培训。这样可以有效预防和控制职业病的发生，保障员工在工作中的健康安全。同时，他们与企业的安全环保部门密切合作，共同推进职业健康管理工作，减少职业病对员工劳动能力的影响。

（四）质量管理和安全监控

国有企业医疗机构通过建立质量管理体系和安全监控制度，致力于确保医疗服务的质量和安全，提高患者满意度。他们采取一系列措施，从各个环节把控和监测，以提供高品质、安全可靠的医疗服务。

国有企业医疗机构注重建立质量管理体系。他们遵循相关的质量管理标准和规范，制定和实施质量管理手册和程序文件，明确各项工作职责和要求。通过建立健全的质量管理体系，医务人员能够按照规范操作，保证医疗服务的稳定性和可靠性。同时，他们还会定期进行内部审核和评估，以发现和纠正存在的问题，不断改进医疗服务的质量。

国有企业医疗机构加强安全监控。他们建立完善的安全管理制度，包括医疗设备的维护保养、药品的储存使用、医疗废物的处理等方面。医务人员会接受相关培训，熟悉并执行安全操作规程，确保医疗过程中的安全性和可控性。他们还会定期进行设备巡检、药品质量监测等工作，及时发现和处理潜在的安全风险，保障患者和员工的安全。

国有企业医疗机构重视医疗事故的管理和应对。他们建立医疗事故报告和处理制度，规范医务人员对医疗事故的上报、调查和处理程序。在发生医疗事故时，他们会及时组织专业团队进行调查，找出事故原因，并采取相应的纠正措施，以避免类似事故再次发生。同时，他们还会与相关部门和机构开展合作，加强医疗事故的信息共享和经验交流，提高医疗服务的安全性和质量水平。

第四节　国有企业医疗机构的人力资源管理的重要性

随着经济的发展和社会进步，国有企业医疗机构在保障员工健康、提供优质医疗服务方面扮演着重要角色。而在这些医疗机构中，人力资源管理的重要性不可忽视。

一、提高医疗服务质量

国有企业医疗机构作为社会主义市场经济体制下的公共服务单位，在保障人民群众健康和提供优质医疗服务方面具有重要地位。而在这些医疗机构中，人力资源管理的重要性不可忽视。

（一）医务人员招聘与选拔

在国有企业医疗机构中，医务人员的素质和能力对医疗服务质量起着决定性的作用。因此，通过合理的招聘与选拔机制，筛选出具备专业技能和职业素养的医务人员至关重要。

人力资源部门应根据医疗机构的需求明确岗位职责和任职要求。这包括医学专业知识、临床经验、沟通能力、团队合作等方面的要求。明确的岗位要求可以帮助医疗机构更准确地选择合适的人才，确保他们能够胜任工作并为医疗服务质量做出贡献。

采用多元化的评价方法进行招聘和选拔。除了传统的面试和简历评估，可以引入综合素质评估和专业技能测试等方式，全面了解医务人员的综合能力。这样可以更加客观地评估候选人的优势和潜力，选出最适合岗位需求的人才。

同时，建立透明公正的招聘程序和公开竞争的机制。公平的招聘程序可以确保每位候选人都有机会展示自己的能力，避免任人唯亲或其他不正当行为。通过公开竞争，吸引更多优秀的医务人员加入医疗机构，并提高整体的人才质量。

建立良好的招聘渠道和合作关系也是重要的一环。与医学院校、相关协会和社会组织建立合作关系，共同进行招聘宣传和选拔工作，可以扩大招聘范围，吸引更多优秀的医务人员投身到国有企业医疗机构中。

（二）持续培训与发展

医学知识和技术的不断更新，以及医疗服务的不断进步，要求国有企业医疗机构的人力资源管理注重医务人员的持续培训与发展。

建立完善的培训体系是关键。人力资源部门应该制定并实施一套全面的培训计划，包括内部培训、外部培训和学术交流等形式。通过这些培训方式，医务人员可以获取最新的医学知识和技术，并了解行业最新发展动态。同时，培训还可以帮助医务人员提升沟通能力、团队合作精神和管理技巧，全面提高综合素质。

个性化的培训计划也是必要的。根据医务人员的个人发展需求和医疗机构的发展方向，制定个性化的培训计划，帮助医务人员在自身领域取得突破和进步。例如，对于专科医生可以提供更深入的专业培训，而对于管理人员可以提供更多的管理培训和技能培养。

定期考核和评价是激励医务人员积极参与培训活动的重要手段。通过设立明确的考核指标，对医务人员的学习成果进行评估，并将其纳入绩效考核体系中，可以激发医务人员的学习热情和自我驱动力。同时，还应该及时给予肯定和奖励，鼓励医务人员持续学习和进步。

积极引进新技术和新设备也是促进医务人员持续发展的重要方式之一。通过引进先进的医疗设备和技术，为医务人员提供学习和应用的平台，促进其专业技能的不断提升。这既有利于提高医疗服务质量，也能够提高医务人员的个人能力和竞争力。

（三）激励机制建设

在国有企业医疗机构中，建立科学合理的激励机制对于提高医疗服务质量起到重要作用。

可以通过建立绩效考核体系来激励医务人员的积极性和工作动力。制定明确的绩效指标和评价标准，将医务人员的个人表现与薪酬、晋升等相关联。这样可以激发医务人员的工作热情和投入度，推动他们不断提升工作质量和效率。同时，定期进行绩效评估和反馈，为医务人员提供改进和进步的方向。

设立奖励制度是激励医务人员的重要手段。通过设立荣誉称号、先进个人或团队等奖励制度，及时表彰和鼓励优秀的医务人员。这不仅能够树立榜样，激发其他医务人员的学习和进步的动力，也可以提高整体的医疗服务质量。

关注医务人员的职业发展需求也是重要的激励措施之一。建立职业晋升通道和发展机会，为医务人员提供个人成长和发展的价值认同。通过制定明确的职业发展规划，帮助医务人员了解自己在医疗机构中的职业路径，提供培训和学习机会，促进其能力和经验的积累。

同时，建立良好的沟通渠道和反馈机制也是激励医务人员的重要手段。与医务人员保持密切的沟通，及时了解他们的意见和建议，增强他们的参与感和归属感。通过定期的员工满意度调查、问题反馈和建议收集，为医务人员提供一个表达意见和改善工作环境的渠道。

二、增强医疗机构竞争力

国有企业医疗机构在当前市场经济环境下，面临着来自私营医疗机构等竞争对手的挑战。而在这种竞争中，人力资源管理的重要性不可忽视。

（一）市场调研与分析

在竞争激烈的医疗市场中，国有企业医疗机构需要通过人力资源管理来进行市场调研与分析，以增强其竞争力。

人力资源部门可以组织市场调研，了解竞争对手的服务品质、价格策略等信息。通过收集和分析竞争对手的优势和不足之处，医疗机构可以及时调整自身的策略和服务模式，以更好地满足患者的需求。还可以关注患者对竞争对手的评价和反馈，了解他们的偏好和期望，为医疗机构的发展提供重要参考。

通过数据分析和市场预测，医疗机构可以把握市场需求的变化趋势。通过收集和分析相关的市场数据，如患者数量、服务需求、支付能力等指标，医疗机构可以了解市场的动态变化，并根据市场需求的变化来制定相应的战略决策。例如，如果发现市场对某种特定医疗服务的需求增加，医疗机构可以适时增加相应的服务项目，以满足患者的需求，提高市场竞争力。

通过与患者建立有效的沟通渠道，了解他们的需求、意见和反馈，医疗机构可以更好地优化和改进自身的服务质量。这可以通过定期的满意度调查、投诉处理和回访等方式来实现。通过主动倾听患者的声音，并及时采取行动，医疗机构可以提高患者的满意度和忠诚度，从而在市场中赢得更多的口碑和信任。

（二）团队合作与沟通

在国有企业医疗机构中，团队合作和良好的沟通是增强竞争力的重要因素。通过人力资源管理，可以建立良好的团队合作机制和沟通渠道，促进医务人员之间的交流与合作。

开展团队建设活动是培养团队凝聚力和合作意识的重要手段。通过组织团队建设培训、工作坊或团队活动等形式，可以提升团队成员之间的相互了解和信任，加强团队协作能力。这些活动可以鼓励医务人员主动分享经验和知识，倡导团队合作和共同进步的理念，建立积极向上的工作氛围。

建立内部沟通平台和知识分享机制对于促进团队合作至关重要。通过建立在线沟通平台、内部社交网络或定期会议，为医务人员提供一个便捷的交流和沟通渠道。这样可以促进信息的及时传递和共享，减少信息壁垒和沟通障碍。同时，还可以鼓励医务人员主动分享经验和知识，以便团队成员共同学习和进步。

注重患者与医务人员之间的沟通也是增强竞争力的关键。通过建立良好的患者沟通渠道，如倾听热线、意见反馈箱或在线咨询平台，可以及时了解患者的需求和关切。在沟通过程中，医务人员应倾听患者的意见和建议，提供积极的回应和支持。这不仅有助于解决患者的问题，提高患者满意度，还能够树立良好的医疗机构形象，增强竞争力。

三、营造良好工作氛围

国有企业医疗机构作为为人民群众提供优质医疗服务的重要单位，营造良好的工作氛围对于促进员工发展和提高医疗服务质量具有重要意义。

（一）沟通与互动

在国有企业医疗机构中，沟通与互动是营造良好工作氛围的基础。通过加强沟通与互动，可以促进员工之间的交流和合作，提高团队凝聚力和合作意识。

人力资源部门应加强与员工的沟通与互动。他们可以定期与员工进行面对面的交流，了解员工的需求、问题和意见，并及时回应和解决。这种沟通可以通过个别会谈、小组讨论或员工反馈调查等形式进行。通过与员工直接交流，可以建立起信任和共同理解的基础，为解决问题和改进工作提供有效的途径。

可以定期组织员工交流会议、座谈会等活动，促进员工之间的交流与合作。这些活动可以为员工提供一个开放的平台，鼓励他们分享经验、提出建议和解决问题。在会议或座谈会上，可以设立讨论主题，邀请员工发表意见和观点，从而激发员工的积极性和创造力。通过这种交流与合作，可以增强团队的凝聚力和合作意识，促进工作的顺利开展。

同时，建立良好的上下级沟通渠道也是非常重要的。管理者应与员工保持密切的联系，并积极倾听他们的声音和需求。通过定期的团队会议、个别谈话或反馈机制，管理者可以了解员工的工作情况和困难，并提供必要的支持和帮助。管理者还应向员工传递重要信息，确保信息的准确传达和理解，增强组织内部的协调性和连贯性。

（二）公正与公平

在国有企业医疗机构中，建立公正与公平的工作环境对于营造良好的工作氛围至关重要。通过人力资源管理，可以制定明确的员工评价和晋升机制，建立公正透明的绩效考核体系。

人力资源部门应制定明确的员工评价和晋升机制，确保绩效考核的公正性和客观性。这包括制定明确的绩效评估指标和评价标准，将员工的工作表现与薪酬、晋升等相关联。通过全面、公正地评估员工的工作质量、工作效率和工作态度等方面的表现，可以为员工提供公平的评价和反馈，激发他们的积极性和创造力。

人力资源部门应根据员工的工作能力、工作经验和绩效表现等因素，制定合理的薪酬水平和福利待遇。这样可以确保员工的工资福利公平合理，并激励他们更好地发挥自己的才能和能力。

坚持公开竞争原则也是确保工作环境公正与公平的重要手段。在员工招聘、选拔和晋升过程中，应根据员工的能力和业绩来选拔和晋升人才。建立透明公正的招聘程序和评价标准，确保每位员工都有公平的机会参与竞争，实现职业发展的公平性。通过这种方式，医疗机构可以吸引更多优秀的人才加入，并提高整体的竞争力。

第二章　人力资源管理的基本理论与框架

第一节 人力资源管理的概念和定义

人力资源管理（Human Resource Management，简称 HRM）是指组织利用、开发和管理其员工以实现组织目标的一系列活动和职能。它是组织管理中至关重要的一部分，通过合理规划、招聘、培训、激励和绩效评估等手段，帮助组织获取、开发和留住优秀的人才，提高员工的工作效能和满意度，从而推动组织的发展和竞争力。

人力资源管理的定义可以从不同角度进行解释和理解，下面是两种常见的定义。

一、狭义定义

人力资源管理是一个组织内部的重要职能，它涉及协调和管理各项与人力资源相关的活动，以促进组织达到其目标和利益。在狭义定义上，人力资源管理主要包括招聘、培训、绩效管理、薪酬福利和劳动关系等方面的工作。

招聘是人力资源管理中的一项核心活动。招聘过程包括确定职位需求、编写职位描述和招聘广告、筛选简历、面试候选人以及最终选择合适的人员加入组织。招聘的目标是为组织找到具备所需技能和能力的合适人选，以满足组织的人力资源需求。

培训是人力资源管理中的另一个重要环节。通过培训，组织可以提高员工的专业知识和技能，使其适应组织的需要并提高工作绩效。通过培训，员工能够不断提升自己的能力，为组织的发展做出更大的贡献。

绩效管理是人力资源管理中的一个关键环节。绩效管理涉及设定明确的绩效目标、进行绩效评估和提供反馈，以及根据绩效结果做出奖惩和激励措施等。通过有效的绩效管理，组织可以激发员工的积极性和工作动力，促进个人和组织的共同成长。

薪酬福利也是人力资源管理中不可忽视的一部分。组织需要制定合理的薪酬政策，以保持员工的满意度和激励他们的工作表现。福利待遇也是吸引和留住优秀人才的重要手段之一。薪酬福利的设计需要考虑到员工的需求和市场竞争情况，以确保组织能够吸引和留住高素质的人才。

最后，劳动关系是人力资源管理中与员工关系管理相关的一项重要工作。劳动关系包括建立和维护良好的劳动关系氛围、处理员工关系纠纷和冲突、与工会进行协商和谈判等方面的工作。通过有效的劳动关系管理，组织可以提高员工对组织的归属感和忠诚度，促进组织的稳定发展。

二、广义定义

广义上的人力资源管理是以人为中心，将人作为组织最重要的资源，并通过科学合理的管理方式，充分调动和发挥员工的潜力和创造力，实现组织和员工共同发展的过程。

在广义定义下，人力资源管理不仅包括狭义定义中的招聘、培训、绩效管理、薪酬福利和劳动关系等方面的工作，还涵盖了更广泛的领域和角度。

广义的人力资源管理强调人的发展和成长。它注重员工的个人发展规划和职业生涯规划，为员工提供发展机会和培训资源，帮助他们不断提升自己的能力和素质。同时，人力资源管理也关注员工的工作满意度和生活质量，通过提供良好的工作环境、健康的工作氛围和合理的薪酬福利，提高员工的幸福感和工作动力。

广义的人力资源管理强调组织文化和价值观的塑造与传承。组织文化是指组织内部的共同信念、价值观和行为准则，它对员工的行为和决策产生重要影响。人力资源管理应当通过引导和培育组织文化，传递组织的核心价值观，并将其与员工的个人价值观相结合，形成一种共同认同和契合度。这有助于提高员工对组织的认同感和凝聚力，促进组织的稳定和发展。

广义的人力资源管理强调员工参与和沟通。它鼓励员工参与组织的决策制定和问题解决过程，提供一个开放、透明和公正的沟通渠道，使员工能够表达自己的意见和建议，从而增强员工的归属感和责任感。通过有效的沟通和参与机制，人力资源管理可以更好地理解员工的需求和关切，及时解决问题，提高员工的满意度和忠诚度。

广义的人力资源管理还关注员工的健康与福祉。它不仅关注员工的身体健康，还关注员工的心理健康和工作平衡。人力资源管理应当提供支持和资源，帮助员工管理工作压力、提升自我效能，并提供健康的工作环境和积极的工作氛围，以促进员工的整体幸福感和生活质量。

无论是狭义还是广义的定义，都强调了人力资源管理的核心思想：将人作为最重要的资源，并通过科学的管理手段将其发挥到最大程度。

第二节 人力资源管理的目标和原则

一、人力资源管理的目标

（一）实现组织战略目标

实现组织战略目标是人力资源管理的首要任务。通过有效的人力资源规划和管理，可以确保员工的能力与组织的需求相匹配，为组织提供持续的竞争优势。

人力资源管理在实现组织战略目标方面扮演着重要角色。人力资源规划是关键的一步。通过对组织内部和外部环境进行分析，确定组织所需的人力资源数量和质量。这包括了招聘、选拔、培训和开发员工等活动，以确保组织拥有适合岗位的员工，并且能够满足组织的长期发展需求。

人力资源管理需要根据组织战略目标制定合适的员工激励和奖励机制。这可以通过设定明确的绩效评估指标，建立激励机制来鼓励员工积极工作。还可以通过提供培训和发展机会来增加员工的技能和知识，使他们能够更好地为组织的目标做出贡献。

人力资源管理还需要关注组织文化的塑造。一个积极向上、团结协作的组织文化能够激发员工的工作热情，增强他们对组织战略目标的认同感。通过建立有效的沟通渠道和开展员工参与活动，可以促进组织与员工之间的互动，提高员工的工作满意度和忠诚度。

最后，人力资源管理需要与组织其他部门密切合作，共同推进组织战略目标的实现。与财务部门合作，确保人力资源投入与预算相符；与营销部门合作，制定招聘和培训计划，以满足市场需求；与运营部门合作，优化组织内部流程，提高效率和质量。

（二）提高员工绩效

提高员工绩效是人力资源管理的重要目标之一。为了实现这一目标，可以采取多种手段和策略，包括培训和发展、激励机制的建立以及绩效评估。

培训和发展是提高员工绩效的关键。通过为员工提供必要的技能培训和职业发展机会，可以增强其工作能力和专业知识。培训可以包括内部培训、外部培训、跨部门交流等形式，旨在提升员工的核心竞争力，并使其适应组织变革和发展的需求。还可以通过定期进行绩效评估，识别员工的发展需求并制定个性化的培训计划，进一步提高员工的绩效水平。

激励机制的建立对于提高员工绩效也起到了关键作用。一个有效的激励机制可以激发员工的积极性和工作热情，促使他们更加努力地工作。激励机制可以包括薪酬激励、晋升机会、奖励制度等多个方面。例如，根据员工的绩效表现，给予适当的薪酬增长和晋升机会，以及设立奖励计划，如年度优秀员工奖、团队合作奖等。通过这些激励措施，可以提高员工的工作动力和参与度，进而提升他们的绩效水平。

绩效评估也是提高员工绩效的重要手段之一。通过定期对员工进行绩效评估，可以客观地了解员工的工作表现和能力水平，并及时发现问题和改进的空间。绩效评估可以采用多种方式，包括360度评估、关键绩效指标评估等。在评估过程中，应注重与员工进行有效的沟通和反馈，帮助他们认识自己的优势和改进的方向，从而提高其绩效水平。

（三）建立良好的员工关系

通过建立公平、公正、透明的制度和政策，加强沟通和协调，解决员工问题和纠纷，可以提高员工满意度，增强员工对组织的归属感和忠诚度。

建立公平、公正、透明的制度和政策是确保良好员工关系的基础。这包括制定合理的薪酬体系、晋升机制和福利待遇，并确保其公开透明。通过公平的制度和政策，能够激发员工的工作积极性和幸福感，增强他们对组织的信任和认同。

加强沟通和协调对于建立良好员工关系至关重要。有效的沟通可以帮助员工了解组织的战略目标、政策变化以及他们在组织中的角色和责任。组织应该建立多种沟通渠道，如定期团队会议、员工反馈机制和匿名投诉渠道，以便员工能够表达意见、提出问题和解决矛盾。协调不同部门之间的合作和冲突也是建立良好员工关系的关键。通过加强跨部门协作和沟通，可以促进团队合作、减少冲突，并提高整体工作效率。

解决员工问题和纠纷也是建立良好员工关系的重要环节。人力资源管理应该设立有效的员工支持和投诉处理机制，及时回应员工的需求和问题。这包括建立员工咨询服务、制定公正的纪律处分程序和调解机制等。通过快速、公正地解决员工问题和纠纷，可以增强员工的信任感和满意度，维护组织内部的和谐与稳定。

最后，建立良好员工关系需要管理层的积极参与和关注。领导者应该树立榜样，关心员工的工作和生活，鼓励员工参与决策和发展机会，并提供必要的支持和培训。还应建立奖励和赞赏制度，及时表彰和奖励员工的出色表现，激励他们持续付出和进步。

（四）实现员工发展与个人价值实现

通过制定合理的培训计划、晋升机制和奖励体系，可以为员工提供广阔的发展空间，激励他们积极进取，实现个人的职业目标和自我价值的实现。

制定合理的培训计划是促进员工发展的关键。人力资源管理应该根据员工的需求和组织的战略目标，制定全面且有针对性的培训计划。还应注重培养员工的领导能力、沟通技巧和团队合作能力，为其未来的职业发展打下坚实的基础。

建立公正的晋升机制是推动员工发展的重要手段。人力资源管理应该建立透明、公平的晋升机制，以员工的能力和贡献为基础，确保晋升的公正性和可预测性。通过晋升，员工可以担任更高级别的职位，并承担更多的责任和挑战，进一步发展自己的技能和经验。还可以设立晋升评估和培训计划，帮助员工了解晋升要求和提升所需的能力，为他们的职业发展提供明确的方向和支持。

建立奖励体系也是激励员工发展和实现个人价值的重要手段。通过设立奖励制度，如绩效奖金、优秀员工奖、创新奖等，可以及时表彰和激励员工的优秀表现和贡献。这不仅能增强员工的工作动力和满意度，还能推动他们不断学习和成长，实现个人的职业目标和自我价值的实现。

最后，人力资源管理应鼓励员工参与职业规划和发展规划。员工可以与领导和人力资源部门合作，制定个性化的职业发展计划，并提供相应的支持和资源。这包括为员工提供导师指导、职业咨询、培训机会等，帮助他们在工作中获得成长和进步，实现个人的职业目标。

（五）促进多元化和包容性

通过制定招聘和选拔策略，提供公平的机会和待遇，鼓励不同背景、文化和能力的员工参与到组织中来，可以实现员工多样性的管理，并充分发挥员工的创造力和创新能力。

制定招聘和选拔策略是实现多元化和包容性的关键。人力资源管理应该广泛宣传组织对于多样化员工的价值和重视程度，积极吸引具有不同背景和经验的人才加入组织。在招聘和选拔过程中，应采取公正、透明的原则，避免歧视和偏见。还可以探索使用多样化的招聘渠道和方法，如社交媒体招聘、校园招聘、专业网络等，以吸引更多多元化的人才。

提供公平的机会和待遇是实现多元化和包容性的基础。人力资源管理应确保员工在晋升、培训和薪酬等方面都能够得到公平和平等的对待。这意味着在决策过程中要客观评估员工的能力和贡献，而非基于个人特征或偏见。还应提供适应不同文化和背景的灵活工作安排、福利待遇等，以满足员工多样化的需求。

鼓励员工参与多元化和包容性的倡议也是重要的。人力资源管理应设立多样化和包容性的培训计划，提供机会让员工了解和尊重不同文化和背景。组织可以设立多元化委员会或团队，激励员工参与和推动多元化和包容性的倡议。这有助于建立一个开放、宽容和互相尊重的工作环境，促进员工之间的合作和创新。

最后，领导者的积极参与对于促进多元化和包容性至关重要。领导者应树立榜样，倡导多样性和包容性的理念，并将其融入组织的价值观和文化中。他们应该展示对不同背景和文化的尊重，鼓励员工分享自己的经验和观点。通过有效的沟通和倾听，领导者可以更好地了解员工的需求和关注点，从而为员工提供更好的支持和发展机会。

二、人力资源管理的原则

（一）公平公正原则

公平公正原则是人力资源管理的基本原则之一。在人力资源管理过程中，建立公平公正的制度和政策至关重要，以确保员工在招聘、晋升、薪酬等方面得到公平对待，消除任何形式的歧视和偏见。

在招聘过程中，公平公正原则意味着组织应该根据候选人的能力、经验和符合岗位要求的条件进行评估和选择，而不是基于个人特征或歧视因素做出决策。招聘流程应具有透明性和客观性，避免任何形式的歧视，如性别歧视、年龄歧视等。这可以通过制定明确的招聘标准、采用多样化的招聘渠道、实施面试和评估程序的标准化来实现。

在晋升和晋级机制中，公平公正原则要求组织依据员工的能力、贡献和潜力进行评估和决策，而非基于个人关系或其他不相关的因素。晋升机制应该明确、透明，充分考虑员工的绩效表现和能力发展。应建立评估机制和程序，确保晋升决策的公正性，并提供合理的资源和支持，帮助员工在晋升后适应新的角色和责任。

在薪酬管理方面，公平公正原则要求组织确保员工的薪酬与其贡献和市场价值相一致。薪酬体系应该建立在明确的绩效评估和工作价值评估基础上，避免任何形式的歧视和偏见。组织可以采用公开透明的薪酬结构和标准，确保薪酬决策的公正性和可预测性，并提供机会让员工了解薪酬制度和标准。

最后，公平公正原则也包括对待员工关系和权益的处理。人力资源管理应确保员工在工作环境中受到公平和尊重的对待，不受任何形式的欺凌或虐待。组织应建立有效的投诉和申诉机制，及时处理员工的问题和纠纷，保障员工的权益。

（二）绩效导向原则

绩效导向原则是人力资源管理的重要原则之一。它强调以绩效为导向，通过设立明确的绩效目标和评估体系，激励员工积极进取，提高工作绩效，为组织的成功做出贡献。

设立明确的绩效目标是实施绩效导向原则的关键。人力资源管理应与员工共同制定具体、可衡量的绩效目标，这些目标应与组织的战略目标相一致。这可以通过制定SMART原则（具体、可衡量、可达成、相关和时限）来确保目标的明确性和可操作性。明确的绩效目标能够帮助员工理解自己的职责和期望，并激发他们的工作动力和参与度。

建立有效的绩效评估体系是绩效导向原则的核心。人力资源管理应该制定客观、公正的绩效评估标准和方法，根据事先确定的绩效目标对员工进行评估。通过及时、全面地评估员工的绩效，可以识别出优秀的表现和改进的空间，为员工提供个性化的反馈和发展机会。

激励机制是绩效导向原则的重要补充。人力资源管理应设立激励措施，以奖励和鼓励员工的优秀绩效。这可以包括薪酬激励、晋升机会、奖励制度等多个方面。例如，根据员工的绩效表现，给予适当的薪酬增长和晋升机会，设立奖励计划，如年度优秀员工奖、团队合作奖等。通过激励机制，可以增加员工的工作动力和参与度，进一步提高他们的绩效水平。

绩效导向原则需要建立有效的沟通和反馈机制。人力资源管理应与员工进行定期的绩效评估和沟通，及时提供肯定和建设性的反馈。这有助于员工了解自己的绩效表现，并找到改进的方向。还可以为员工提供发展计划和培训机会，帮助他们提升能力和实现个人职业目标。

（三）参与和沟通原则

参与和沟通原则是强调鼓励员工参与决策过程，加强沟通和协作，以增加员工对组织的归属感和认同感，并促进良好的员工与组织关系。

鼓励员工参与决策过程是参与和沟通原则的核心。人力资源管理应建立一种开放、包容的文化，鼓励员工参与到决策中来。这可以通过设立员工代表制度、开展团队会议和讨论、征求员工意见等方式实现。通过员工的参与，组织可以获取更多的创意和建议，提高决策质量和员工满意度，并激发员工的工作动力和创造力。

加强沟通和协作是参与和沟通原则的重要手段。有效的沟通可以帮助员工了解组织的战略目标、政策变化以及他们在组织中的角色和责任。人力资源管理应建立多样化的沟通渠道，如定期团队会议、员工反馈机制、员工调查等，以便员工能够表达意见、提出问题和解决矛盾。协作不同部门之间的合作和冲突也是建立良好员工关系的关键。通过加强跨部门协作和沟通，可以促进团队合作、减少冲突，并提高整体工作效率。

建立反馈机制也是参与和沟通原则的重要环节。人力资源管理应建立有效的反馈机制，包括定期的绩效评估和个别谈话，以及员工意见收集渠道。通过及时给予员工反馈，帮助他们了解自己的工作表现和发展需求，促进员工个人和职业成长。同时，组织还应重视员工的建议和意见，鼓励他们参与问题解决和改进流程，增加员工的参与感和归属感。

最后，领导者的积极参与对于参与和沟通原则至关重要。领导者应树立榜样，倡导开放的沟通氛围和参与文化，并将其融入组织的价值观和行为中。他们应当展示对员工意见和反馈的重视，并及时回应员工的需求和问题。通过有效的沟通和倾听，领导者可以更好地了解员工的需求和关注点，从而为员工提供更好的支持和发展机会。

（四）管理与员工关系原则

管理与员工关系原则强调建立和谐、稳定的员工关系，通过有效的沟通渠道、解决员工问题和纠纷，维护良好的劳动关系，增强员工对组织的忠诚度和归属感。

建立有效的沟通渠道是管理与员工关系的基础。人力资源管理应提供多样化的沟通渠道，如定期团队会议、员工反馈机制、员工调查等，以便员工能够表达意见、提出问题和解决矛盾。沟通渠道应具有开放性和透明性，使员工能够与管理层进行有效的互动和交流。通过有效的沟通，可以促进员工对组织目标和政策的理解和认同，减少误解和不满情绪，建立信任和合作的关系。

解决员工问题和纠纷是管理与员工关系的关键环节。人力资源管理应设立有效的员工支持和投诉处理机制，及时回应员工的需求和问题。这包括建立员工咨询服务、制定公正的纪律处分程序和调解机制等。当员工面临问题或纠纷时，组织应迅速响应，并采取适当的措施解决问题，以保护员工的权益和维护组织的利益。通过及时解决员工问题和纠纷，可以增强员工的信任感和满意度，维护组织内部的和谐与稳定。

建立良好的劳动关系是管理与员工关系的目标之一。组织应建立有效的劳动合同和劳动法规，遵守相关的劳动法律和条例，提供合理的工作条件和福利待遇。人力资源管理还应倡导员工参与决策和问题解决的机会，鼓励员工的个人和职业发展，提高员工的满意度和忠诚度。

建立良好的劳动关系需要领导者的积极参与和支持。领导者应当展示对员工问题的重视，并及时回应员工的需求和关注。通过积极参与和支持，领导者可以树立良好的示范作用，促进员工对组织的忠诚度和归属感。

第三节　人力资源管理的核心职能和活动

人力资源管理是组织在实现其战略目标的过程中，合理规划、组织、激励和控制组织成员的工作行为，以提高组织整体绩效的一系列活动。它涉及组织与员工之间的各种关系，旨在确保组织和员工共同发展。

一、人力资源规划

人力资源规划是指根据组织的战略目标和业务需求，对未来人力资源需求进行分析和预测，并制定相应的策略和措施，以保证组织能够拥有足够数量和质量的员工，为组织的发展提供支持。它涉及确定人力资源需求、预测人力资源供给、制定人力资源策略、实施和监督计划等一系列活动。

（一）确定人力资源需求

确定人力资源需求是人力资源规划的关键步骤之一。它涉及与组织的高层管理层密切合作，了解他们对人力资源的期望和需求，并根据组织的战略目标和业务需求，确定所需的人员数量、技能和资质。

1.与高层管理层合作

在确定人力资源需求时，与组织的高层管理层保持紧密合作是至关重要的。高层管理层对组织的战略目标和业务需求有深入的了解，他们能够提供对人力资源的明确期望和需求。与高层管理层进行定期会议和沟通，可以更好地了解他们的人才需求，从而为人力资源规划提供指导。

2.分析内部环境

在确定人力资源需求时，需要对组织的内部环境进行全面分析。这包括评估当前员工的数量、技能和素质，了解各个岗位和部门的人力资源状况。通过这种分析，可以确定哪些岗位可能存在缺口或过剩，并为后续的人力资源规划提供依据。

3.分析外部环境

除了内部环境，还需要对外部环境进行分析。这包括行业的发展趋势、竞争对手的情况、市场需求的变化等。通过对外部环境的分析，可以预测未来的人力资源需求，并为组织做出相应的准备。

4.数据和信息的收集

在确定人力资源需求时，数据和信息的收集是不可或缺的。这可以包括员工的绩效评估结果、培训和发展计划、离职率统计等。还可以借助招聘渠道、市场调研和人才储备库等工具，收集有关人力资源市场供给情况的数据和信息。通过收集和分析这些数据和信息，可以更好地了解当前和未来的人力资源需求。

5.确定人力资源需求

通过与高层管理层的合作、内外部环境的分析以及数据和信息的收集，可以最终确定组织的人力资源需求。这包括确定所需的人员数量、技能和资质，并将其与现有的人力资源进行对比。通过比较，可以确定哪些岗位需要补充人员，哪些岗位需要重新培训或优化配置。在确定人力资源需求时，还需要考虑到组织的长期战略目标和业务发展需求，以确保人力资源的有效支持。

（二）预测人力资源供给

预测人力资源供给是人力资源规划的重要环节，它涉及评估当前的人力资源情况，并预测未来的人力资源供给。通过收集和分析员工相关信息，包括离职率、晋升潜力、培训需求等，可以更好地预测组织的人力资源供给情况。

1.人力资源信息系统

人力资源信息系统是一种有效的工具，用于收集、存储和管理员工的相关数据和信息。通过人力资源信息系统，可以获得员工的个人资料、工作经历、绩效评估结果等关键信息。这些信息对于评估当前人力资源情况以及预测未来供给非常有价值。通过分析系统中的数据，可以了解员工的数量、技能水平和发展潜力，从而预测未来的人力资源供给。

2.员工调查和面谈

员工调查和面谈是另一种获取员工信息的重要方式。通过定期进行员工调查，可以了解员工对工作环境、福利待遇和发展机会等方面的看法和需求。面谈可以提供更深入的交流和理解，帮助了解员工的职业发展意愿、兴趣和目标。通过员工调查和面谈，可以获取员工的离职意向、晋升潜力以及培训需求等信息，为人力资源供给的预测提供依据。

3.分析离职率

离职率是评估人力资源供给的重要指标之一。通过分析过去一段时间内的离职率数据，可以了解员工流失的趋势和原因。高离职率可能意味着组织存在吸引和留住人才的问题，需要采取相应措施加以改善。同时，根据离职员工的岗位和技能，可以预测未来的人力资源供给情况，并进行相应的招聘和培训计划。

4.评估晋升潜力

评估员工的晋升潜力是预测人力资源供给的另一个关键因素。通过对员工的工作表现、技能发展和学习能力进行评估，可以确定哪些员工具有晋升的潜力和能力。这样，组织就可以预测未来的管理层和领导力人才供给，并针对性地开展培养和发展计划。

5.分析培训需求

培训是提高员工技能和知识的重要手段。通过分析员工的培训需求，可以预测未来的人力资源供给情况。通过员工调查、绩效评估和个人发展计划等方式，了解员工对于特定技能或知识的需求。根据这些需求，组织可以提供相应的培训和发展机会，以满足未来人力资源供给的需求。

（三）制定人力资源策略

制定人力资源策略是根据对人力资源需求和供给的分析结果，制定相应的招聘、培训、绩效管理和薪酬等方面的策略。这些策略旨在满足组织长期发展的人力资源需求，并确保员工能够具备所需的技能和能力。

1.招聘策略

根据人力资源规划中的人力资源需求预测，制定招聘策略是确保组织拥有合适人才的重要步骤。招聘策略包括确定招聘渠道、制定招聘流程和标准，以及设计有效的招聘广告和筛选方法。通过针对性的招聘活动，可以吸引符合组织需求的人才，填补岗位空缺，并为组织的长期发展提供强有力的支持。

2.培训和发展策略

培训和发展策略是确保员工具备所需技能和能力的关键因素。根据人力资源规划的结果，制定培训和发展计划，以满足组织的业务需求和员工的个人发展需求。培训和发展策略可以包括内部培训、外部培训、跨部门交流和导师计划等。通过提供全面的培训和发展机会，员工能够不断学习和成长，提高其技能和能力水平，为组织的长期发展提供有力支持。

3.绩效管理策略

绩效管理是确保员工个人表现与组织目标相一致的重要手段。制定绩效管理策略时，应明确绩效评估标准、设定目标和关键绩效指标，并建立有效的反馈和奖励机制。通过绩效管理，组织可以识别和奖励高绩效员工，同时也可以针对低绩效员工提供辅导和改进措施。绩效管理策略可以激励员工提高工作表现，促进组织的整体业绩增长。

4.薪酬策略

薪酬策略是吸引和留住优秀人才的重要因素。根据市场薪酬调查和员工价值贡献，制定合理的薪酬策略。薪酬策略应考虑到员工的绩效、岗位职责、市场竞争力和组织财务状况等因素。通过提供有竞争力的薪酬和福利待遇，可以吸引高素质人才并提高员工满意度和忠诚度。

5.组织文化和员工关系策略

组织文化和员工关系是组织发展不可或缺的方面。制定组织文化和员工关系策略时，应明确组织的价值观和行为准则，并建立良好的沟通和参与机制。通过营造积极健康的工作环境和团队合作氛围，可以提升员工的工作满意度和幸福感，增强员工对组织的归属感和忠诚度。

（四）实施和监督计划

在实施阶段，需要将人力资源策略转化为具体的行动计划，并明确责任人和时间表。同时，在实施过程中，还需要对人力资源计划的执行情况进行监督和评估，及时调整和优化计划。

1.行动计划制定

根据人力资源策略，制定相应的行动计划是实施人力资源规划的第一步。行动计划应具体明确，包括具体的任务、责任人、时间表和预期结果。例如，在招聘方面，行动计划可以包括编写招聘广告、筛选简历、面试候选人等具体步骤。在培训方面，行动计划可以包括制定培训计划、组织培训活动等具体安排。通过制定明确的行动计划，可以确保人力资源策略得以有效执行。

2.责任人和时间表

在行动计划中明确责任人和时间表是实施人力资源规划的关键要素。每个任务都应指定具体的责任人，确保责任的明确性和执行的连贯性。同时，制定合理的时间表，明确任务的起止时间和里程碑，以便监督和控制进度。通过明确责任人和时间表，可以提高执行效率，并避免任务的延误或遗漏。

3.监督和评估

在实施过程中，需要对人力资源计划的执行情况进行监督和评估。这可以通过定期的进度跟踪、绩效评估和反馈机制来实现。定期与责任人开展沟通和会议，了解任务的进展情况，并及时解决问题和调整计划。通过对执行情况的监督和评估，可以及时发现和解决问题，确保人力资源计划按预期执行。

4.调整和优化

根据监督和评估的结果，需要及时对人力资源计划进行调整和优化。如果发现任务进展缓慢或存在问题，应及时与责任人沟通，找出解决方案并采取相应措施。有时，可能需要重新分配资源、调整时间表或修改行动计划。通过不断调整和优化，可以使人力资源计划更加适应组织的实际情况和变化需求。

5.持续改进

人力资源规划是一个持续改进的过程。在实施和监督计划的同时，组织应该不断学习和总结经验教训，并将其应用到未来的人力资源规划中。通过反思和评估过程，发现问题并采取改进措施，以提高人力资源规划的质量和效果。

（五）评估和调整

评估和调整是人力资源规划过程中的关键环节。通过定期评估人力资源规划的有效性，并根据需要进行调整，可以确保人力资源规划与组织的变化和发展保持一致。

1.评估人力资源规划的有效性

定期评估人力资源规划的有效性是确保其适应组织需求的重要步骤。评估可以包括对招聘效果、培训成果、绩效管理结果等方面的分析。还可以通过员工满意度调查和离职率分析等方式，了解员工对人力资源策略和措施的反馈和意见。通过评估，可以确定人力资源规划的优点和改进空间，并为后续的调整提供依据。

2.监测组织变化和市场环境

监测组织变化和市场环境的变化对于评估和调整人力资源规划至关重要。组织可能会面临战略转变、业务扩张、组织结构调整等变化，这可能对人力资源需求和供给产生影响。同时，市场环境的变化，如技术进步、竞争态势、行业趋势等，也会对人力资源规划带来挑战。通过监测组织变化和市场环境，可以及时发现潜在的需求变化，并相应地调整人力资源策略和计划。

3.调整人力资源策略和计划

根据评估结果和组织变化的需要，对人力资源策略和计划进行调整是确保其有效性和适应性的关键。调整可能涉及招聘、培训、绩效管理、薪酬等方面的策略和措施。例如，如果评估发现某个部门的招聘效果不佳，可能需要优化招聘流程或改变招聘渠道。如果组织内部出现技能缺口，可能需要加强培训和发展计划。通过及时的调整，可以使人力资源规划与组织的实际情况和变化需求保持一致。

4.沟通和参与

评估和调整人力资源规划时，沟通和参与是非常重要的。与各级管理层和员工进行沟通，了解他们的反馈和意见，可以提供宝贵的信息和洞察力。也可以通过员工调查、小组讨论、定期会议等形式，促进员工的参与和合作。通过沟通和参与，可以确保评估和调整过程更加全面和准确，并提高人力资源规划的成功率。

5.持续改进

评估和调整是一个持续改进的过程。在实施和监督人力资源规划的同时，组织应不断总结经验教训，并将其应用于未来的规划中。通过反思和评估过程，发现问题并采取改进措施，以提高人力资源规划的质量和效果。

二、招聘和选择

招聘和选择是组织中人力资源管理中至关重要的一项活动。它涉及吸引并选拔合适的候选人来填补组织中的空缺职位。在一个竞争激烈的劳动市场中，正确的招聘和选择策略可以帮助组织吸引到具有优秀能力和潜力的员工，为组织的发展打下坚实基础。

招聘和选择过程通常包括以下几个步骤。

（一）编写职位描述

编写职位描述是开始招聘之前的重要步骤。通过清晰地描述岗位的职责、要求和期望，可以吸引符合条件的候选人，并帮助他们对职位有清晰的了解。

1.岗位概述

在职位描述的开头，提供一个简洁明了的岗位概述，介绍该岗位在组织中的角色和重要性。阐明岗位的目标和关键职责，让候选人能够快速了解该岗位的核心职能。

2.职责和任务

详细列出该岗位的主要职责和任务。这些职责应具体明确，描述岗位需要承担的具体工作内容。可以使用动词短语来强调每个职责的行动导向和结果导向，例如“负责制定市场推广计划”“协调团队成员的工作分配”等。

3.技能和资格要求

说明所需的技能和资格要求，以便候选人了解是否符合该岗位的要求。这包括教育背景、专业知识、工作经验、特定技能和软技能等。可以将要求分为“必备要求”和“优先考虑要求”，以帮助候选人更好地评估自身与该岗位的匹配度。

4.团队合作和沟通

强调团队合作和良好沟通能力的重要性。描述该岗位需要与他人合作的程度，以及与其他部门和团队的协调要求。如果该岗位需要与客户、供应商或其他利益相关者进行沟通，也应在职位描述中明确说明。

5.绩效指标

根据该岗位的目标和绩效衡量标准，列出与岗位相关的关键绩效指标。这有助于候选人了解他们将如何被评估，并激励他们追求卓越的工作表现。

6.公司文化和价值观

在职位描述中简要介绍组织的公司文化和价值观。这可以帮助候选人更好地了解组织的核心价值观和期望，以便他们能够确定自己是否与组织的文化相契合。

7.薪资和福利待遇

可以在职位描述中提及薪资范围和其他福利待遇，但也可以选择在后续阶段与候选人进行具体的讨论。

8.公司简介和申请流程

在职位描述的结尾，可以提供一些关于公司的简要介绍，包括组织的背景、发展阶段和核心业务。同时，提供清晰的申请流程，包括如何提交简历和联系方式。

（二）发布招聘广告

1.标题

招聘广告的标题应简洁明了，能够吸引目标人群的注意力。使用有吸引力的词汇，突出职位的关键特点或优势，例如“机会难得！XXX 公司招聘 XXX 职位”。

2.公司简介

在招聘广告中，提供一些关于公司的简要介绍，包括公司的背景、发展阶段和核心业务。这有助于候选人对组织有初步了解，并增加对公司的兴趣。

3.职位概述

简要介绍职位的概述，强调该职位的重要性和挑战性。突出职位的独特性和吸引力，让候选人能够迅速了解职位的核心职责和期望。

4.职责和要求

列出具体的职责和要求，以便候选人能够准确评估自身与该职位的匹配度。职责应简明扼要地描述工作内容，要求可以包括教育背景、专业知识、工作经验、技能和软技能等。

5.具体福利和待遇

提及具体的福利和待遇，例如薪资范围、奖金制度、健康保险等。这有助于吸引候选人，并让他们更加了解公司所提供的福利待遇。

6.应聘流程

在招聘广告中明确说明应聘流程，包括如何提交简历、截止日期以及后续面试安排等。提供清晰的联系方式，方便候选人与组织进行沟通和咨询。

7.突出亮点

如果该职位有特殊亮点或独特的发展机会，可以在广告中突出强调。例如，强调岗位的培训和晋升机会，或者强调工作环境和团队文化等。

8.联系信息

在招聘广告中提供清晰的联系信息，包括招聘负责人的姓名、邮箱、电话等。这有助于候选人与组织进行直接沟通和联系。

发布招聘广告时，还需要考虑选择适当的渠道，如在线招聘平台、社交媒体、专业网站等，以确保广告能够被目标人群看到。同时，定期检查和更新招聘广告，以反映组织的变化和需求。最后，及时回复候选人的咨询和申请，保持良好的沟通和关系建立。

（三）筛选简历

筛选简历是招聘过程中的关键步骤，以确定符合最低职位要求的候选人。

1.确定筛选标准

在开始筛选之前，招聘人员应明确筛选标准。这些标准可以包括教育背景、工作经验、专业技能和所需的软技能等。通过明确筛选标准，可以更加有针对性地进行简历筛选。

2.筛选关键词

根据职位描述和要求，确定关键词，以便筛选出与岗位最相关的简历。关键词可以包括特定的职业技能、行业术语、软件工具或证书等。通过将关键词与简历进行匹配，可以快速筛选出与职位要求较为匹配的候选人。

3.经验和技能评估

根据候选人的工作经验和技能，对简历进行评估。了解候选人在类似岗位或相关领域的工作经验，并考虑其在该岗位上能够发挥的潜力。同时，注意评估候选人是否具备所需的专业技能和知识，以及其他重要的软技能，如沟通能力、团队合作和问题解决能力等。

4.整体匹配度

综合考虑候选人的背景和能力，评估其整体匹配度。考虑候选人的教育背景与职位要求的相关性，以及工作经验是否与岗位需求相符。同时，也要考虑候选人在简历中展示的个人特质和成就，以判断其是否适合组织的文化和价值观。

5.附加信息评估

除了基本的工作经验和技能，还可以评估简历中提供的其他附加信息。这包括奖项、志愿者经历、专业协会成员资格等。这些附加信息可以提供更全面的了解候选人的能力和兴趣，并帮助确定是否进一步考虑该候选人。

6.符合通知

根据筛选结果，将符合最低要求的候选人通知进入下一轮面试或进一步评估的流程。发送邮件或电话通知时，应礼貌和尊重地向候选人传达信息，并指明下一步的行动。

在筛选过程中，招聘人员需要保持客观和公正，避免主观偏见。同时，建议及时处理简历并回复候选人，以维护良好的招聘形象和关系。

（四）面试候选人

面试候选人是招聘过程中的重要环节，通过面试可以更全面地评估候选人的技能、知识、经验和适应性。

1.面试形式

根据招聘需求和岗位特点，选择合适的面试形式。常见的面试形式包括个人面试、小组面试、案例面试、行为面试等。个人面试适用于评估候选人的专业知识和技能，小组面试适用于评估团队合作和沟通能力，案例面试则可用于评估问题解决和分析能力。根据需要，也可以结合多种形式进行面试。

2.面试问题

准备一系列有针对性的面试问题，以了解候选人的能力和适应性。面试问题可以包括技术问题、情境问题、行为问题等。技术问题用于评估候选人在相关领域的专业知识和技能，情境问题用于评估候选人的问题解决和决策能力，行为问题用于评估候选人的行为模式和反应方式。还可以提问与公司文化和价值观相关的问题，以判断候选人是否与组织相匹配。

3.评估标准

明确面试评估的标准，根据职位要求和组织的核心价值观进行评估。可以建立评分表或评估指标，以便对候选人在各个方面进行系统的评估。评估标准可以包括技能和知识、工作经验、沟通能力、团队合作等。

4.注意非言语表达

除了候选人的回答，还需要关注其非言语表达，如姿态、眼神接触、肢体语言等。这些非言语表达可以提供有关候选人自信度、积极性和适应性的线索。

5.记录和比较

在面试过程中，及时记录候选人的回答和表现。这样可以更好地对比和评估候选人之间的差异，并为后续的决策提供依据。记得保护面试结果的机密性，遵守相关的法律和道德规范。

6.提供反馈

在面试结束后，向候选人提供及时的反馈。反馈应具体、准确和建设性，指出候选人的优点和待改进的地方。这有助于候选人了解自身的表现，并提供机会进行改进。

7.选择最佳候选人

根据面试评估结果和招聘要求，选择最佳的候选人。综合考虑技能、经验、适应性和文化匹配度等因素，做出明智的决策。

在面试过程中，招聘人员需要保持专业和客观，确保公正和一致性。尊重每个候选人的权益和隐私，并遵循相关的法律和道德规范。最后，及时与候选人沟通并提供必要的后续步骤，以维护良好的招聘形象和关系。

（五）进行背景调查和参考检查

进行背景调查和参考检查是在最终决定录用某位候选人之前的重要环节。通过背景调查和参考检查，可以帮助确认候选人提供的信息的真实性，并获取关于候选人工作表现和品德的反馈。

1.背景调查

背景调查旨在核实候选人提供的个人和职业信息。这包括教育背景、工作经验、资格证书等。背景调查可以通过与学校、前雇主或其他相关机构进行联系来进行。在进行背景调查时，保持透明和合法，并遵守个人隐私和数据保护法规。

2.参考检查

参考检查是通过与候选人的前任雇主、上级、同事或其他专业人士进行交流，以获取有关候选人工作表现和品德的反馈。参考检查可以通过电话、电子邮件或面对面会议进行。在与参考人交流时，确保对话保密，并询问有关候选人的职业能力、工作态度、团队合作能力等方面的问题。

3.确认信息的真实性

在背景调查和参考检查中，核实候选人提供的信息的真实性非常重要。确认教育背景、工作经验和任职时间等是否与候选人所述一致。如果发现有任何不一致或疑问，可以进一步追踪并核实相关信息。

4.保护个人隐私

在进行背景调查和参考检查时，确保遵守个人隐私和数据保护法规。仅收集与招聘决策相关的信息，并明确告知被调查者其信息将如何使用和保管。

5.深入了解候选人

背景调查和参考检查提供了更全面地了解候选人的机会。通过获取来自不同角度的反馈，可以对候选人的工作表现、能力和品德有更深入的了解。这有助于做出更明智的招聘决策。

6.做出综合评估

将背景调查和参考检查的结果与其他招聘流程中的评估结果相结合，做出综合评估。根据候选人的整体表现和背景信息，决定是否录用该候选人。

在进行背景调查和参考检查时，应注意保持公正和客观的态度。尊重所有参考人的意见和反馈，并将其作为决策的参考因素。同时，确保与候选人进行及时沟通，并告知录用决定的结果。

招聘和选择过程中需要注意以下几个方面。

（1）招聘和选择过程应该公平、公正，遵守相关的法律法规。组织应该避免任何与性别、年龄或其他个人特征相关的歧视行为。

（2）招聘和选择过程也是组织与候选人建立关系的重要机会。组织应该确保候选人在整个过程中得到良好的待遇，提供透明的信息和及时的反馈。

（3）组织应该积极促进多元化和包容性。在招聘和选择过程中，要尽量避免偏见和歧视，并努力吸引不同背景和经验的候选人。

（4）在选择候选人时，组织应该将绩效作为一个重要的考量因素。候选人应该具备适应组织文化、实现工作目标并对组织的成功有贡献的潜力。

招聘和选择是一个复杂而关键的过程，它直接影响到组织的人力资源质量和整体绩效。通过制定合理的招聘和选择策略，并注意以上几个方面，组织可以吸引到优秀的人才，为组织的发展提供可靠的支持。

三、培训和发展

培训和发展在人力资源管理中有助于组织提高员工的技能、知识和能力，使他们能够更好地适应变化和发展的环境。培训可以包括多种形式和内容，根据组织的需求和员工的发展目标来制定。

（一）新员工入职培训

新员工入职培训是帮助员工熟悉组织文化、价值观、政策和流程的重要环节。

1.欢迎和介绍

在新员工入职的第一天，组织应该提供一个热情友好的欢迎环境。向新员工介绍公司的背景、历史和核心价值观，让他们了解组织的使命和愿景。同时，介绍组织的组织结构、部门职责和团队成员等，以帮助新员工快速融入。

2.组织文化和价值观

通过培训课程、演讲或案例分享等方式，向新员工介绍组织的文化和价值观。强调组织所重视的核心价值观，并说明如何将其应用到日常工作中。这有助于新员工理解并与组织的价值观保持一致。

3.政策和流程

详细介绍组织的人力资源政策和流程，包括薪酬福利、考勤制度、绩效管理、培训发展等。解释相关政策和流程的目的和适用范围，并提供必要的培训材料和手册，以便新员工可以随时参考。

4.技能培训

根据新员工的职位需求，提供必要的技能培训。这可以包括软件操作、工作流程、客户服务等方面的培训。确保培训内容实际可行，并提供足够的时间和资源，以使新员工能够掌握所需的技能。

5.引导和辅导

为新员工指派一位经验丰富的员工作为导师，帮助他们适应新环境并解答问题。导师可以回答关于工作任务、流程和组织文化的问题，并提供支持和指导。这有助于新员工更快地融入团队，并加速达到工作效能。

6.评估和反馈

定期进行评估和反馈，了解新员工的进展和需要改进的领域。这可以通过定期会议、绩效评估或匿名调查等方式实现。及时提供积极的反馈和建议，鼓励新员工在工作中不断成长和发展。

7.持续学习和发展机会

提供持续学习和发展的机会，帮助新员工进一步提升技能和知识。这可以包括内部培训、外部培训、学习资源和导师制度等。通过持续学习和发展，新员工可以不断提高自己的能力，并为组织的长期成功做出贡献。

（二）岗位培训

岗位培训是为了帮助员工掌握特定岗位所需的技能和知识。

1.确定培训内容

在开始岗位培训之前，明确培训的重点内容和目标。根据岗位职责和要求，确定需要培训的技能、知识和操作流程等方面的内容。确保培训内容与岗位需求相匹配，并具有实际可行性。

2.培训材料和资源

准备培训所需的材料和资源，以支持培训过程。这可以包括培训手册、操作指南、演示文稿、视频教程等。通过提供清晰、易于理解的资料，帮助员工更好地掌握所需的技能和知识。

3.经验分享

安排经验丰富的员工或专业培训师与新员工进行面对面的培训。这些培训者可以分享他们在该岗位上的实践经验，并提供相关的示范和指导。通过借鉴他们的经验，新员工可以更快地掌握岗位所需的技能。

4.操作演练

为了加强新员工的实际操作能力，安排实际的操作演练。这可以是模拟的场景，也可以是真实的工作环境。通过实际操作和反馈，帮助新员工熟悉岗位所需的具体操作流程，并提高他们的技能水平。

5.提供反馈和指导

在培训过程中及时提供反馈和指导，帮助新员工发现并纠正问题。鼓励他们积极参与培训，提问疑惑，并提供个人化的支持和指导。定期评估培训效果，并与新员工共同制定改进计划。

6.持续跟进和支持

培训不应仅限于入职阶段，而应持续跟进和支持。安排定期的回顾会议，了解新员工在岗位上的进展，并提供必要的支持和指导。鼓励新员工参与其他学习机会，如内部培训、外部研讨会等，以不断提升自己的能力。

7.培训评估和反馈

定期评估培训的效果，并向新员工征求反馈。通过评估和反馈，了解培训的实际影响和改进空间。根据反馈结果，调整和改进培训计划，以提高培训的质量和效果。

（三）技能培训

1.确定培训需求

在进行技能培训之前，明确员工所需的特定技能和能力。可以通过与员工和团队的沟通、绩效评估或岗位要求分析等方式来确定培训需求。确保培训内容与员工的工作职责和发展目标相匹配。

2.设计培训计划

基于培训需求，设计一个有针对性的培训计划。确定培训的目标、内容、形式和时间安排等。根据需要，可以选择内部培训、外部培训、在线学习或研讨会等形式进行培训。

3.专业培训师或导师

寻找经验丰富的专业培训师或导师来进行技能培训。他们应具备相关领域的专业知识和经验，并能够有效地传授技能和知识。他们还可以提供实际案例、示范和反馈，以帮助员工更好地理解和运用所学的技能。

4.实践和演练

为了加强员工的实际操作能力，安排实践和演练的机会。这可以是模拟场景、角色扮演或真实项目等。通过实际操作和反馈，帮助员工在实际工作中应用所学的技能，并提高他们的熟练程度。

5.提供资源和支持

为员工提供必要的培训资源和支持，以促进他们的学习和发展。这可以包括培训材料、参考资料、在线学习平台等。同时，鼓励员工积极参与学习和实践，提供个人化的指导和支持。

6.定期评估和反馈

定期评估培训的效果，并向员工提供及时的反馈和建议。通过评估和反馈，了解培训的实际影响和改进空间。根据评估结果，调整和改进培训计划，以提高培训的质量和效果。

7.持续学习和发展机会

鼓励员工参与其他学习和发展机会，以不断提升自己的技能和知识。这可以包括参加外部研讨会、行业交流活动、专业认证等。通过持续学习和发展，员工可以不断提高自己的专业能力，并为组织的长期成功做出贡献。

（四）领导力发展

1.确定领导力需求

在开始领导力发展之前，明确员工在领导方面的发展需求。这可以通过与员工进行个人评估、360 度反馈、绩效评估等方式来确定。了解员工在决策能力、沟通能力、团队建设等方面的现状和潜力。

2.提供相关培训

根据领导力需求，提供相关的培训课程和活动。这可以包括领导力培训班、研讨会、案例研究等形式。通过学习理论和实践，帮助员工掌握有效的领导技巧和工具。

3.实际项目和挑战

为员工提供实际项目和挑战，以锻炼和提升他们的领导能力。这可以是跨部门合作项目、团队管理任务或领导重要决策等。通过实际的工作经验，员工可以应对各种情况，并不断提高自己的领导技能。

4.培养自我意识

鼓励员工培养自我意识，了解自己的优点、弱点和价值观。这有助于他们更好地理解自己的领导风格和影响力，并进行必要的改进和调整。

5.持续学习和反思

鼓励员工参与持续学习和反思，以不断提升领导能力。这可以包括阅读相关书籍、参加研讨会、加入专业组织等。通过不断学习和反思，员工可以不断发展和成长为更有效的领导者。

（五）职业发展规划

1.自我评估

鼓励员工进行自我评估，了解自己的兴趣、价值观、技能和职业目标。这可以通过反思、自我调查问卷、与导师或专业顾问的交流等方式实现。了解自己的优点、弱点和潜力，以确定个人职业发展方向。

2.设定目标

帮助员工设定明确的职业目标，并确保这些目标与组织的战略和发展需求相匹配。目标可以包括短期和长期目标，如晋升到高级职位、转行到其他领域、提升特定技能等。确保目标具体、可衡量和可实现。

3.了解职业路径

为员工提供有关不同职业路径和发展机会的信息。这可以包括内部晋升、跨部门机会、项目参与、外部培训等。帮助员工了解每个职业路径所需的技能和经验，以及可能的发展路线。

4.制定发展计划

与员工合作制定个性化的职业发展计划。根据员工的兴趣、能力和目标，确定需要的培训、学习和经验积累。确保计划包含具体的行动步骤、时间表和资源需求。

5.导师和指导

建立导师制度，将经验丰富的员工指派为新晋员工的导师。导师可以提供指导、支持和反馈，帮助员工在职业发展中取得进展。他们可以分享自己的经验和教训，并提供有关职业发展的建议。

6.定期评估和调整

定期评估员工的职业发展进展，并根据评估结果进行调整和改进。与员工共同回顾目标的达成情况，更新发展计划，并提供必要的支持和指导。

培训和发展需要注意以下几个方面。

（1）培训和发展计划应该根据员工的个人需求和组织的战略目标进行定制。不同的员工可能需要不同类型和层次的培训，因此需要制定个性化的培训计划。

（2）培训和发展应该是一个持续的过程，而不仅仅是一次性的活动。组织应该定期评估员工的培训需求，并提供相应的培训机会，以确保员工的技能和知识保持更新和适应变化。

（3）培训和发展计划应该涵盖多种形式和内容。除了传统的面对面培训，还可以探索在线培训、工作坊、导师制度等不同的培训方式，以满足员工的不同学习需求。

（4）在培训和发展过程中，组织应该进行有效的评估和反馈机制。通过评估员工的培训效果和学习成果，可以及时调整培训计划，并为员工提供反馈和指导。

培训和发展是组织实现人力资源战略的重要手段。通过为员工提供必要的培训和发展机会，组织可以不断提高员工的能力水平，增强员工的职业发展意愿和忠诚度，从而推动组织的持续发展和成功。

四、员工关系管理

员工关系管理是组织中一项至关重要的任务，旨在建立和维护良好的员工关系氛围。一个积极健康的员工关系环境可以提高员工满意度、减少员工流失率，并促进团队合作和创造力的发展。

（一）建立开放和透明的沟通渠道

1.多样化的沟通渠道

确保组织内有多种沟通渠道，以满足不同员工的需求和偏好。这可以包括定期的团队会议、个人谈话、电子邮件、内部社交平台等。通过多样化的沟通方式，给予员工更多选择和便利，使他们能够轻松地表达意见和提出问题。

2.鼓励积极的反馈和建议

领导层应该鼓励员工提供积极的反馈和建议，并展示对员工意见的重视。设立专门的反馈机制，例如匿名反馈箱、在线调查等，以鼓励员工主动分享想法和问题。同时，及时回应反馈，并采取行动解决问题，以展示组织对员工声音的尊重和关注。

3.定期开会和沟通

定期召开团队会议或员工大会，以向员工传达重要信息、目标和成果。这为员工提供了一个了解组织动态的平台，并促进员工之间的交流和合作。确保会议内容明确、有组织，并给予员工机会提问和分享意见。

4.透明的决策过程

在决策过程中保持透明度，确保员工了解决策的原因和影响。解释决策背后的考虑因素，并提供合理的解释和解答员工的疑问。透明的决策过程可以增加员工对组织的信任感，并减少猜测和不满情绪的产生。

5.领导者示范开放沟通

领导者应该以身作则，积极地展示开放和透明的沟通风格。建立与员工之间的信任关系，鼓励他们分享问题和想法。通过个人示范，激发员工参与和表达的动力，并营造一个开放的沟通氛围。

6.及时回应和行动

对员工的问题和建议及时回应并采取行动。员工希望看到他们的声音被重视和采纳，而不仅仅是空洞的承诺。尽快解决问题和改进不足之处，向员工展示组织对于员工关切的重视和关注。

7.提供培训和支持

为领导者和员工提供沟通技巧培训和支持。这有助于他们更好地理解和应对沟通难题，提高沟通的效果和质量。通过培训和支持，建立良好的沟通习惯和技巧，促进有效的员工关系管理。

（二）提供员工支持和辅导

1.职业规划和辅导

与员工合作制定个性化的职业发展计划，并提供相关的辅导和指导。帮助员工了解自己的职业目标和发展路径，并提供支持和资源以实现这些目标。定期进行评估和反馈，帮助员工了解自己的进展和需要改进的领域。

2.心理健康支持

关注员工的心理健康，并提供相应的支持和资源。这可以包括提供心理咨询服务、设立员工援助计划、举办心理健康教育活动等。通过关注员工的心理健康，帮助他们克服压力和困难，提高工作效能和幸福感。

3.工作环境和资源

提供良好的工作环境和必要的资源，以帮助员工更好地完成工作任务。这可以包括提供必要的设备、技术支持、合理的工作时间安排等。通过创造良好的工作条件，提高员工的工作满意度和投入度。

4.员工关怀计划

建立员工关怀计划，为员工提供综合性的支持。这可以包括健康保险、福利计划、灵活的工作安排等。通过关心员工的全面福祉，增强员工的忠诚度和归属感。

5.沟通和反馈

保持开放的沟通渠道，并及时回应员工的问题和反馈。与员工进行定期的一对一会议，了解他们的需求和关切。提供积极的反馈和建议，帮助员工不断改进和成长。

（三）处理员工投诉和纠纷

1.建立公正和有效的投诉处理机制

建立一个公正、透明且受信任的投诉处理机制，为员工提供一个安全和保密的渠道来提出投诉。确保该机制能够及时收集、记录和处理投诉，并遵守法律和组织政策的要求。

2.认真听取员工的意见和看法

领导层应积极倾听员工的意见和看法，展示对员工的关心和尊重。与投诉员工进行面对面的沟通，了解他们的观点、感受和诉求。这有助于建立双向的沟通和理解，找到问题的根源。

3.及时采取行动

对于投诉和纠纷，领导层应及时采取适当的行动。这可能包括进一步调查、收集证据、采取纠正措施等。确保采取的行动公正、合理，并遵循内部政策和法律法规的要求。

4.调解和协商

在处理纠纷时，采取调解和协商的方式，以寻求双方的共同利益和解决方案。鼓励双方进行积极的对话和交流，寻找问题的根源，并共同探讨解决方案。为此，可以提供中立的第三方调解人或专业咨询师的支持。

5.培养良好的沟通和冲突管理技巧

培养员工良好的沟通和冲突管理技巧，有助于预防和解决纠纷。提供相关的培训和发展机会，帮助员工学习如何有效地表达意见、倾听他人、协商和妥善处理冲突。

6.维护保密性和信任

在处理员工投诉和纠纷时，保护涉及的个人信息和隐私。确保处理过程的保密性，避免信息泄露和报复行为。通过维护保密性和信任，鼓励员工放心地提出投诉和反馈。

7.定期评估和改进

定期评估投诉处理机制的效果，并根据评估结果进行改进。收集员工的反馈和建议，了解他们对投诉处理的满意度和改进建议。不断改进机制和流程，提高处理效率和公正性。

（四）促进员工参与和团队合作

1.鼓励员工参与决策和规划

组织应该鼓励员工积极参与决策和规划过程。通过邀请员工提供意见、参加讨论会议、参与项目规划等方式，让员工感受到他们的声音被听取和重视。这有助于增强员工的归属感和责任感，激发他们的工作动力和创造力。

2.提供平等的机会和资源

确保员工在参与和合作方面拥有平等的机会和资源。避免偏袒或不公平对待的现象，鼓励员工分享自己的经验和知识，并尊重每个人的贡献。提供必要的培训和发展机会，帮助员工提升技能和知识，更好地参与团队合作。

3.建立团队合作文化

创建一个团队合作的文化，鼓励员工之间的合作和互助。组织可以通过设立共同目标、制定奖励机制、举办团队建设活动等方式来促进团队合作。强调团队的重要性，并激发员工之间的互信和协作精神。

4.促进知识共享

鼓励员工分享和交流他们的知识和经验。组织可以设立内部沟通平台、知识库或专家分享会等机制，以便员工能够更好地学习和借鉴彼此的经验。通过促进知识共享，提高团队整体的能力和创新能力。

5.建立良好的沟通渠道

确保有开放和有效的沟通渠道，使员工能够自由地交流和合作。这可以包括定期的团队会议、项目协作工具、在线平台等。通过良好的沟通，帮助员工理解团队目标和任务，并及时解决问题和解答疑问。

6.奖励和认可

及时奖励和认可团队合作和个人贡献。通过奖励制度、表彰仪式、公开赞扬等方式，向员工传达对于他们辛勤工作和合作的肯定和感谢。这将增强员工的动力和满意度，同时也鼓励他们继续参与和合作。

7.培养团队合作技能

提供培训和发展机会，帮助员工培养团队合作的技能和意识。这可以包括团队建设活动、沟通和冲突管理培训等。通过不断提升员工的团队合作能力，增强团队的凝聚力和效率。

（五）关注员工福利和平衡

1.提供具有竞争力的薪酬和福利

确保组织提供具有竞争力的薪酬和福利制度，以吸引和留住优秀人才。进行市场调研，了解同行业的薪酬水平，并根据员工贡献和市场需求进行合理调整。同时，提供完善的福利计划，如健康保险、退休计划、弹性福利等。

2.关注员工的工作生活平衡

鼓励并支持员工实现工作生活平衡。提供灵活的工作安排，如弹性工作时间、远程办公等，使员工能够更好地平衡工作和个人生活的需要。倡导健康的工作文化，避免过度加班和工作压力，为员工创造一个舒适和健康的工作环境。

3.健康和福利计划

提供健康和福利计划，关注员工的身体和心理健康。这可以包括健康检查、心理咨询、健身俱乐部会员资格等。通过关注员工的健康和福利，提高员工的满意度和幸福感，同时减少疾病和压力对员工工作的影响。

4.职业发展和培训

提供职业发展和培训机会，帮助员工实现个人和职业目标。这可以包括内部培训课程、外部学习机会、导师计划等。通过支持员工的学习和成长，增强员工的职业发展前景和自我实现感。

5.员工活动和社交互动

组织员工活动和社交互动，增强员工之间的联系和凝聚力。这可以是团队建设活动、节日庆祝、志愿者活动等。通过促进员工之间的交流和合作，营造一个友好和融洽的工作氛围。

6.工作安全与保护

确保员工的工作安全和保护。提供必要的培训和资源，以确保员工在工作中遵守安全规定和措施。同时，建立有效的安全管理体系，并及时解决工作场所安全问题和隐患。

五、组织发展

组织发展是组织中至关重要的一项任务，旨在帮助组织适应变化和实现长期发展目标。通过制定组织文化和价值观、进行组织结构设计和重组、推动变革管理、进行员工满意度调查和组织文化评估等活动，可以促进组织的增长和成功。

（一）制定组织文化和价值观

1.明确核心价值观

组织应该明确其核心价值观，即组织所坚信和追求的核心原则。这些价值观应该与组织的使命和战略目标相一致，并能够指导组织成员在日常工作中的行为和决策。

2.传达组织文化和价值观

组织应该积极地传达和弘扬其文化和价值观。这可以通过内部沟通、培训、员工手册、企业网站等方式实现。确保所有组织成员都理解并认同组织的文化和价值观，并将其融入工作中。

3.塑造积极健康的组织文化

建立积极健康的组织文化，鼓励员工之间的合作、创新和互信。通过倡导开放的沟通、奖励和认可员工的贡献、建立学习和发展的氛围等方式，塑造积极向上的工作环境。

4.激励员工参与和践行

激励员工积极参与和践行组织的文化和价值观。这可以通过设立奖励机制、提供晋升和发展机会、公开表彰符合价值观的员工等方式实现。鼓励员工在日常工作中体现组织的核心价值观，并与组织共同成长。

5.持续强调和弘扬

组织应该持续强调和弘扬其文化和价值观，确保其在组织中得到广泛认可和遵守。这可以通过定期的培训和沟通活动、组织内部的庆祝和纪念活动等方式实现。通过持续强调和弘扬，增强组织成员对文化和价值观的重视和理解。

6.建立反馈和改进机制

建立反馈和改进机制，以不断完善组织的文化和价值观。鼓励组织成员提供意见和建议，参与组织文化和价值观的演进过程。定期评估组织文化的质量和有效性，并进行必要的改进和调整。

7.领导者的示范作用

领导者应以身作则，成为文化和价值观的榜样。他们应该始终践行组织的价值观，并通过言行示范引领其他成员。领导者的积极参与和支持对于塑造和传递组织文化和价值观具有重要影响力。

（二）进行组织结构设计和重组

1.分析业务需求

在进行组织结构设计和重组之前，对业务需求进行充分的分析和评估。了解当前和未来的业务目标、市场变化和竞争环境，并确定适应这些变化所需的组织结构调整。

2.设计清晰的职责和权限

确保组织结构中每个部门和岗位的职责和权限清晰明确。定义各部门和岗位的工作范围和职责，以避免冲突和重叠。同时，赋予员工适当的权限和自主权，以促进效率和创新。

3.优化沟通和协作

建立良好的沟通渠道和协作机制，促进跨部门和跨团队的合作。采用有效的沟通工具和技术，确保信息流畅和及时传递。设立定期会议和项目合作机会，提高协同工作的效率和质量。

4.简化决策层级

通过精简和简化决策层级，加快决策速度和响应能力。减少决策的层层传递和审批流程，鼓励授权和下放决策权限。这有助于提高工作效率和员工的参与度。

5.关注信息流畅和知识共享

确保组织结构中的信息流畅和知识共享。建立有效的内部沟通渠道，如团队会议、内部网站、在线平台等，以便员工及时获取和分享信息。鼓励员工跨部门交流和合作，促进知识的跨部门传递和共享。

6.设计灵活的组织结构

建立灵活的组织结构，以适应变化和创新的需求。采用模块化和弹性的组织设计，使得组织能够快速调整和适应新的业务机会和挑战。灵活的组织结构可以提高组织的敏捷性和竞争力。

7.激励和奖励机制

设立激励和奖励机制，以促进员工在新的组织结构中的积极参与和贡献。确保激励制度与组织的目标和价值观相一致，激发员工的工作动力和创造力。

（三）推动变革管理

1.明确变革目标和战略

在推动变革之前，明确变革的目标和战略非常关键。评估当前的状况和需求，并制定清晰的变革目标。确定变革的范围、时间表和资源需求，并制定相应的战略和计划。

2.有效沟通变革信息

进行有效的沟通是推动变革的关键。及时向员工传达变革的目的、重要性和影响。提供透明和准确的信息，回答员工的疑虑和问题。鼓励员工参与并分享他们对变革的看法和建议。

3.培训和支持员工适应变革

为员工提供必要的培训和支持，帮助他们适应变革。这可以包括提供相关技能和知识的培训课程，开展变革意识和应对变化的培训活动。同时，提供个人咨询和支持，帮助员工处理变革可能带来的压力和不确定性。

4.设立变革团队和项目管理机制

设立专门的变革团队，负责推动和管理变革过程。这个团队应该由具有相关经验和技能的成员组成，并与各部门合作紧密。使用项目管理工具和方法，确保变革按计划和预算进行，并及时调整和解决可能出现的问题。

5.变革评估和调整

定期评估变革的进展和效果，并根据评估结果进行调整。收集员工的反馈和建议，了解他们对变革的看法和体验。根据评估结果，识别潜在的改进机会和挑战，并采取相应的行动。

6.激励和奖励创新和变革

激励和奖励员工在变革中的积极参与和贡献。设立激励制度，如奖励和认可计划，以鼓励员工提出创新想法、参与变革项目，并在变革中取得成果。这有助于营造一个积极支持变革的文化氛围。

（四）进行员工满意度调查和组织文化评估

1.员工满意度调查

定期进行员工满意度调查，以了解员工对于工作环境、领导力、职业发展机会等方面的看法和感受。调查可以包括问卷调查、面对面访谈、小组讨论等形式。通过收集员工的反馈和意见，识别问题和改进的机会。

2.组织文化评估

进行组织文化评估，以确定当前文化是否与组织的价值观和目标相一致，并为改进提供依据。这可以通过内部调研、焦点小组讨论、匿名反馈等方式进行。评估可以涵盖组织的价值观、沟通模式、决策流程、团队合作等方面。

3.分析调查和评估结果

分析员工满意度调查和组织文化评估的结果，识别问题和改进的重点。关注员工的关键关切和痛点，了解他们对组织文化的认同度和适应度。同时，对比不同部门或团队之间的差异，以及与行业标准的比较，发现潜在的改进和提升空间。

4.制定改进措施

基于调查和评估结果，制定具体的改进措施和行动计划。这可能涉及领导力培训、沟通和决策流程的优化、团队合作的加强等方面。确保改进措施与员工的需求和组织的战略目标相一致，并制定可操作的实施计划。

5.实施改进措施

将改进措施付诸实施，并跟踪其执行情况和效果。与员工共享改进计划，并鼓励他们参与其中。确保改进措施得到适当的资源支持和管理层的关注，以确保改进的顺利进行和落地。

以上是人力资源管理的核心职能和活动的概述。当然，这只是其中的一部分，实际上，人力资源管理还涉及很多其他的细节和活动。随着社会的不断发展和变化，人力资源管理也在不断演进和改变，以适应新的挑战和机遇。

第三章　国有企业医疗机构劳动法合规风险防控

第一节　劳动合同管理

劳动合同是雇佣关系的法律表现，是国有企业医疗机构与员工之间确立权利义务关系的重要法律文件。

一、合同签订与解除

（一）合同签订

在国有企业医疗机构招聘员工时，合理、合规地管理劳动合同的签订对于维护医疗机构和员工的权益、促进双方和谐稳定的劳动关系具有重要意义。

1.明确用人需求和制定详细岗位职责和条件

国有企业医疗机构在招聘员工之前，必须充分了解和明确自身的用人需求，并制定详细的岗位职责和条件。这一步骤对于确保招聘程序的公平、公正至关重要，同时也可以避免人员配置不合理或出现误导性信息。

了解和明确用人需求是招聘过程中的关键步骤。医疗机构需要清楚自己所需的具体岗位，例如医生、护士、行政人员等。同时，还需确定每个岗位所需的技能、经验和学历背景等条件。通过明确用人需求，医疗机构可以更好地与应聘者进行沟通，并筛选出最适合岗位要求的人才。

制定详细的岗位职责和条件是确保招聘程序公平、公正的重要举措。岗位职责应该包括具体的工作内容、工作目标以及所需技能和能力等。条件方面，医疗机构需要根据实际情况设定合理的薪资水平、福利待遇和工作时间等，以吸引和留住优秀人才。岗位职责和条件应该尽量避免主观性和歧视性，以确保公平竞争环境的形成。

招聘程序中还需要注意避免误导性信息的出现。医疗机构在发布招聘信息时，应该准确、清晰地描述岗位要求和条件，避免夸大或误导应聘者。同时，应该提供真实的工作环境和发展机会等信息，以帮助应聘者做出正确的决策。

2.核实候选人相关资料并进行审查与备案

在与候选人签订劳动合同之前，国有企业医疗机构必须对其身份证明、学历、工作经历等相关资料进行核实。这一步骤的目的是确保候选人提供的信息真实可靠，并遵守法律和规定。

医疗机构应仔细核对候选人的身份证件，并确认其有效性和真实性。这可以通过与相关政府部门或机构进行查询来完成，以确保候选人的身份与提供的证件一致。

医疗机构应该核实候选人所提供的毕业证书、学位证书等学历相关文件的真实性。这可以通过与教育部门或学校进行联系，核实候选人是否真正获得了所声称的学历和学位。

通过核查候选人提供的工作经历证明、推荐信、劳动合同等文件，医疗机构可以确保候选人的工作经验与其所声称的一致。这可以通过与前雇主或相关机构进行联系来完成。

最后，医疗机构在核实候选人相关资料的同时，还应按照规定进行审查与备案。这包括确保合同签订过程的合法性和合规性，遵守劳动法律法规以及企业内部规章制度的要求。

3.明确劳动合同内容

劳动合同作为国有企业医疗机构与员工之间权利义务关系的法律依据，其内容应当明确双方的权利义务、工作内容、工作地点、薪酬福利、工时制度、休假制度等重要事项。合同内容必须符合相关法律法规的规定，以确保合同的合法性和合规性。在签订劳动合同时，双方应进行充分沟通和协商，以确保合同内容准确、清晰，并避免模糊和不明确的条款。

劳动合同应明确双方的权利义务。这包括员工的工作职责、工作时间、工作地点以及用人单位的管理要求等。合同中应明确规定员工应履行的具体职责和义务，以及用人单位对员工的权益保障和支持。

合同应明确薪酬福利和工时制度。合同中应详细说明员工的薪资待遇、奖金制度、社会保险和福利待遇等。同时，还需要明确工时制度，包括正常工作时间、加班和调休安排等。

合同还应明确休假制度和其他福利待遇。合同中应规定员工的年假、病假、产假、婚假等休假事项，并明确相关的申请和批准程序。还应明确其他福利待遇，如节假日福利、培训机会、职业发展等。

合同内容应符合相关法律法规的要求，确保合同的合法性和合规性。国有企业医疗机构应遵守劳动法律法规以及行业内的规章制度，确保合同条款的合法性和有效性。

（二）合同解除

在国有企业医疗机构的劳动合同管理中，合法、合规地解除劳动合同对于维护医疗机构和员工的权益，确保劳动关系的稳定发展具有重要意义。

1.依法办理劳动合同解除手续

国有企业医疗机构在解除劳动合同时，必须严格按照法律法规的规定办理手续，不得擅自违约或强制员工解除劳动合同。解除劳动合同应遵守相关程序和规定，以确保解除过程的合法性和合规性。

医疗机构在解除劳动合同前，应仔细审查相关法律法规对劳动合同解除的规定。根据不同情况，例如经济性裁员、劳动纠纷等，选择适用的法律依据进行解除手续。

医疗机构需要与员工进行充分沟通和协商，并尽力达成解除劳动合同的一致意见。双方可以就解除条件、补偿金等事项进行协商，寻求双赢的解决方案。

同时，医疗机构还需依法提前通知员工解除劳动合同的意图，并明确解除的原因和依据。通知应采用书面形式，并在合理期限内送达给员工，确保员工有足够的时间和机会准备应对解除的后续事务。

在解除劳动合同时，医疗机构还需履行相关的法定义务。例如，根据劳动法规定，应当向员工支付相应的经济补偿、支付未结清的工资和福利待遇等。

医疗机构在解除劳动合同后，还应及时进行相关手续的备案和报告，确保合法性和合规性。这包括向劳动行政部门或相关监管机构报告解除情况，并按要求进行备案登记。

2.符合法定的解除情形

劳动合同的解除应符合法定的解除情形，包括但不限于双方协商一致、到期自然终止、解除通知期满、严重违反劳动纪律等。国有企业医疗机构在解除劳动合同时，必须仔细审查解除情形是否符合法律规定，并确保解除决定的合理性和合法性。

双方协商一致是一种常见的解除情形。当医疗机构与员工就解除达成一致意见时，可以按照双方约定或者法定程序进行解除手续。在协商过程中，双方应充分沟通、明确各自的权益和义务，以确保解除决定的合理性和合法性。

劳动合同到期自然终止也是一种合法的解除情形。当劳动合同约定的期限届满时，合同自动解除，无须另行通知或协商。国有企业医疗机构应确保在合同到期前提前通知员工，并依法支付相应的经济补偿和福利待遇。

解除通知期满是一种法定的解除情形。根据劳动法的规定，医疗机构可以在合同约定的解除通知期满后解除劳动合同。在解除通知期内，双方应继续履行合同约定的权利和义务，确保解除决定的合理性和合法性。

严重违反劳动纪律也是一种合法的解除情形。当员工严重违反劳动纪律、严重损害用人单位利益或无法履行劳动合同约定时，医疗机构有权解除劳动合同。在这种情况下，医疗机构应遵循相关程序和规定，确保解除决定的合理性和合法性。

3.避免非法解除劳动合同

国有企业医疗机构应特别注意避免非法解除劳动合同的情况发生，以免引发劳动争议和法律纠纷。非法解除劳动合同可能导致经济赔偿、劳动仲裁或法院诉讼等后果，对医疗机构造成不良影响。因此，在解除劳动合同时，医疗机构应严格按照法律规定和程序，确保解除行为的合法性和合规性。

医疗机构在解除劳动合同前应明确解除的合法依据。根据劳动法和相关法规，只有符合法定的解除情形，才能进行合法的解除。医疗机构需要详细审查员工的违约行为或其他合法的解除情形，并确保有足够的证据来支持解除决定。

医疗机构在解除劳动合同时，应严格按照法定的程序和程序要求操作。这包括提前通知员工解除意图、明确解除的事由和依据、与员工进行充分沟通和协商等。还应遵循解除通知期满、支付相应的经济补偿等法定程序，确保解除行为的合法性和合规性。

医疗机构在解除劳动合同时应注意避免滥用权力或不当操作。解除决定应基于客观事实和证据，并避免歧视、报复或其他不正当的目的。医疗机构应始终以公平、公正、诚信的原则行事，遵守相关法律法规和职业道德，确保解除行为的合法性和合规性。

医疗机构在解除劳动合同后，还应履行相关的法定义务。根据劳动法规定，医疗机构应支付员工相应的经济补偿、尚未结清的工资和福利待遇等。这样可以避免非法解除劳动合同引发的经济纠纷和法律争议。

二、劳动条件与权益保障

（一）工资支付

国有企业医疗机构应当按时足额支付员工的工资，确保工资标准和支付方式合法、公正。在支付工资时，需要遵守最低工资标准、加班工资、绩效工资等相关规定，并及时将工资明细告知员工，确保工资支付的透明性。

国有企业医疗机构应确保员工工资达到或超过法定的最低工资标准。根据国家和地方的最低工资规定，医疗机构需要设定合理的工资标准，以保障员工的基本生活需求。同时，在制定工资标准时，应考虑员工的工作岗位、工作内容、工作量以及市场行情等因素，确保工资水平合理。

医疗机构应按照劳动法律法规的要求支付加班工资。当员工因工作需要超出正常工作时间而需要加班时，医疗机构应支付相应的加班工资。加班工资的支付标准和计算方法应符合国家和地方的规定，确保员工在加班工作中得到合理的补偿。

医疗机构还应根据员工的工作表现和绩效评价，合理设定和支付绩效工资。绩效工资的设定应公平、公正，并基于科学、客观的评估体系。医疗机构应明确绩效评价的指标和权重，并及时将评价结果告知员工，确保绩效工资的透明性和可操作性。

在工资支付过程中，国有企业医疗机构还应确保工资支付的及时性和准确性。工资应按约定的周期进行支付，不得延迟或拖欠。医疗机构应建立健全的工资支付制度和流程，保证工资明细的准确性和完整性，并及时将工资明细告知员工。

同时，医疗机构还应建立健全的工资争议解决机制。当员工对工资支付存在异议或纠纷时，医疗机构应积极处理并妥善解决，确保员工的合法权益得到保障。可以通过内部沟通、协商或劳动仲裁等方式解决工资争议，避免引发劳动纠纷和法律诉讼。

（二）社会保险和福利待遇

国有企业医疗机构应依法为员工缴纳社会保险费，并及时办理相关手续，确保员工享受到合法的社会保险待遇。在提供福利待遇方面，医疗机构应严格按照国家和地方的规定执行，不得违反法律法规。

医疗机构应按照法律规定为员工缴纳社会保险费。社会保险包括养老保险、医疗保险、失业保险、工伤保险和生育保险。医疗机构应根据员工的工资收入和岗位性质等因素，按照规定比例计算并缴纳相应的社会保险费。同时，医疗机构还应及时办理社会保险登记、申报、缴费和参保手续，确保员工的社会保险权益得到保障。

医疗机构应按照国家和地方的规定提供福利待遇。福利待遇包括但不限于带薪年假、带薪病假、法定节假日福利、职工食堂、住房公积金、补充医疗保险、职工体检等。医疗机构应根据相关规定和自身情况，设定合理的福利政策，并确保员工享受到相应的福利待遇。

在提供福利待遇时，医疗机构应严格按照法律法规执行，不得违反国家和地方的规定。福利待遇的内容和标准应明确、公平，并与员工签订的劳动合同或企业内部规章制度保持一致。医疗机构还应及时向员工解释福利待遇的具体内容和申领流程，确保员工了解并享受到相应的福利待遇。

医疗机构还应建立健全的福利管理制度和流程，确保福利待遇的发放和管理的规范性和透明性。医疗机构应及时处理员工的福利申请，并妥善保管相关证明材料和记录，以便核实和查询。

医疗机构还应定期进行福利待遇的评估和调整，根据企业发展和员工需求变化，合理调整福利政策和待遇标准，以提高员工的满意度和归属感。

三、风险防控措施

（一）建立健全管理制度

国有企业医疗机构应建立健全劳动合同管理制度，明确各项管理流程和责任人，以确保管理规范化、标准化。该制度应包括合同签订、解除程序、劳动条件与权益保障等内容，以保证合同管理的合规性。

医疗机构应制定合同签订的管理流程。该流程应明确合同签订的申请、审批和归档程序，确保合同签订符合法律法规的要求。其中，应明确谁有权签订合同、需要哪些文件或证明材料，以及签订合同的有效期等。医疗机构还可以采用电子合同等现代化手段，提高合同签订的效率和便捷性。

医疗机构应建立解除劳动合同的管理程序。该程序应包括解除通知的发送和接收、解除原因的说明、解除后的补偿和离职手续等。医疗机构应确保解除劳动合同时遵守相关法律法规的规定，并按照约定的解除通知期限执行。同时，医疗机构还应妥善处理解除合同后的事务，包括支付经济补偿、结清工资和福利待遇、办理离职手续等。

医疗机构还应建立劳动条件与权益保障的管理制度。该制度应明确员工的工作时间、休假制度、工资支付、社会保险缴纳等方面的规定。医疗机构应依法保障员工的合法权益，确保员工享受到合法的劳动条件和福利待遇。同时，医疗机构还应加强对劳动条件和权益保障政策的宣传和培训，提高员工对相关政策的知晓度和合规意识。

在制度的建立和执行过程中，医疗机构应确保制度的透明性和公正性。制度应向全体员工公示，并确保员工了解和遵守相关规定。医疗机构还应建立健全监督和评估机制，定期检查和评估制度的执行情况，并及时进行修订和完善。

（二）定期培训与宣传

国有企业医疗机构应针对劳动合同管理相关的法律法规和政策，定期组织培训，提高员工和管理人员的法律意识和风险防范意识。通过内部宣传和交流，加强对劳动合同管理的重要性和合规要求的宣传，确保全体员工都能理解和遵守相关规定。

医疗机构可以定期组织劳动合同管理培训。培训内容可包括劳动合同法、劳动争议处理法等相关法律法规的基本知识，以及与劳动合同管理密切相关的具体政策和操作指南。培训可以采用线上或线下方式，结合实际案例进行讲解，帮助员工和管理人员理解和掌握劳动合同管理的要点和技巧。

医疗机构可以组织专题讲座或研讨会，邀请劳动法律专家或相关机构的代表进行分享和交流。这样可以进一步深入了解最新的法律法规动态和相关解释，为医疗机构的劳动合同管理提供指导和建议。同时，还可以通过与其他企业的经验分享，学习其他企业的成功实践和避免常见的问题。

医疗机构还可以利用内部通讯平台、公司网站或员工手册等途径进行宣传。通过发布相关政策文件、解读新法规、案例分析等形式，向员工普及劳动合同管理的重要性和合规要求。医疗机构还可以设立咨询渠道，为员工提供就业权益保护方面的咨询和支持。

在培训和宣传过程中，医疗机构应确保信息的及时性、准确性和全面性。培训内容和宣传材料应简明扼要、易于理解，并结合实际情况进行解释和说明。同时，医疗机构还应鼓励员工提出问题和意见，促进交流和互动，增强员工对劳动合同管理的参与感和归属感。

（三）加强监督与检查

国有企业医疗机构应建立监督检查机制，定期对劳动合同管理情况进行检查，以确保合规性和公平性。通过加强监督与检查，能够及时发现问题并采取纠正措施。对于违反劳动法规的行为，医疗机构要依法追究责任，确保劳动合同管理的合规性和公平性。

医疗机构可以设立专门的劳动合同管理部门或委员会，负责监督和检查劳动合同的执行情况。该部门或委员会应具备一定的权威性和独立性，能够独立进行检查和评估。他们可以定期对各个部门的劳动合同进行抽样检查，核实合同的签订、履行情况，并发现存在的问题。

医疗机构应建立员工投诉渠道，鼓励员工积极举报违法违规行为。医疗机构应确保员工的举报信息得到保密和处理，并及时调查核实，采取相应的纠正措施。这样可以有效防止违法违规行为的发生，提高员工的参与度和满意度。

同时，医疗机构可以邀请第三方机构或专业律师进行定期的劳动合同管理审核。这些机构或专业人士具有独立性和专业知识，能够客观地评估医疗机构的劳动合同管理情况，并提供改进建议。医疗机构应及时整改存在的问题，确保劳动合同管理的合规性。

对于发现的违法违规行为，医疗机构应依法追究责任，采取相应的纠正措施。这可能包括警告、记过、罚款等纪律处分，或者根据严重性采取解雇等更严厉的措施。医疗机构还应积极配合劳动监察部门的调查和处理工作，确保法律法规的执行和公平性。

最后，医疗机构应及时总结和分享好的实践经验。通过内部交流、培训等形式，将好的劳动合同管理经验分享给其他部门和员工，促进全体员工共同提高对劳动合同管理的认识和能力。

第二节 工时与休假管理

工时与休假管理是国有企业医疗机构劳动法合规风险防控中的重要一环。合理的工时安排和有效的休假制度不仅能保障员工的合法权益，还能提高员工的工作积极性和生产效率。

一、工时管理

（一）法定工时

合理的工时安排不仅能保障员工的合法权益，还能提高员工的工作积极性和生产效率。根据我国《劳动法》规定，劳动者的正常工作时间不超过每日 8 小时、每周 40 小时。国有企业医疗机构应严格遵守这一规定，不得强制员工加班或超过法定工时。

为了确保工时的合规管理，国有企业医疗机构应建立健全工时记录制度。该制度应包括以下内容。

1.工时登记

国有企业医疗机构应该建立和完善工时登记制度，以准确记录员工的工作时间。为了确保工时数据的真实可靠性，可以采用电子考勤系统或纸质登记表格等方式进行记录。

工时登记可以帮助管理层更好地了解员工的工作状态和工作量，以便合理安排人力资源和任务分配。工时登记可以有效控制加班情况，避免员工长时间超负荷工作，维护员工的身心健康。工时登记还可以提供依据，用于计算和核定员工的工资、福利和奖金等相关事项。

在工时登记制度的实施过程中，国有企业医疗机构可以选择使用电子考勤系统或纸质登记表格等方式进行记录。电子考勤系统可以通过刷卡、指纹识别等方式自动记录员工的上下班时间，具有操作简便、准确性高的优点。而纸质登记表格则需要员工手动填写上下班时间，相对较为传统，但也可以达到记录工时的目的。

无论采用何种方式进行工时登记，国有企业医疗机构都应该保证记录的准确性和真实性。管理层应当对工时登记制度进行监督和审核，确保员工的工时数据不被篡改或误填。同时，员工也要自觉遵守工时登记制度，按规定准确记录自己的工作时间。

2.工时限制

为了保障员工的权益和身心健康，国有企业医疗机构应该设定每日和每周的工时限制。根据相关劳动法规定，员工的正常工作时间不得超过每日 8 小时、每周 40 小时。

设定工时限制的目的是避免员工长时间超负荷工作，保障他们的身心健康。长时间过度的工作会增加员工的工作压力，降低工作效率，甚至可能导致职业倦怠或身体疾病的发生。通过设定工时限制，可以合理安排员工的工作时间，提高工作效率和质量。

国有企业医疗机构还应当明确加班的条件和补偿方式，以确保员工在合法情况下进行加班，并获得相应的加班工资或休假补偿。加班是指在正常工作时间之外进行工作，可能是因为工作需要或特殊情况而产生的额外工作时间。在员工需要加班时，应征得员工的同意，并按照相关规定支付加班工资或提供相应的休假补偿。

国有企业医疗机构应该建立健全的加班管理制度，包括加班申请、审批流程等，确保加班行为的合法性和合理性。同时，也要加强对加班情况的监督和管理，避免滥用加班或长时间连续加班的情况发生。

（二）加班管理

在特殊情况下，国有企业医疗机构可能需要员工进行加班，但必须符合法定条件和规定。

国有企业医疗机构应该设立加班审批制度，对员工的加班行为进行规范和管理。该制度应明确加班的原因、时长和补偿方式等要素，并规定加班申请和审批的流程。员工在需要加班时，应提前向主管部门或相关负责人提出申请，并说明加班的具体原因和预计时间。主管部门或相关负责人在评估加班的必要性后，决定是否批准加班申请。

加班时长应该合理控制，避免过度加班对员工身心健康的影响。国有企业医疗机构可以根据实际情况设定每日和每周的加班时长限制，确保员工的工作时间不超过合理范围。为了避免连续加班带来的疲劳和压力，应当规定员工在连续工作一定时期后享有必要的休息时间。

同时，国有企业医疗机构还应确保员工的权益得到保护，并按照法律和规定支付适当的加班工资。根据《劳动法》，加班工资应不低于劳动者正常工资的150%。因此，在确定加班补偿方式时，国有企业医疗机构应按照法律规定，计算并支付相应的加班工资或提供等值的休假补偿。

为了确保员工的知情权和自主权，国有企业医疗机构应要求员工书面同意进行加班。这可以通过员工签署加班申请表或类似形式来实现。员工在明确知晓加班的原因、时长和补偿方式后，应自愿地给予书面同意，以确保加班行为的合法性和合理性。

（三）值班管理

为了保证国有企业医疗机构的医疗服务连续性和紧急情况的应对能力，通常需要安排员工轮流值班。

国有企业医疗机构应制定合理的值班制度，根据实际情况安排员工的值班时间。值班时间应合理分配，避免过于密集或过长的值班时段，以确保员工有足够的休息和恢复时间。还应考虑员工个体的特殊情况和需求，尽量满足员工的工作生活平衡。

轮休周期也是值班管理中需要考虑的重要因素。国有企业医疗机构应设定适当的轮休周期，让员工可以得到充分的休息和放松。轮休周期的设置应根据具体情况灵活调整，既能保证医疗服务的连续性，又能让员工获得必要的休息。

为了保障值班管理的顺利进行，国有企业医疗机构还应建立健全的值班调度和交接制度。通过明确值班人员的职责和权限，以及值班交接的要求和流程，可以确保值班工作的连续性和质量，避免因信息传递不畅或责任不清导致的问题发生。

二、休假管理

（一）年假

根据《劳动法》，劳动者在连续工作满一年后享受带薪年假。国有企业医疗机构应该建立年假管理制度，明确员工的年假计算方法、使用规定和申请程序，以保障员工的休假权益。

国有企业医疗机构应明确年假的计算方法。年假的计算通常是基于员工的工龄或工作年限，具体计算方式可以根据实际情况进行确定。一般来说，年假的计算是根据员工在单位连续工作的年限，每满一年增加相应的年假天数。

国有企业医疗机构需要明确年假的使用规定。这包括员工如何安排年假的时间和天数，是否可以分段休假等。同时，也要考虑医疗机构的实际情况，避免因员工集中休假导致工作无法正常进行。可以制定合理的年假使用规定，如事先提前申请、协调员工之间的轮休等措施，以确保医疗服务的连续性。

国有企业医疗机构还应明确员工申请年假的程序。员工在享受年假之前，需要按照规定向主管部门或相关负责人提出书面申请，并预订具体的休假时间。主管部门或相关负责人要根据实际情况和工作安排，审批并确认员工的年假安排。

国有企业医疗机构还应建立健全的年假管理制度，包括年假记录、核算和审批等方面。通过建立电子化或纸质化的年假档案，可以准确记录员工的年假信息，方便管理层对年假的统计和调配。

（二）病假与事假

国有企业医疗机构应该建立健全病假和事假管理制度，以确保员工在生病或有其他特殊原因需要请假时能够依法享受假期，并保护员工的隐私权。

对于病假的管理，国有企业医疗机构应规定员工请病假的程序和要求。员工在生病需要请假时，应按照规定填写请假申请表，并提供相关的医疗证明或病假条。医疗机构在收到请假申请后，应认真审核并及时批复。审批过程中，应确保员工的隐私权不被泄露，对请假原因进行保密处理。

对于事假的管理，国有企业医疗机构应规定员工请事假的条件和程序。事假通常是指员工因私人事务而需要请假，如家庭原因、婚丧嫁娶等。员工在需要请事假时，应提前向主管部门或相关负责人提出书面申请，并说明请假原因和预计请假时间。主管部门或相关负责人应根据实际情况评估并批准员工的请假申请。

（三）婚假与产假

根据《劳动法》，员工结婚或生育子女可以享受婚假和产假。国有企业医疗机构应该建立婚假和产假管理制度，明确假期的长度和福利待遇，以保障员工的合法权益。

对于婚假的管理，国有企业医疗机构应规定员工享受婚假的条件、假期长度和申请程序。员工在结婚时，应按照规定提前向主管部门或相关负责人提出书面申请，并提交结婚证等相关证明材料。主管部门或相关负责人应及时审批并给予员工婚假，确保员工有足够的时间与家人共度蜜月。

对于产假的管理，国有企业医疗机构应规定员工享受产假的条件、假期长度和申请程序。员工在怀孕生育子女时，应按照规定提前向主管部门或相关负责人提出书面申请，并提交医疗证明等相关证明材料。主管部门或相关负责人应及时审批并给予员工产假，确保员工有足够的时间照顾新生儿和调整身体恢复。

第三节　薪酬与福利管理

薪酬与福利管理是国有企业医疗机构中至关重要的一部分，它直接关系到员工的工作积极性、职业满意度和企业的稳定发展。合理的薪酬与福利管理能够吸引和留住优秀的人才，提高员工的工作动力和效率，进而推动企业的创新和发展。然而，在进行薪酬与福利管理时，国有企业医疗机构也面临着一些合规风险，因此需要进行风险防控。

一、薪酬管理的合规风险防控

（一）法律法规合规

在制定薪酬政策时，国有企业医疗机构需要遵守相关的劳动法律法规。应该确保员工的基本工资符合最低工资标准，并按时足额支付。

根据《劳动合同法》和其他相关法律法规，国有企业医疗机构在制定薪酬政策时应该遵循以下原则。

1.最低工资标准

国有企业医疗机构在制定薪酬政策时，必须遵守国家规定的最低工资标准。最低工资标准是为了保障员工基本生活需求而设立的重要措施，也是维护员工权益的基础。

最低工资标准的设立旨在确保劳动者能够获得合理的报酬，以满足其基本的生活需求。国有企业医疗机构作为雇主，有责任确保员工的基本工资不低于最低工资标准，并按时足额支付。

国家制定最低工资标准的依据是经济发展水平、就业市场情况和社会保障等因素。最低工资标准根据不同地区的经济状况和生活成本进行调整，以保证员工在相应地区能够获得合理的报酬。

对于国有企业医疗机构而言，确保员工的基本工资符合最低工资标准不仅可以维护员工的基本权益，还有助于提高员工的生活质量和工作积极性。合理薪酬水平也能够吸引和留住优秀的医疗人才，促进医疗机构的可持续发展。

2.合理确定绩效工资和奖金制度

国有企业医疗机构在制定薪酬政策时，可以根据员工的工作内容、职位等因素，合理确定绩效工资和奖金制度。这一举措旨在激励员工提高工作绩效，促进企业的发展。

合理确定绩效工资和奖金制度需要遵循公平、公正的原则。评估员工的工作表现必须以客观、公正的方式进行，不应受到个人偏见或主观判断的影响。医疗机构可以建立明确的评估标准和程序，确保评估过程的透明性和可操作性。

绩效工资和奖金制度应当与员工的工作表现相匹配，即通过绩效考核来评估员工的实际贡献，并给予相应的奖励。这样可以激发员工的积极性和动力，提高工作效率和质量。

在确定绩效工资和奖金制度时，还需要考虑公平性。即使在同一岗位上，员工的工作内容和职责可能存在差异，因此应该根据实际情况进行差异化设置，以确保公平对待员工。

绩效工资和奖金制度的设立不仅可以激励员工提高工作绩效，还有助于建立竞争激励机制，吸引和留住优秀人才。通过公平、公正地评估和奖励员工的表现，医疗机构能够不断提升整体业绩，并实现可持续发展。

3.禁止擅自调整或克扣员工的薪酬

国有企业医疗机构在薪酬管理中，严禁擅自调整或克扣员工的薪酬。员工的薪酬是劳动报酬的重要组成部分，任何未经员工同意的薪酬调整或克扣都是违法行为，损害了员工的合法权益。

根据相关的劳动法律法规，雇主不得擅自调整员工的薪酬，包括基本工资、绩效工资、津贴等各项报酬。调整薪酬必须遵循合法的程序，与员工进行充分的沟通和协商，并取得其明确的同意。

同样地，雇主也不得擅自克扣员工的薪酬。员工的薪酬应当按时足额支付，任何未经合理事由的薪酬克扣都是违法的行为。即使在某些情况下需要克扣员工的薪酬，也必须符合法律法规的规定，如事先取得员工的明确同意或符合特定的法定克扣条件。

国有企业医疗机构作为雇主，应该严格遵守劳动法律法规，保护员工的合法权益。在制定和执行薪酬政策时，应当注重公平公正，充分尊重员工的劳动价值和劳动成果。

医疗机构也应加强内部管理，建立健全的薪酬管理制度，确保薪酬调整和克扣的合法性和合理性。同时，加强与员工的沟通和交流，及时解决可能引起薪酬争议的问题，维护良好的劳动关系。

（二）工资福利平等

国有企业医疗机构应确保员工的工资福利平等，避免任何形式的歧视，包括性别、年龄、民族等方面的歧视。在制定薪酬政策时，必须坚持公平、公正的原则，对待所有员工一视同仁，并以透明的方式进行工资福利的分配。

工资福利平等意味着不因个人的性别、年龄、民族等因素而对待员工进行差别化的薪酬安排。无论员工的性别、年龄或民族背景如何，他们在工作岗位上的努力和贡献应当得到公平评价和相应的回报。

在制定薪酬政策时，国有企业医疗机构应采取透明的方式进行工资福利的分配。这意味着要建立明确的薪酬制度和评估标准，让员工清楚地了解自己的工资组成和计算方式。通过公开透明的薪酬政策，可以避免隐蔽的歧视现象，保障员工的权益。

同时，与工会的沟通与协商也是确保工资福利平等的重要途径。工会作为员工代表，应参与薪酬政策的制定和执行过程，并监督确保公平公正的原则得到贯彻。通过与工会的紧密合作，可以更好地维护员工的权益，提供渠道解决潜在的工资福利差异或不公平问题。

国有企业医疗机构还应加强员工培训与教育，提高员工对工资福利平等的认知和意识。倡导尊重多样性、促进包容性的企业文化，有助于树立公平公正的薪酬价值观，并营造一个公平竞争的工作环境。

（三）薪酬激励与合规

薪酬激励是提高员工积极性和工作动力的重要手段，但在进行薪酬激励时，国有企业医疗机构也需要注意合规风险。遵守相关法律法规是确保薪酬激励合规的基本前提。

国有企业医疗机构应遵守相关劳动法律法规，不得以过度激励或不公平待遇来获取员工的工作动力。超出合理范围的薪酬激励可能会引发不正当竞争、压榨员工的情况，甚至涉及违法行为。因此，在制定薪酬激励方案时，必须遵循合理、公正、合法的原则。

薪酬激励方案应具备透明、公正、可操作性的特点。透明性意味着员工可以清楚了解薪酬激励方案的内容、标准和程序，确保员工对薪酬分配有清晰的认知。公正性要求薪酬激励方案的设计和实施要公平对待所有员工，避免个别员工因主观因素而受到不公平待遇。可操作性意味着薪酬激励方案的实施应具备可行性和可衡量性，能够实际推动员工的积极性和工作动力。

二、福利管理的合规风险防控

（一）合规福利政策制定

国有企业医疗机构在制定福利政策时，需要严格遵守相关法律法规，确保福利待遇符合规定，并在员工入职时进行明示告知。合规福利政策的制定是保障员工权益、维护劳动关系稳定的重要举措。

国有企业医疗机构应了解并遵守劳动法律法规中关于福利待遇的规定。根据《劳动合同法》等相关法律法规，企业应提供必要的福利待遇，如社会保险、住房公积金、带薪休假等。福利待遇的提供应符合法定标准和程序，确保员工享受到应有的权益。

福利政策应根据企业实际情况和员工需求进行合理设计。国有企业医疗机构可以通过调研和员工反馈，了解员工对福利待遇的期望和需求，结合企业经济状况和可行性进行设计。福利政策可以包括薪酬福利、培训发展、工作环境等方面，满足员工的多样化需求。

同时，国有企业医疗机构在制定福利政策时要注重福利的可持续性和合理性。福利待遇应该符合企业的财务承受能力，避免一时冲动导致无法承担的后果。福利政策的制定需要进行全面评估和预算规划，确保福利待遇的稳定性和可持续性。

明示告知也是福利管理的重要环节。国有企业医疗机构应在员工入职时向其明确介绍福利政策，包括薪酬福利、健康保险、休假制度等内容，让员工清楚了解自己享有的权益。同时，随着福利政策的调整或变更，也要及时通知员工，并与员工进行充分沟通和解释。

（二）福利公平与公正

国有企业医疗机构应确保福利的公平与公正，避免出现部分员工享受特殊待遇的情况。福利的分配应以岗位职责、工作表现等客观因素为依据，避免主观偏见和个人好恶的影响。

福利政策的制定应考虑到员工的不同岗位和职责。不同岗位对工作所需付出的努力和贡献可能存在差异，因此，福利的分配应根据岗位的特点和要求进行合理设计。这意味着相同岗位的员工应享受相同的福利待遇，而不应因其他因素而产生差异化对待。

福利的分配应以员工的工作表现为依据。公平的福利分配应基于客观的评估和衡量标准，如绩效评估等。通过公正的评估体系，能够客观地衡量员工的工作表现，确保福利的分配与员工的实际贡献相符。福利的分配应避免任何形式的歧视和偏见，确保每位员工获得公平对待。

国有企业医疗机构应加强与员工的沟通，了解员工的需求和意见。通过开展员工调查、定期反馈等方式，可以了解员工对福利政策的期望和建议，确保福利政策符合员工的期望。透明的沟通渠道能够促进员工对福利政策的理解和接受，减少不满和误解。

福利政策的制定过程中，应设立监督机制，确保福利分配的公正性得到落实。可以建立独立的薪酬委员会或人力资源部门，负责制定、评估和调整福利政策，以确保其公平性和可持续性。

（三）福利保密与信息安全

国有企业医疗机构在进行福利管理时，必须注意员工的个人隐私和信息安全。福利相关的个人信息应严格保密，不得泄露给外部人员或滥用于其他用途。同时，国有企业医疗机构还应采取必要的技术手段和措施，防止员工福利信息被非法获取或篡改。

国有企业医疗机构应建立健全的信息保密制度。该制度应规范福利相关的个人信息的收集、使用、存储和处理等方面的操作流程。明确禁止未经授权的人员接触和处理员工的福利信息，并明确规定相关责任和处罚措施以确保信息安全。

国有企业医疗机构应加强对员工福利信息的访问控制。只有经过授权的人员才能访问和使用员工的福利信息，这可以通过权限管理和身份验证等方式实现。福利信息的访问记录应进行监测和审计，以及时发现异常行为并采取相应措施。

国有企业医疗机构应加强对员工福利信息的物理和网络安全防护。对于纸质文件和电子数据，应采取适当的保管措施，如加密、密码保护、防火墙等技术手段，以防止非法获取和篡改。同时，定期进行安全漏洞扫描和系统更新，确保信息系统的安全性。

员工福利信息的使用应遵循最小化原则，即仅在必要的情况下收集和使用员工的个人信息，并且必须获得员工的明确同意。国有企业医疗机构应加强对员工个人信息的合规管理，遵守相关隐私保护法律法规，确保员工的个人隐私权益得到保护。

第四节 劳动争议解决机制

劳动争议是指在劳动关系中，雇员和雇主之间发生的意见分歧、纠纷或争执。对于国有企业医疗机构而言，劳动争议的解决具有重要的意义，可以维护劳动者的合法权益，促进劳动关系的稳定和谐发展。

一、现行法律规定

国家针对劳动争议解决问题，制定了一系列法律法规，为劳动者和用人单位提供了相应的保障和途径。其中，最主要的法律是《中华人民共和国劳动法》和《中华人民共和国劳动争议调解仲裁法》。根据这些法律，劳动者和用人单位可以通过调解、仲裁和诉讼等方式解决劳动争议。

（一）《中华人民共和国劳动法》

《中华人民共和国劳动法》是中国劳动法律体系的基础，于 1994 年生效，旨在保护劳动者的合法权益，促进劳动关系的和谐发展。

1.劳动者的基本权益和义务

劳动法规定了劳动者的基本权益和义务。其中，劳动者享有平等就业权、劳动条件权、安全卫生权、休息休假权、社会保险权等多项权益。同时，劳动者也有提供劳动的义务，包括按照合同约定提供劳动、遵守用人单位的劳动纪律等。

2.用人单位的责任和义务

劳动法明确规定了用人单位的责任和义务。用人单位应当提供符合劳动者身体和心理健康的工作条件，确保劳动者的安全和健康。用人单位还应当向劳动者支付劳动报酬，并且不得低于当地最低工资标准。用人单位还需为劳动者提供必要的劳动保护、培训和晋升机会。

3.劳动争议解决的途径和程序

劳动法明确了劳动争议解决的途径和程序。当劳动者与用人单位之间发生劳动争议时，可以通过调解、仲裁和诉讼等方式进行解决。劳动争议可以通过劳动争议调解机构进行调解，调解协议具有法律效力。如果调解不成，双方可以申请劳动争议仲裁或者直接向人民法院提起诉讼。

（二）《中华人民共和国劳动争议调解仲裁法》

《中华人民共和国劳动争议调解仲裁法》是专门针对劳动争议解决而制定的法律，旨在明确劳动争议调解和仲裁的程序、权限和效力等方面的规定。

1.劳动争议调解的程序和权限

根据《劳动争议调解仲裁法》，劳动者和用人单位可以通过申请劳动争议调解委员会进行调解。劳动争议调解委员会由劳动行政部门或者工会组织设立，具有独立性和公正性。在调解过程中，调解员应当秉持公正、中立的原则，促使双方达成和解协议。调解协议经双方签字确认后具有法律效力。

2.劳动争议仲裁的程序和效力

如果劳动争议无法通过调解解决，双方可以向劳动争议仲裁委员会提起仲裁申请。劳动争议仲裁委员会由劳动行政部门设立，负责处理劳动争议仲裁事项。仲裁员应当依法独立、公正地行使仲裁职权。仲裁裁决做出后，具有法律效力，并且双方当事人应当履行裁决结果。如果一方当事人不服仲裁裁决，可以在法定期限内向人民法院提起诉讼。

3.劳动争议解决的公正和公平原则

《劳动争议调解仲裁法》强调劳动争议解决应当遵循公正和公平的原则。调解员和仲裁员应当独立、中立地行使职权，保证当事人的合法权益得到保护。同时劳动争议解决机构应当确保程序公开透明，充分听取双方当事人的意见和证据，依法做出裁决。这些原则的遵守，保障了劳动者和用人单位在劳动争议解决过程中的平等地位和权益保护。

二、解决机构设置与职责

为了有效解决劳动争议，国家设立了一系列解决机构，包括劳动争议调解委员会、劳动争议仲裁委员会和人民法院等。这些机构各自具有不同的职责和权力，可以根据具体情况选择适当的解决方式。

（一）劳动争议调解委员会

劳动争议调解委员会是由相关部门组织设立的机构，负责对劳动争议进行调解。其成立旨在有效化解劳动纠纷，保障劳动者和用人单位的权益，促进劳动关系的和谐稳定发展。劳动争议调解委员会的主要职责包括以下几个方面。

1.听取双方意见

调解委员会会邀请劳动者和用人单位的代表参与调解，并充分听取双方的意见和诉求。通过倾听双方的观点，了解纠纷的背景和争议的核心问题。

2.调查事实

为了确保调解结果的公正性和准确性，调解委员会会进行必要的事实调查。他们可以采集证据、调阅文件、询问证人等手段，全面了解争议的来龙去脉和各方的主张。

3.协调矛盾

调解委员会会积极协调双方的矛盾，促使双方能够达成共识并寻求解决办法。他们会运用各种调解技巧，如沟通、引导、妥协等，帮助双方化解分歧，最大限度地满足双方的合理需求。

4.提出调解意见

在充分听取双方意见、调查事实和协调矛盾的基础上，调解委员会将提出具体的调解意见。这些意见通常是公正、中立和合理的，旨在寻求双方都能接受的解决方案。如果双方同意接受调解意见，劳动争议就可以得到解决。

劳动争议调解委员会在解决劳动争议时，始终秉持维护公平、公正和合理的原则。他们通过公开透明的调解程序，确保调解结果符合法律法规的要求，并尊重双方的权益。调解委员会还注重促进劳动者和用人单位之间的和谐关系，鼓励双方通过对话、协商和妥协解决争议，以达到长期稳定的劳动关系。

（二）劳动争议仲裁委员会

劳动争议仲裁委员会是一种具有法律效力的解决机构，其成立旨在对劳动争议进行仲裁，为劳动者和用人单位提供一种公正、有效的争议解决途径。劳动争议仲裁委员会的主要职责包括以下几个方面。

1.受理申请

当劳动争议发生时，劳动者或用人单位可以向劳动争议仲裁委员会提交申请。仲裁委员会会认真审核申请，确保符合受理条件，如争议属于劳动关系范围、已经尝试过调解等。

2.调查核实

仲裁委员会在受理申请后，会进行必要的调查核实工作。他们可以采集证据、听取证人证言、调阅相关文件等，全面了解争议的事实情况和双方的主张。这些调查结果将作为仲裁裁决的依据。

3.做出仲裁裁决

根据收集的证据和法律法规，劳动争议仲裁委员会将依法做出公正、公平的仲裁裁决。他们会综合考虑双方的权益和合理诉求，确保裁决结果合乎法律规定，并维护劳动者的合法权益。

劳动争议仲裁委员会在解决劳动争议时，始终坚持公正、公平的原则。他们依据法律法规和相关证据，对争议进行客观、全面的审理，确保裁决结果的公正性和合法性。仲裁委员会还注重保护劳动者的合法权益，尽力维护其在劳动关系中的地位和福利。

（三）人民法院

如果劳动争议无法通过调解和仲裁解决，当事人可以选择向人民法院提起诉讼。作为最终的解决机构，人民法院承担着对劳动争议进行审理和判决的重要职责。其目标是依法保障当事人的合法权益，维护社会公平正义。人民法院在解决劳动争议时，具有以下几个特点。

1.法律适用

人民法院依照国家法律法规和相关司法解释，对劳动争议案件进行审理和判决。法官会根据法律规定和案件事实，独立、客观地运用法律原则，确保裁决结果的合法性和公正性。

2.公正审理

人民法院坚持公正审理原则，对当事人的权益一视同仁，不偏袒任何一方。法官会听取双方的陈述和辩论，充分尊重双方的权利，确保争议得到全面、公正的审理。

3.证据审查

人民法院会对案件所涉及的证据进行审查，以确保证据的真实性和合法性。法官会评估证据的证明力，并根据证据的可信程度来确定事实和认定责任。

4.判决执行

一旦人民法院做出裁决，双方当事人都必须遵守。如果一方不服裁决结果，可以在规定的期限内提起上诉，但在上诉期间，原判仍然有效执行。人民法院会监督和保障裁决的执行，确保当事人得到应有的权益保护。

人民法院作为独立、公正的司法机构，承担着对劳动争议进行审判的最终职责。他们依法保障当事人的合法权益，维护社会公平正义，促进劳动关系的稳定发展。通过法院的审理和判决，劳动争议得以解决，为当事人提供了一个法律意义上的最终解决途径。

三、解决程序

针对国有企业医疗机构的劳动争议，解决程序主要包括以下几个步骤。

（一）协商和调解阶段

解决劳动争议的程序通常包括协商和调解阶段。在劳动争议发生后，当事人应首先尝试通过协商和调解的方式解决纠纷。以下是具体步骤。

1.协商阶段

当事人可以直接进行协商，通过对话、沟通等方式寻求共识。双方可以讨论问题、提出建议，并努力达成互利的解决方案。协商阶段的目标是促使双方达成一致意见，解决争议。

2.调解委员会介入

如果协商无法取得进展，当事人可以申请劳动争议调解委员会进行调解。调解委员会由相关部门组织设立，旨在帮助当事人就劳动争议达成调解协议。调解委员会会邀请双方参与调解，并听取双方的意见和诉求。他们将通过倾听、调查、协调等方式，促使双方达成一致，寻找可行的解决方案。

3.调解结果确认

如果双方在调解过程中达成一致意见，调解委员会将起草调解协议，双方当事人签署确认。调解协议具有法律效力，双方都必须按照协议内容履行义务。调解结果的确认为劳动争议解决提供了一种和平、协商的途径。

在协商和调解阶段，重要的是双方的积极参与和合作。通过充分沟通、理解对方立场，并寻求妥善解决的方式，可以避免争议升级，保持劳动关系的和谐稳定。

需要注意的是，协商和调解并非强制性程序，当事人可以选择是否参与。如果协商和调解无法达成一致意见，或者一方不同意调解结果，当事人可以进入下一阶段，即仲裁或诉讼程序，寻求最终的解决。

（二）仲裁阶段

在劳动争议无法通过协商和调解解决的情况下，当事人可以选择进入仲裁阶段。以下是关于劳动争议仲裁的具体步骤。

1.提出仲裁申请

当事人可以向劳动争议仲裁委员会提出仲裁申请。申请应包括双方当事人的基本信息、争议的事实和纠纷的核心问题等内容，并提交相关证据和文件。

2.受理申请

劳动争议仲裁委员会将对申请进行审查，确认是否符合受理条件。如果符合条件，仲裁委员会将正式受理申请，并通知双方当事人。

3.调查核实

仲裁委员会将进行必要的调查核实工作。他们可以采集证据、听取证人证言、调阅相关文件等，全面了解争议的事实情况和双方的主张。这些调查结果将作为仲裁裁决的依据。

4.仲裁裁决

根据收集的证据和法律法规，劳动争议仲裁委员会将依法做出仲裁裁决。裁决应明确争议的事实、责任的认定和权益的保障等内容。仲裁裁决具有法律效力，双方当事人必须遵守。

仲裁是一种相对快速、简便且成本较低的解决劳动争议的方式。仲裁裁决作为具有法律效力的判决结果，对双方当事人具有约束力。如果一方不服仲裁裁决，可以在规定的期限内向法院提起诉讼，但在诉讼过程中，仲裁裁决仍然有效执行。

劳动争议仲裁旨在通过公正、中立的仲裁程序来解决纠纷，维护当事人的合法权益。仲裁委员会的成员通常具有专业知识和丰富经验，在审理案件时能够独立、客观地进行评估和判断。

（三）诉讼阶段

如果一方当事人对劳动争议仲裁裁决不满意，他们可以选择进入诉讼阶段，向人民法院提起诉讼。以下是关于劳动争议诉讼的具体步骤。

1.提起诉讼

不满意仲裁裁决的当事人可以通过书面形式向人民法院提起诉讼。诉讼状应包括双方当事人的基本信息、争议的事实和纠纷的核心问题等内容，并提交相关证据和文件。

2.受理案件

人民法院将对诉讼进行审查，确认是否符合受理条件。如果符合条件，法院将正式受理案件，并通知双方当事人。同时，法院会指定合适的庭审时间和地点。

3.庭审过程

在庭审过程中，双方当事人将有机会陈述自己的观点和主张，并提交证据支持自己的立场。法院会根据法律规定和案件事实，进行审理和调查。双方当事人也可以进行质证、辩论等程序，以充分阐明自己的观点。

4.判决结果

人民法院将依法对劳动争议案件做出判决。判决结果应明确争议的事实、责任的认定和权益的保障等内容。判决具有法律效力，双方当事人必须遵守。

诉讼阶段是劳动争议解决的最终程序，由独立、公正的法院进行审理和判决。法官会根据法律规定和案件证据，以及听取双方的陈述和辩论，做出公正、公平的裁决。如果一方对判决结果不满意，可以在规定的期限内提起上诉。

需要注意的是，诉讼过程相对较为烦琐和时间耗费，并且涉及一定的诉讼费用。因此，在选择是否进入诉讼阶段时，当事人应仔细评估利弊和风险，并考虑其他解决劳动争议的方式。

第四章　国有企业医疗机构用工合规风险防控

第一节　用工形式与合同管理

在现代社会中，用工形式的多样化和劳动关系的复杂性给国有企业医疗机构带来了一系列合规风险。因此，加强用工形式与合同管理的风险防控，成为国有企业医疗机构的重要任务。

一、用工形式的多样化

随着社会经济的发展和劳动力市场的变化，用工形式的多样化成了当前的一种趋势。在国有企业医疗机构中，用工形式的多样化不仅为企业提供了更加灵活和高效的人力资源配置方式，也为员工提供了更多就业选择的机会。

（一）全职制度

全职制度是一种传统的用工形式，全职制度要求员工按照固定的工作时间和工作地点从事工作，适用于需要长期稳定岗位的工作，如医生、护士等专业技术人员。

全职制度能够确保员工对工作的专注度和连续性。在国有企业医疗机构中，医生、护士等专业技术人员承担着重要的医疗任务，需要高度的专业知识和技能。通过全职制度，员工可以全身心地投入到工作中，避免了因为兼职或临时工作而导致的分心和不连贯问题。这有助于提高医疗服务的质量和效率，为患者提供更好的医疗保障。

全职制度能够提供稳定的就业机会和收入来源。对于员工而言，全职制度意味着他们可以获得稳定的工作岗位和相应的工资待遇。这为员工提供了经济上的保障，增加了他们的安全感和归属感，激发了他们的工作积极性和忠诚度。同时，稳定的就业也有利于员工的个人职业发展，他们可以在一个长期的岗位上不断积累经验和提升技能，为未来的发展打下坚实的基础。

全职制度还有助于促进组织的稳定和持续发展。国有企业医疗机构作为公共服务机构，对于社会稳定和健康发展具有重要意义。通过全职制度，国有企业医疗机构能够建立起稳定的专业团队，保障医疗服务的连续性和高质量。这有利于提升企业的声誉和竞争力，吸引更多优秀的医疗人才加入，形成良好的人才生态系统。

需要注意的是，全职制度也面临着一些挑战和问题。例如，员工可能会感到工作压力大、缺乏灵活性，而且对于一些特定工作需求较小或临时性较强的岗位，全职制度可能并不适用。因此，在实施全职制度时，国有企业医疗机构需要根据实际情况进行灵活调整和管理，确保用工形式与岗位需求相匹配，兼顾员工的权益和企业的效益。

（二）兼职制度

兼职制度是一种灵活的用工形式，兼职制度允许员工同时从事两个或多个单位的工作，每个单位的工作时间相对较少。

兼职制度能够帮助国有企业医疗机构灵活调配人力资源。在某些岗位需求不大或临时性较强的情况下，采用兼职制度可以避免因为雇佣全职员工而造成的过剩人力资源浪费。通过与其他单位共享员工，国有企业医疗机构可以根据实际需要灵活调整人员数量和工作时间，提高资源利用效率。

兼职制度为员工提供了额外的收入来源和扩展工作经验的机会。对于那些希望增加收入、丰富自己工作经验或者发展多元化职业生涯的员工来说，兼职制度是一个很好的选择。他们可以在国有企业医疗机构之外，担任其他单位的兼职工作，获得额外的报酬，并且通过接触不同行业、不同领域的工作，积累更广泛的经验和技能，提升自己的职业发展前景。

兼职制度有助于促进跨界合作和资源共享。国有企业医疗机构可以与其他单位建立合作关系，通过兼职制度将某些工作岗位与其他单位进行资源共享，共同承担责任。这种合作形式可以减少重复投入，降低成本，提高效率。同时，不同单位之间的交流和合作也有利于促进知识和经验的互补，推动创新和发展。

然而，兼职制度也面临一些挑战和问题。例如，员工在兼职过程中可能会面临时间和精力的分散，导致工作质量下降或者无法充分发挥潜力。兼职制度需要更加灵活的管理和协调，确保各个单位之间的工作时间和任务安排相互协调和顺畅。

（三）临时工人制度

临时工人指的是雇佣关系为短期和临时性的员工，他们在国有企业医疗机构中从事一定时间内的特定工作。

临时工人制度能够满足国有企业医疗机构对于突发事件或季节性工作需求的灵活调配。在某些情况下，国有企业医疗机构可能需要应对突发事件，如自然灾害、疫情等，或者面临某些季节性工作需求的增加，如假日期间的客流量增加等。通过雇用临时工人，国有企业医疗机构可以迅速调配到相应的人力资源，满足工作需求，保证服务质量和效率。

临时工人制度减轻了国有企业医疗机构的用工成本。相比于招聘全职员工或长期合同工，雇用临时工人更加经济高效。临时工人的工作时间较短，雇佣关系较为灵活，国有企业医疗机构无须为其提供长期的工资待遇、福利和保险等，从而减少了用工成本。这对于一些临时性工作、突发性工作或者替代性工作非常适用。

临时工人制度也给员工提供了灵活就业的机会。对于一些寻求灵活工作安排或兼顾其他事务的人来说，临时工作是一个很好的选择。他们可以根据自己的时间和需求，选择参与国有企业医疗机构的特定项目或任务。这种灵活的工作安排使得员工能够更好地平衡工作与生活，提高工作满意度和生活质量。

临时工人制度也面临一些挑战和问题。例如，临时工人在工作过程中可能需要较短时间内适应新环境和新任务，对于工作流程和要求的了解可能不如全职员工熟练。临时工人可能存在工作稳定性的问题，因为他们的雇佣关系是短期和临时性的，不具备长期就业的保障。

（四）劳务派遣制度

劳务派遣是指国有企业医疗机构与劳务派遣公司签订合同，将某些特定工作的招聘、管理和支付等环节交给劳务派遣公司进行。

劳务派遣制度能够帮助国有企业医疗机构更好地管理和利用外部专业团队。通过与劳务派遣公司合作，国有企业医疗机构可以借助外部的专业人才和技术，提供更好的医疗服务。例如，在信息技术、财务审计等领域，国有企业医疗机构可能需要专业的技术支持，而这些技术支持可能不是企业自身所擅长的。通过劳务派遣制度，国有企业医疗机构可以委托专业的劳务派遣公司提供相应的服务，从而提高医疗服务的质量和效率。

劳务派遣制度可以灵活调配人力资源。国有企业医疗机构在某些项目或任务中可能需要临时性的人力资源，使用劳务派遣制度可以灵活调配人员，根据实际需求进行招聘和管理。这种灵活性可以帮助国有企业医疗机构应对工作量的波动和临时性项目的需求，从而更好地满足患者的医疗需求。

劳务派遣制度也减轻了国有企业医疗机构的用工成本和管理负担。与直接雇佣员工相比，使用劳务派遣制度可以减少企业的用工成本。劳务派遣公司承担了员工的管理、培训和福利待遇等责任，国有企业医疗机构只需支付相应的服务费用。这样，国有企业医疗机构可以集中精力在核心业务上，减少了人力资源管理的工作量和风险。

劳务派遣制度也需要注意解决一些问题和挑战。例如，国有企业医疗机构需要与劳务派遣公司建立良好的合作关系，并明确双方的权益和义务。劳务派遣制度可能涉及劳动法律法规的适用和员工权益的保障，国有企业医疗机构需要遵守相关法律法规，确保员工的权益得到保护。

（五）外包和合作制度

外包和合作指的是国有企业医疗机构将一部分或全部的业务外包给其他机构进行管理和运营。

外包和合作制度可以帮助国有企业医疗机构降低成本。通过将一些非核心业务外包给专业机构，国有企业医疗机构可以减少自身的运营成本。例如，餐饮服务、保洁等工作可以委托给专业的外包公司，这样国有企业医疗机构无须自己投入大量资源和人力来进行管理和运营，从而降低了成本并提高了效益。

外包和合作制度可以共享资源，提高效率。国有企业医疗机构通过与外部机构进行合作，可以充分利用对方的专业知识、技术和资源。例如，信息技术、财务审计等领域的工作可以委托给专业的外包公司，从而提高了工作的专业性和效率。同时，外包和合作还可以促进不同机构之间的经验和知识的交流，推动创新和发展。

外包和合作制度可以帮助国有企业医疗机构聚焦核心业务。通过将一些非核心业务外包出去，国有企业医疗机构可以更加专注于自身的核心业务，提高工作的质量和效率。这样可以使国有企业医疗机构更好地发挥自身的优势和特长，提供更专业、高质量的医疗服务。

外包和合作制度也需要注意解决一些问题和挑战。例如，国有企业医疗机构需要与外部机构建立良好的合作关系，明确双方的权益和责任。由于外包和合作涉及多个机构的协调和管理，需要进行有效的沟通和监督，以确保工作的顺利进行和质量的控制。

二、合同管理的重要性

合同是用工关系的基础，对于国有企业医疗机构而言，合同管理的重要性不可忽视。合同管理涉及招聘、劳动报酬、工作内容、工作时间、社会保险等方面的问题，直接关系到员工的权益和企业的稳定发展。

（一）确保双方权益

合同管理在国有企业医疗机构中具有重要性。其中，一个重要方面是确保双方的权益。通过合同的明确规定，雇主和员工之间的权责关系得以明确和保障。

合同规定了员工的工作职责。在国有企业医疗机构中，医生、护士等专业技术人员承担着重要的医疗任务，而其他岗位的员工也有各自的工作职责。通过合同的签订，国有企业医疗机构可以明确员工的具体工作内容和职责范围，使其清楚地知道自己在组织中的角色和责任。这有助于提高工作的专业性和效率，确保医疗服务的质量。

合同规定了员工的工资待遇。合同中明确规定了员工的工资水平、计算方法和支付周期等，确保员工能够按时、按量地获得应得的报酬。这不仅是对员工劳动成果的公正回报，也是激发员工工作积极性和归属感的重要因素。合同中的工资待遇规定有助于维护雇佣关系的稳定和员工的经济权益。

合同还规定了员工的工作时间和休假制度。在国有企业医疗机构中，特别是医生、护士等从事医疗工作的岗位，工作时间和休假制度对于保证医疗服务的连续性和员工的身心健康至关重要。通过合同的签订，国有企业医疗机构可以明确规定员工的工作时间安排和休假政策，避免工作时间过长或休假难以安排的问题，提高员工的工作满意度和生活质量。

（二）维护劳动关系稳定

合同管理在国有企业医疗机构中的重要性体现在维护劳动关系稳定方面。合同作为一种法律文件，具有法律效力，通过规范雇佣关系，防止任意解雇和变相解雇等不公平行为的发生。

合同管理建立了稳定和可预期的劳动关系。通过与员工签订合同，国有企业医疗机构明确了双方的权利和义务，规定了工作职责、工资待遇、工作时间、休假制度等内容。这使得雇主和员工之间建立了一种稳定和可预期的关系，双方都知道自己的权益和责任，能够依法履行合同约定的义务。这有助于营造和谐的劳动关系，减少因不确定性而产生的纠纷和冲突。

合同管理保护了员工的合法权益。合同中明确规定了员工的工作职责和报酬待遇，确保员工按照约定履行工作职责后能够获得相应的报酬。合同还规定了工作时间和休假制度，保障员工的合法休息和休假权益。通过合同管理，国有企业医疗机构可以防止任意解雇和变相解雇的情况发生，保护员工的稳定就业权益。

合同管理有助于提高员工的归属感和工作积极性。合同规定了员工的工作职责和待遇，使得员工对自己的工作内容和报酬有明确的期望和要求。这有助于激发员工的工作积极性，增强他们对组织的认同感和归属感。员工在一个稳定和公平的劳动关系中工作，能够更好地投入到工作中，提高工作质量和效率。

需要注意的是，合同管理也需要遵守法律法规和合同约定，确保双方的权益得到充分保护。国有企业医疗机构应加强对合同签订和执行过程的监督，建立健全的合同管理制度，及时处理合同纠纷和违约行为，维护劳动关系的稳定和公正。

（三）保障社会稳定

合同管理在国有企业医疗机构中的重要性还体现在保障社会稳定方面。作为公共服务机构，国有企业医疗机构承担着维护社会稳定的责任。合同管理能够确保员工的合法权益得到保护，减少劳动纠纷和社会不安因素的产生，有助于营造和谐稳定的社会环境。

合同管理可以预防劳动纠纷的发生。通过明确规定雇主和员工之间的权利和义务，合同提供了一种可靠的依据，减少了双方的争议和冲突。合同中规定的工作职责、工资待遇、工作时间和休假等内容，使双方在雇佣关系中有明确的约束和期望，降低了潜在的纠纷风险。这有助于保持员工与雇主之间的良好合作关系，减少劳动纠纷对社会秩序的影响。

合同管理有助于维护员工的稳定就业权益。合同明确规定了员工的工作职责和报酬待遇，防止了任意解雇和变相解雇的情况发生。这为员工提供了稳定的就业保障，增加了他们的安全感和归属感。稳定就业有助于维持社会稳定，减少因大规模失业而产生的社会不安因素。

合同管理还能够提升员工的工作积极性和生产力。通过合同的签订和执行，员工可以清楚地知道自己的权益和责任，从而更加专注和投入到工作中。他们能够获得合理的报酬和福利待遇，激发出更高的工作动力和创造力，提高工作质量和效率。这有助于提升国有企业医疗机构的竞争力和服务水平，进一步推动社会的稳定与发展。

（四）符合法律法规要求

根据《中华人民共和国劳动合同法》等相关法律法规的规定，雇主应当与员工签订书面劳动合同，并在合同中明确双方的权利和义务。

合同管理是国有企业医疗机构履行法律法规要求的重要方式之一。通过与员工签订书面劳动合同，国有企业医疗机构可以满足法律法规对于劳动合同的要求，确保雇佣关系的合法性和合规性。合同管理规范实施有助于国有企业医疗机构遵守劳动法律法规，降低违法风险，避免因不符合法律规定而产生的法律纠纷和法律责任。

合同管理通过明确双方的权利和义务，保障了员工的合法权益。合同中规定了员工的工作职责、工资待遇、工作时间、休假制度等内容，确保员工能够按照约定履行工作职责后获得相应的报酬和福利待遇。这有助于维护员工的合法权益，保障其基本的劳动权益和社会保障权益。

合同管理还有助于规范劳动关系，防止不当解雇和变相解雇等违法行为的发生。合同中明确约定了双方的权利和义务，防止雇主任意解雇或变相解雇员工。通过合同管理，国有企业医疗机构能够依法进行员工管理，避免违反法律法规的行为，降低劳动纠纷的风险。

然而，合同管理也需要注意合同的签订和执行是否符合法律法规的要求。国有企业医疗机构应加强对合同签订过程的监督和管理，确保合同的签订是自愿、平等和公正的，并满足法律法规的相关规定。同时，国有企业医疗机构还应加强对合同的执行和履约情况的监督，及时处理合同纠纷和违约行为，确保合同的有效执行。

（五）提升企业形象

一个能够严格按照合同约定履行责任的企业，不仅可以赢得员工的信任和支持，也会树立起诚信守约的良好形象。良好的企业形象有助于吸引优秀人才的加入，提高企业的竞争力和影响力。

合同管理能够建立国有企业医疗机构的诚信形象。合同是双方共同遵守的法律文件，通过严格执行合同约定，国有企业医疗机构展示了自己的诚信守约态度。这使得员工和外界对企业的可信度更高，增强了企业的信誉和声誉。诚信守约的形象有助于吸引更多的优秀人才加入企业，提高企业的知名度和吸引力。

合同管理能够提升国有企业医疗机构的专业形象。合同规定了员工的工作职责和报酬待遇，明确了雇主与员工之间的权利和义务。通过合同的签订和执行，国有企业医疗机构展示了自己对于专业性的重视和承诺。这有助于提升企业在医疗领域的专业形象，赢得患者和合作伙伴的信任和认可。

合同管理还能够体现国有企业医疗机构的人文关怀和责任担当。合同中规定了员工的工作时间、休假制度等内容，保障员工的合法权益和福利待遇。通过合同管理，国有企业医疗机构传递出对员工的关心和尊重，展现了企业的人文关怀和责任担当。这有助于增强员工对企业的归属感和忠诚度，同时也树立了企业为社会贡献的良好形象。

需要注意的是，合同管理不仅仅停留在口头承诺，更需要付诸实践。国有企业医疗机构应注重合同的签订、执行和履约情况的监督，确保合同的有效执行，并及时处理合同纠纷和违约行为。只有真正做到守信守约，才能在员工和社会中树立起良好的企业形象。

三、合规风险防控的措施

为了加强用工形式与合同管理的合规风险防控，国有企业医疗机构应采取以下措施。

（一）规范合同签订流程

1.明确合同签订程序

制定并执行明确的合同签订程序，明确责任人和流程。这包括明确合同起草、审核、签署、归档等环节的具体步骤和相应的责任人，确保合同的签订过程符合法律法规的要求，并能够提供相关证据以证明合同的有效性。

2.加强合同审核

建立合同审核制度，对合同的内容进行审核，确保合同条款合法、合理、合规。特别是对于涉及敏感条款或约定的合同，要仔细审查，避免过于苛刻或不合法的条款。审核过程中，可以邀请法务部门或专业律师进行法律意见的评估，确保合同的合规性。

3.保留合同相关证据

建立健全的合同管理档案，妥善保留合同的原始文件和复印件等相关证据。这些证据可以作为法律纠纷解决的依据，确保合同的合法性和有效性得到充分证明。同时，建议将合同档案进行分类管理和备份存储，以便日后查阅和使用。

4.加强合同培训和意识教育

加强对员工的合同法律知识培训，提高他们对合同管理的意识和重视程度。通过培训，使员工了解合同的基本要素、法律规定和注意事项，减少因合同管理不规范而引发的合规风险。可以邀请专业法律机构或内部法务部门进行培训，提供实际案例和操作指导。

5.定期评估和更新合同模板

定期对现有合同模板进行评估和更新，确保合同条款与最新的法律法规相符合。特别是在面临法律法规变化或业务需求变动时，要及时修订合同模板，以确保合同的合规性和有效性。评估和更新过程中，可以借鉴其他行业或同行机构的最佳实践，并根据自身情况进行调整和完善。

6.与专业法律机构合作

建立合作关系并寻求专业法律机构的支持和协助，以确保合同签订过程的合规性。通过与专业法律机构合作，国有企业医疗机构可以获得专业的法律咨询和意见，减少合规风险。在需要涉及复杂或高风险合同的情况下，可以委托专业律师进行合同起草和审查，以确保合同的合规性和有效性。

（二）加强劳动保障宣传教育

为了加强劳动保障宣传教育，国有企业医疗机构可以采取以下措施来提高员工的法律意识和维权意识。

1.组织培训

定期组织员工培训，向他们介绍劳动法律法规和合同管理的基本知识。培训内容可以包括劳动合同的要素、雇佣关系的权益和义务、劳动纠纷的处理等方面，以帮助员工全面了解自己的权益和责任。

2.发布宣传材料

制作和发布相关的宣传材料，如手册、海报、宣传单等，向员工普及劳动法律法规和合同管理的重要内容。这些材料可以清晰明了地阐述员工的权益和义务，以及违法违规行为的后果，增强员工对法律的认知和理解。

3.开展法律咨询活动

邀请专业律师或法律机构到企业进行法律咨询活动，为员工提供有关劳动法律法规和合同管理的具体解答和指导。这样的活动可以让员工有机会就自己的问题进行咨询，并获得专业的法律建议。

4.建立员工维权渠道

确保员工能够便捷地提出问题和投诉，并建立相应的处理机制。国有企业医疗机构可以设立员工服务中心或热线，为员工提供咨询和投诉受理服务，及时解答他们的疑问和解决他们的问题。

5.示范案例分享

通过分享一些劳动纠纷案例和处理经验，让员工了解不同情况下的权益保护和维权途径。这样的分享可以提高员工对劳动法律法规和合同管理的认知，并帮助他们在实际工作中更好地维护自己的权益。

6.建立员工意见反馈机制

鼓励员工积极参与企业管理和决策，建立员工意见反馈机制，使员工能够表达对劳动保障和合同管理方面的意见和建议。这样的机制有助于增强员工参与感和归属感，提高他们对企业的信任和支持。

（三）健全用工监管机制

为了健全用工监管机制，国有企业医疗机构可以采取以下措施来加强对用工形式与合同管理的监督检查。

1.建立用工监管部门

设立专门的用工监管部门或委员会，负责监督和管理国有企业医疗机构的用工形式和合同管理。该部门应由具备相关法律知识和专业背景的人员组成，负责制定监管政策、开展监督检查和处理违法行为。

2.加强监督检查

通过定期或不定期的监督检查，对国有企业医疗机构的用工形式和合同管理进行审查。检查内容包括劳动合同的签订情况、合同履约情况、工资支付情况、工时管理情况等。发现问题及时指导和纠正，并追究违法违规行为的责任。

3.加强信息公开和举报渠道

建立信息公开机制，向员工公开用工形式和合同管理的相关政策和规定，让员工了解自己的权益和义务。同时，建立举报渠道，鼓励员工积极举报违法违规行为，保护举报人的合法权益，并及时处理相关举报事项。

4.加强合作与协调

与劳动监察部门、工会组织等建立合作关系，加强信息共享和资源整合。通过联合行动和协同合作，加大对国有企业医疗机构用工形式与合同管理的监督力度，确保监管工作的全面性和有效性。

5.加强法律意识教育

定期开展法律知识培训，提高用工监管部门和相关人员对劳动法律法规的了解和掌握。同时，加强对国有企业医疗机构员工的法律意识教育，增强他们对自身权益的认知和维护能力。

6.建立处罚制度

建立健全用工违法违规行为的处罚制度，明确相应的处罚措施和程序。对于发现的用工违法违规行为，依法进行处理，对违法者给予相应的行政处罚或法律制裁，以起到震慑和警示作用。

（四）加强信息化建设

为了加强信息化建设，国有企业医疗机构可以采取以下措施来实现对用工形式和合同管理的信息化管理：

1.建立人力资源管理系统

通过引入人力资源管理系统，实现对员工信息、合同信息等的集中管理和电子化存储。该系统可以包括员工档案管理、招聘流程管理、考勤管理、薪酬管理等模块，提高管理效率和数据安全性。

2.建立电子合同管理平台

通过建立电子合同管理平台，实现合同的电子签订、存储和查询。该平台可以提供合同模板、自动生成合同、在线签署合同等功能，减少纸质合同的使用，提高合同管理的效率和便捷性。

3.加强数据安全保护

在信息化建设过程中，要加强对员工和合同信息的保护，采取相应的措施确保数据的安全性和隐私保密。包括加强网络安全防护、设置权限管理、定期备份数据等，防止信息泄露和非法访问。

4.提供员工自助服务平台

在人力资源管理系统中，可以建立员工自助服务平台，为员工提供在线查询、申请休假、查看薪资等服务。这样可以方便员工获取信息和处理相关事务，提升员工满意度和参与度。

5.持续改进和更新

信息化建设是一个持续不断的过程，国有企业医疗机构应不断改进和更新信息化系统，根据实际需要进行功能扩展和技术升级。同时，加强对员工的培训和指导，提高他们对信息化系统的使用能力和熟练度。

第二节 劳务派遣与外包管理

一、劳务派遣的风险与防控

（一）法律法规合规风险

劳务派遣存在着多个法律法规合规风险，其中包括《劳动合同法》《劳务派遣暂行规定》等相关法规。如果用人单位和劳务派遣公司未能遵守这些法律法规的约束，就可能引发劳动纠纷和法律风险。

根据《劳动合同法》，劳务派遣工作应当以书面形式签订劳动合同，并明确双方的权利义务、工资待遇、工作地点和工作时间等内容。如果用人单位或劳务派遣公司没有按照法律规定签订劳动合同，或者合同内容不符合法律要求，就可能导致劳动关系认定问题，进而引发劳动纠纷和法律风险。

《劳务派遣暂行规定》对劳务派遣公司的设立和管理提出了一系列要求。例如，劳务派遣公司必须具备一定的注册资金、经营场所和专业人员，并且需要在法律规定的范围内开展业务。如果劳务派遣公司未能满足这些要求，就可能面临行政处罚或者被吊销执照的风险。

劳务派遣还涉及用人单位和劳务派遣公司之间的权责关系。根据相关法规，用人单位应当对派遣员工享有与正式员工相同的工作条件、待遇和保护。如果用人单位未能履行这些义务，例如没有按时支付工资、未提供必要的社会保险等，就可能引发劳动纠纷，并承担相应的法律责任。

劳务派遣还存在一些特殊的法律法规合规风险。例如，对于一些特定行业或岗位，法律可能对派遣员工的数量、期限和用工方式有所限制。如果用人单位或劳务派遣公司未能遵守这些特殊规定，就可能面临行政处罚或者被追究刑事责任的风险。

为了防控劳务派遣带来的合规风险，国有企业医疗机构的用人单位和劳务派遣公司应加强对劳动法律法规的学习和宣传，确保在劳务派遣过程中严格遵守相关法律法规，包括签订合同、支付合理薪酬、保障劳动者权益等方面。

（二）劳动关系不清晰风险

在劳务派遣模式下，用人单位、劳务派遣公司和劳动者之间形成了一种三方关系，这种劳动关系相对复杂，容易导致责任界定不清和权益保障不到位等问题。

劳务派遣模式中的劳动关系较为复杂，涉及多个主体之间的权利和义务。用人单位与劳务派遣公司签订合同，通过劳务派遣公司向劳动者提供劳动力，而劳务派遣公司则与劳动者签订劳动合同。这样的三方关系容易导致责任的界定不清，当出现问题时，各方往往会互相推诿责任，给解决问题带来困难。

由于劳动关系的复杂性，劳务派遣模式下劳动者的权益保障存在一定的风险。虽然法律规定劳务派遣员工应享有与正式员工相同的工作条件、待遇和保护，但实际操作中仍存在一些问题。例如，一些用人单位可能未能提供与正式员工相同的福利待遇，或者劳务派遣公司可能未能妥善履行管理和保护劳动者的责任。这样就容易导致劳动者权益受损，甚至引发劳动纠纷。

劳务派遣模式中的劳动关系也容易带来职业发展和晋升的困扰。相对于正式员工，劳务派遣员工在用人单位中的地位和机会往往较为有限。他们可能面临着晋升机会不足、培训资源有限等问题，这对于他们的个人职业发展可能造成一定的阻碍。

为了防控劳务派遣所带来的劳动关系不清晰的风险，国有企业医疗机构用人单位应与劳务派遣公司明确双方的权责，建立起完善的劳动关系管理制度，明确各方的责任和义务，维护劳动者的权益等方法。

（三）安全生产风险

医疗机构作为一个特殊行业，安全生产是至关重要的。然而，在劳务派遣模式下，由于劳务派遣工人可能缺乏相关专业知识和培训，存在着一定的安全生产风险。这些风险包括安全意识淡漠、操作不规范等问题，容易导致安全事故的发生。

由于劳务派遣工人可能没有接受过与医疗工作相关的专业培训，他们可能对医疗器械的正确使用、操作规程以及相关的安全知识了解不足。这会增加医疗机构发生意外事件的风险。例如，在使用特定医疗设备时，如果劳务派遣工人不了解正确的操作方法或者对设备的故障处理不当，就有可能导致设备失灵或事故发生。

劳务派遣工人可能对医疗机构的安全规章制度和应急预案不熟悉。他们可能不了解医疗机构的安全标准和程序，不能正确应对紧急情况。在面临突发状况时，如火灾、抢救意外等，劳务派遣工人缺乏相应的培训和经验，可能不能有效地应对，增加了安全事故的发生概率。

劳务派遣工人在医疗机构中的工作环境和岗位特点也与其他行业存在差异，这也会增加安全风险。例如，医疗机构中可能存在感染风险、辐射风险等特殊危险因素，如果劳务派遣工人没有接受相关的安全培训和防护措施指导，就很容易暴露在这些风险中。

为了减少劳务派遣模式下的安全生产风险，医疗机构和劳务派遣公司应采取一系列的措施。医疗机构应确保所有从事医疗工作的劳务派遣工人都接受必要的专业培训，包括设备使用方法、操作规程以及安全意识培养等方面；医疗机构应建立健全的安全管理制度和培训体系，定期对劳务派遣工人进行安全培训和考核，提高他们的安全意识和应急处理能力；医疗机构和劳务派遣公司还应加强沟通与协作，建立良好的工作合作关系，共同推动安全生产工作的开展。

二、外包管理的风险与防控

（一）服务质量控制风险

外包服务机构的委托管理可能带来服务质量控制风险，这可能会对医疗机构的正常运营和服务水平产生不利影响。

外包是一种将特定业务功能或流程交由外部专业机构来处理的策略。在医疗行业中，许多医疗机构选择将非核心业务功能如后勤管理、人力资源管理等委托给外包服务机构，以便能够更专注于核心医疗服务的提供。然而，与委托他人管理相比，自主管理的优势在于对服务质量的直接掌控能力。

外包服务机构的专业能力和经验可能存在差异。不同的服务机构可能有不同的专业背景和能力水平，这可能会导致服务质量的不稳定性。如果选用了一个能力较低的外包服务机构，其可能无法达到医疗机构所需的高标准服务水平，从而影响医疗机构的声誉和竞争力。

外包服务机构的监督和管理难度增加。委托外包服务机构进行管理意味着医疗机构需要在一定程度上依赖外部机构来确保服务质量。这也意味着医疗机构对外包服务机构的监督和管理要求更高。如果医疗机构无法有效地监控和评估外包服务机构的工作表现，就很难及时发现和解决服务质量问题，从而导致风险的积累。

委托外包服务机构还可能带来信息安全风险。在医疗机构中，涉及患者隐私和敏感数据的处理是非常重要的。如果外包服务机构没有足够的信息安全保障措施，那么患者的个人信息可能会面临泄露或滥用的风险，这将对医疗机构的信誉造成严重损害。

为了应对服务质量控制风险，医疗机构可以在选择外包服务机构时应充分考察其专业能力和经验，并进行多方面的比较和评估；医疗机构需要建立有效的监督和管理机制，确保外包服务机构按照合同约定履行职责，并及时发现和解决问题；医疗机构应加强信息安全保障，与外包服务机构建立明确的合作协议，并要求其遵守相关法规和标准，保护患者的个人信息安全。

（二）数据保密风险

医疗机构在委托外包服务机构管理时，面临着数据保密风险。由于医疗机构处理大量患者的隐私信息和敏感数据，必须采取适当的措施来防止数据泄露和保护患者隐私。

外包服务机构可能存在数据泄露的风险。委托外部机构处理医疗数据意味着医疗机构将数据交给了第三方，并且无法完全掌控数据的流动和存储过程。如果外包服务机构没有采取足够的安全措施，例如强化访问控制、加密通信、定期备份等，就有可能导致数据被非法获取或泄露。这不仅会对患者的隐私造成侵犯，还可能引发法律纠纷和声誉损害。

外包服务机构员工的行为也是数据保密的关键因素。外包服务机构的员工接触到医疗机构的敏感数据，如果他们没有受到足够的培训和约束，可能会滥用数据或将其泄露给他人。因此，医疗机构需要与外包服务机构建立明确的合作协议，要求其员工遵守保密义务，并采取相应的监督措施确保数据的安全性。

信息系统的安全性也是数据保密的重要方面。医疗机构和外包服务机构之间的信息系统可能需要进行数据共享和集成，这就要求两个机构的信息系统都具备足够的安全性。例如，医疗机构应该使用可靠的防火墙和入侵检测系统，加强对网络流量的监控和审计，以防止未经授权的访问和恶意攻击。

为了应对数据保密风险，医疗机构应选择有良好信誉和专业能力的外包服务机构，确保其具备充分的信息安全保障能力；医疗机构与外包服务机构应建立明确的合作协议，约定双方在数据保密方面的责任和义务，并制定相应的管理制度和流程；医疗机构还应加强内部员工的安全意识教育和培训，提高其对数据保密的重视和理解。

（三）委托合同履约风险

医疗机构在与外包服务机构签订委托合同时，面临着委托合同履约风险。如果合同约定不明确或者履约义务不清晰，可能导致争议和纠纷的发生，进而影响医疗机构的正常运营。

合同约定不明确可能会引发争议。在委托合同中，双方应明确规定各自的权利和义务、服务范围、服务标准、费用等重要条款。如果合同内容模糊、含糊不清，或者存在解释歧义，就会给双方的履约过程带来困难和争议。例如，如果未明确规定工作时间、服务质量标准或服务交付期限等关键事项，就会导致双方对合同履行的预期产生差异，进而引发纠纷。

履约义务不清晰可能导致无法实现预期目标。委托合同中应明确规定外包服务机构的具体职责和任务，以及履行这些职责和任务所需的标准和要求。如果履约义务不明确或者存在漏洞，就可能导致外包服务机构无法按照医疗机构的期望进行工作，从而无法达到预期目标。这将直接影响医疗机构的正常运营和服务水平。

合同中缺乏风险防范措施也会增加委托合同履约的风险。医疗机构与外包服务机构应共同考虑可能发生的风险，并在合同中约定相应的风险防范和应对措施。例如，合同可以明确约定违约责任、违约金、争议解决方式等事项，以便在履约过程中能够及时应对可能出现的问题。如果合同中缺乏这些风险防范措施，就可能导致一方或双方在履约过程中面临损失或无法得到有效补偿。

为了应对委托合同履约风险，医疗机构在与外包服务机构签订合同时应充分明确双方的权利和义务，确保合同条款清晰明了；医疗机构需要与外包服务机构建立良好的沟通渠道，及时解决可能出现的问题和纠纷；医疗机构还可以寻求专业法律咨询，确保合同条款符合法律规定，并能够有效保护医疗机构的权益。

第三节　弹性用工管理

弹性用工是指根据企业需求的灵活性和变动性，通过合理调整人力资源配置，以适应市场环境和业务发展需要。在国有企业医疗机构中，弹性用工管理可以帮助企业提高用工效率、降低用工成本，并且能够更好地应对突发事件和紧急情况。

一、弹性用工管理的意义

（一）应对需求变化

医疗行业的需求变化较为频繁，随时都可能发生患者数量和就诊情况的变化。这对国有企业医疗机构来说是一个巨大的挑战，也是弹性用工管理的重要意义之一。

通过弹性用工管理，国有企业医疗机构能够根据实际需求进行人员调配，灵活安排医务人员的工作时间和岗位。这样可以确保在不同时间段和不同工作量下都能够提供足够的医疗服务。具体来说，弹性用工管理可以帮助企业应对以下几个方面的需求变化。

1.高峰期需求增加

在某些特定的时间段，如节假日、传染病高发季节等，患者数量会显著增加，需要更多的医务人员来提供医疗服务。通过弹性用工管理，企业可以及时调动内部员工或外部人才，增加医务人员的数量，以满足高峰期的需求。

2.低谷期需求减少

在某些时间段，如夜间、深夜、平日的午夜等，患者数量可能会相对较少，需要减少医务人员的数量。通过弹性用工管理，企业可以灵活调整人员配置，避免过度用工造成的资源浪费。在低谷期时，可以减少医务人员的数量，节约成本。

3.突发事件需求变化

突发事件，如自然灾害、疫情暴发等，会对医疗需求产生剧烈的影响。在这种情况下，国有企业医疗机构需要迅速调配人力资源以满足特定的需求。通过弹性用工管理，企业可以快速调动内部员工、外部人才或劳务派遣人员，满足特定岗位的需求，确保生产运营的正常进行。

（二）降低用工成本

传统的固定用工模式意味着企业需要支付固定的人力资源成本，无论实际需求如何变化。通过弹性用工管理，企业可以根据需求的变化合理调整人力资源的配置，避免了因用工过剩或不足而造成的浪费。以下是弹性用工管理降低用工成本的几个方面的意义。

1.避免用工过剩和不足

传统的固定用工模式下，企业往往难以准确预测未来的用工需求，导致在某些时期用工过剩，而在其他时期用工不足。这种情况下，企业会因为过多的员工而承担较高的用工成本，或者因为用工不足而影响服务质量。而通过弹性用工管理，企业可以根据实际需求灵活调整人力资源的配置，避免了因用工过剩或不足而造成的浪费。

2.合理安排工时

弹性用工管理可以帮助企业合理安排员工的工作时间，以适应不同的工作量和需求。例如，在高峰期增加医务人员的工作时间，延长工作时长，以应对就诊量的增加；而在低谷期，则可以适度减少工作时间，降低用工成本。通过合理安排工时，企业能够最大限度地利用员工的工作时间和能力，提高工作效率，降低用工成本。

3.灵活调动人员

弹性用工管理还可以帮助企业灵活调动人员，根据实际需求进行人员配置。当需求量增加时，企业可以通过内部调动、外部招聘或者劳务派遣等方式快速补充人员，以满足工作量的增加。而在需求量下降时，可以适度减少人员，减少用工成本。通过灵活调动人员，企业可以根据实际情况合理配置人力资源，降低用工成本。

4.提高资源利用效率

弹性用工管理可以最大限度地提高资源利用效率，进一步降低用工成本。通过合理安排工时和灵活调动人员，可以确保企业在不同时间段和不同工作量下都能够充分利用员工的时间和能力。这样可以避免因用工过剩或不足而造成的资源浪费，提高资源利用效率，降低用工成本。

5.优化人力成本结构

弹性用工管理可以帮助企业优化人力成本结构，更加合理地分配人力资源。通过灵活调动人员和合理安排工时，企业可以在需要的岗位上招聘高素质、高技能的人才，同时减少不必要的人力成本。这样可以提高整体用工效益，实现人力资源的最优配置，降低用工成本。

（三）提高员工满意度和工作积极性

传统的固定用工模式可能导致员工对工作时间和岗位选择的局限性，使得员工感到厌倦和不满。而通过弹性用工管理，员工能够根据自身需求和能力选择适合自己的工作时间和岗位，提高了员工对工作的参与度和主动性。以下是弹性用工管理提高员工满意度和工作积极性的几个方面的意义。

1.提供灵活的工作时间

弹性用工管理可以提供灵活的工作时间安排，让员工根据自身需求选择工作时间。员工可以根据个人的生活习惯、家庭情况以及其他个人因素，自主决定工作时间的安排。这样可以增加员工的工作满意度，提高员工对工作的投入和积极性。

2.提供多样化的岗位选择

弹性用工管理还可以提供多样化的岗位选择，让员工根据自身能力和兴趣选择适合自己的岗位。员工可以根据个人的技能和专长，在不同的岗位间进行转岗或者交叉培训，拓宽自己的职业发展路径。这样可以增加员工的工作满意度，提高员工对工作的投入和积极性。

3.提供培训和发展机会

弹性用工管理可以给予员工更多的培训和发展机会，促进其个人成长和职业发展。企业可以根据员工的需求和能力，提供相应的培训计划和发展机会，帮助员工不断提升技能和知识水平。这样可以增加员工的工作满意度，激发员工的工作积极性和动力。

4.提供灵活的工作环境

弹性用工管理可以提供灵活的工作环境，如远程办公、弹性工作地点等。员工可以在适合自己的环境中进行工作，提高工作效率和工作质量。同时，灵活的工作环境也能够提升员工的工作满意度，增强员工对工作的积极性和投入度。

5.重视员工参与和沟通

弹性用工管理重视员工参与和沟通，鼓励员工提出建议和意见。企业可以定期与员工进行沟通，了解他们的需求和问题，并积极采纳员工的建议。这样可以增加员工对企业的归属感和认同感，提高员工的工作满意度和工作积极性。

二、弹性用工管理的方法

在实施弹性用工管理时，国有企业医疗机构可以采取以下方法。

（一）建立用工预测模型

弹性用工管理的方法是通过建立用工预测模型来合理调配人力资源，以适应需求的变化。以下是建立用工预测模型的几个步骤。

1.数据整理和分析

收集和整理历史的用工数据，包括患者就诊量、就诊时间分布、不同岗位的工作量等。然后，对这些数据进行分析，找出相关性和规律性，确定影响用工需求的主要因素。

2.建立预测模型

在数据分析的基础上，选择适当的预测模型，如时间序列分析、回归分析等。根据历史数据的趋势和规律，建立用工预测模型，以预测未来的用工需求。预测模型可以考虑多个变量，如季节性因素、市场环境、政策变化等。

3.评估和优化模型

在建立预测模型之后，需要对模型进行评估和优化。通过与实际数据的对比，评估模型的准确性和可靠性。如果发现模型存在误差或偏差，可以对模型进行优化和调整，提高预测的精度。

4.制定用工计划

根据预测结果，制定相应的用工计划。根据不同时间段和不同岗位的需求变化，合理安排医务人员的工作时间和数量。在高峰期增加医务人员的数量，以满足就诊量的增加；在低谷期减少医务人员的数量，以节约成本。

5.监控和调整

在实施用工计划之后，需要进行监控和调整。持续跟踪用工情况，与预测结果进行对比，及时发现和处理偏差。如果出现用工过剩或不足的情况，可以进行相应的调整，以保持用工的合理性和有效性。

（二）建立人员库和用工信息平台

建立一个全面的人员库和用工信息平台是弹性用工管理的重要方法之一。这个平台包括员工的基本信息、技能水平、工作经验等，可以提供及时了解员工的可用性和工作意愿的信息，以便进行合理的人员调配。

1.收集员工信息

收集员工的基本信息，如姓名、年龄、学历、专业等。同时，还要收集员工的技能水平、工作经验、岗位能力评估等相关信息。这些信息可以通过员工填写表格、面试记录或其他形式进行收集。

2.建立数据库

在收集到员工信息后，将其存储在一个统一的数据库中。这个数据库可以根据员工的不同维度进行分类和组织，以便快速查找和筛选员工信息。数据库可以采用现有的人力资源管理系统或者自行开发相应的平台。

3.更新和维护

定期更新和维护员工信息数据库，确保数据的准确性和完整性。员工的基本信息、技能水平和工作经验可能随着时间的推移发生变化，因此需要及时更新这些信息。同时，也要确保员工的个人隐私和信息安全。

4.用工需求登记

当有用工需求时，企业可以通过用工信息平台进行登记。在登记中包括用工时间、岗位需求、技能要求等信息。这样可以让员工了解到用工需求，有意愿的员工可以主动申请或表达意愿。

5.匹配和调配

根据用工需求和员工的信息，通过人员库和用工信息平台进行匹配和调配。根据员工的技能水平、经验和可用性，选择合适的员工来满足用工需求。这样可以确保人员的合理配置，充分发挥员工的潜力和优势。

6.监控和反馈

在实施人员调配之后，需要进行监控和反馈。及时了解员工在新岗位上的表现和适应情况，根据反馈结果进行必要的调整和改进。同时，也需要与员工进行沟通，了解他们对新岗位的满意度和工作意愿。

（三）灵活用工制度

建立灵活用工制度包括弹性工作时间、弹性岗位和灵活考勤等，允许员工根据自己的需求和能力选择工作时间和岗位，提高员工的工作积极性和工作满意度。

1.弹性工作时间

弹性工作时间是指允许员工在一定范围内自主选择工作时间的制度。通过设立核心工作时间和弹性工作时间段，员工可以根据自身情况合理安排工作时间。例如，员工可以选择早上 8 点至下午 4 点为核心工作时间，而在其他时间段进行弹性工作，如早上 7 点开始或者下午 6 点结束工作。这样可以更好地适应员工的生活习惯和家庭需求，提高员工的工作积极性和工作满意度。

2.弹性岗位

弹性岗位是指员工可以根据自身能力和兴趣，在不同岗位间进行选择和转岗的制度。企业可以根据员工的技能和岗位需求，提供多种岗位选择的机会。员工可以根据自身兴趣和发展需求，选择适合自己的岗位。这样可以提高员工对工作的投入和积极性，激发员工的创造力和动力。

3.灵活考勤

灵活考勤是指根据员工的实际工作情况灵活安排考勤方式和时间的制度。传统的固定考勤模式可能限制了员工的工作灵活性和自主性。而通过灵活考勤制度，员工可以根据工作任务和需要，采取弹性的考勤方式，如按任务完成量考勤、按项目考勤等。这样能够更好地反映员工的工作质量和效率，提高工作满意度和工作积极性。

4.轮班制度

轮班制度是一种弹性用工管理的方法，可以帮助企业应对需求变化和确保连续运营。通过轮班制度，企业可以将员工分成不同的小组或班次，在不同时间段进行工作。例如，白天的班次和晚上的班次，以及周末和节假日的班次等。这样可以更好地满足不同时间段的工作需求，提高资源利用效率，减少用工成本。

（四）加强沟通与协调

加强沟通与协调包括内部部门之间的沟通与协调，以及与劳动力市场和人才供应机构的合作。

1.内部沟通与协调

弹性用工管理需要各个部门之间的密切配合和协同工作。通过加强内部沟通，及时了解各部门的用工需求、问题和挑战。例如，医疗科室可能在特定时间段需要增加医务人员，行政部门可能需要调整考勤制度等。通过有效的沟通，可以及时调度和安排人力资源，确保资源的合理配置和利用。

2.统一调度与安排

在加强内部沟通的基础上，进行统一调度和安排人力资源。根据不同部门的用工需求，进行协调和平衡，避免资源的浪费和重复使用。例如，在高峰期时，将多余的医务人员调配到需求较大的科室，以满足患者的就诊需求；在低谷期时，将医务人员调配到其他岗位或进行培训和学习，提升整体素质和能力。

3.合作关系建立

与劳动力市场和人才供应机构建立良好的合作关系，是弹性用工管理的重要环节。通过与这些机构进行沟通和合作，及时了解外部劳动力资源的情况和供需状况。这样可以在需要时快速获取外部人力资源，满足企业的用工需求。同时，建立长期的合作关系也有助于获取更多的优质人才和培训资源，提高企业的竞争力和吸引力。

4.需求预测与计划制定

加强沟通与协调还涉及对用工需求的预测和计划制定。通过与各个部门的沟通，了解不同时间段和岗位的用工需求变化，进行合理的预测和规划。这样可以避免因用工过剩或不足而造成的资源浪费或服务不足，提高资源利用效率和服务质量。

5.反馈与改进

在加强沟通与协调的过程中，及时收集各方面的反馈意见和建议。通过倾听员工和管理层的声音，了解他们对弹性用工管理的看法和体验。根据反馈结果，进行必要的改进和调整，以不断提升弹性用工管理的效果和质量。

（五）建立绩效评价体系

建立绩效评价体系对参与弹性用工管理的员工进行绩效评估，根据员工的工作表现和贡献给予相应的奖励和晋升机会，以激励员工积极参与弹性用工管理。

1.目标设定和评估标准

建立绩效评价体系需要明确目标设定和评估标准。对于参与弹性用工管理的员工，可以根据其在调配和安排人力资源方面的能力和贡献，设定相应的目标和评估指标。例如，能否及时响应用工需求、能否合理安排人员工作等。通过明确的目标设定和评估标准，可以客观地评估员工的工作表现和贡献。

2.绩效评估周期和方式

在建立绩效评价体系时，需要确定评估周期和评估方式。评估周期可以根据实际情况确定，如每季度或每年进行一次评估。评估方式可以采用多种方法，包括员工自评、主管评估、同事评估、客户评估等。通过综合考虑不同评估方式的结果，得出相对客观的绩效评价。

3.奖励和晋升机制

建立绩效评价体系的目的之一是激励员工积极参与弹性用工管理。在评估过程中，根据员工的绩效表现和贡献，给予相应的奖励和晋升机会。这可以包括薪资调整、奖金发放、职位晋升等形式的奖励。通过建立奖励和晋升机制，能够激发员工的积极性和动力，提高他们对弹性用工管理的参与度和投入度。

4.反馈和发展计划

绩效评价体系还应该包括反馈和发展计划的环节。在评估完成后，及时向员工提供评估结果和反馈意见。同时，制定个人发展计划，帮助员工进一步提升自身的能力和技能。通过持续的反馈和发展计划，激励员工不断改进和提高自己的绩效，为企业的弹性用工管理做出更大的贡献。

三、弹性用工管理的挑战和对策

在实施弹性用工管理过程中，国有企业医疗机构可能面临以下挑战。

（一）员工稳定性不足

由于竞争激烈，员工的跳槽率较高，导致人员流动性增大。为了应对这一问题，企业需要采取措施来提高员工的福利待遇、加强培训和职业发展机会等，以提升员工的留存率。

企业可以考虑增加薪酬福利，提供更有竞争力的薪资水平和福利待遇，以吸引和留住优秀人才。还可以提供全面的社会保险和福利计划，例如医疗保险、养老保险、子女教育津贴等，以提高员工的福利保障。

加强培训和职业发展机会也是提高员工稳定性的关键措施。通过为员工提供持续的培训和学习机会，帮助他们提升专业技能和职业素养，能够增强员工的归属感和成就感，提高他们对企业的忠诚度和留存意愿。

建立良好的企业文化也是提高员工稳定性的重要因素之一。通过营造积极向上、充满活力的工作环境，鼓励员工之间的合作与交流，增强团队凝聚力和归属感。同时，注重员工的工作生活平衡，关心员工的身心健康，提供灵活的工作安排和福利政策，使员工能够更好地平衡工作与个人生活的需求，从而增加他们对企业的忠诚度和留存意愿。

（二）用工需求变化不确定

由于医疗行业的需求变化较为频繁，用工需求可能会随时发生变化。为了应对这一问题，企业可以建立健全的用工预测机制，及时了解市场需求和业务发展情况，以便进行合理的人力资源调配。

企业可以通过分析市场趋势和数据，建立用工预测模型，提前预测用工需求的变化趋势。通过收集和分析市场数据、客户需求以及内部业务指标等信息，企业可以获取对未来用工需求的洞察，从而做出相应的人力资源调整计划。这样，企业就能够在需求增长或减少之前做好准备，避免因用工不足或过剩而影响业务运营。

企业可以加强与客户和合作伙伴的沟通与合作，共同应对用工需求的不确定性。与客户和合作伙伴保持密切的合作关系，定期交流和分享市场动态，可以更加准确地了解他们的需求和变化，从而及时调整人力资源配置。还可以与其他医疗机构建立合作伙伴关系，实现人员共享和灵活调配，以应对用工需求的波动。

企业还可以加强内部人才储备和培养，以应对用工需求的变化。通过建立完善的人才储备计划，及时发现和培养潜在的高级人才，使其具备适应不同岗位需求的能力。还可以通过内部培训和交流计划，提升员工的综合能力和适应能力，以应对不同岗位的用工需求。

（三）员工技能匹配不足

由于医疗行业的特殊性，某些岗位需要具备特定的技能和知识。为了应对这一问题，企业可以加强培训和转岗机制，提升员工的综合素质和技能水平。

企业可以建立转岗机制，提供给员工更多的发展机会和多样化的职业道路。通过内部调岗和交流计划，使员工有机会接触不同的岗位和工作内容，培养多元化的技能和视野。这种转岗机制可以帮助员工深入了解公司的不同部门和业务领域，提高他们的综合素质和适应能力。

企业可以与高等院校、科研机构等合作，开展实习项目和校企合作，为员工提供更广阔的学习和成长空间。通过与教育机构的合作，可以为员工提供专业知识和技能的系统学习机会。同时，还可以建立导师制度，由有丰富经验和专业知识的员工担任导师，为新员工提供指导和培训，帮助他们快速适应岗位要求。

企业可以建立绩效评估和奖惩机制，激励员工不断提升自身技能。通过设立明确的职业发展通道和晋升机制，为员工提供明确的目标和动力，促使他们主动学习和提升自己的技能。同时，通过奖励那些在技能提升方面有杰出表现的员工，激发其他员工的学习热情和竞争力。

通过科学合理的弹性用工管理，国有企业医疗机构可以更好地应对市场需求的变化，提高用工效率和灵活性，降低用工成本，增强企业的竞争力和可持续发展能力。

第四节 人力资源外包管理

人力资源外包是指将企业的部分或全部人力资源管理工作委托给专业的人力资源外包服务提供商，以达到降低成本、提高效率和优化管理的目的。对于国有企业医疗机构而言，人力资源外包管理能够有效应对用工合规风险，提升管理水平，实现可持续发展。

一、人力资源外包的意义

（一）专业化管理

专业化管理是指将人力资源管理交由专业的外包服务提供商来完成，这些服务提供商拥有丰富的经验和专业知识，能够提供更加专业化的人力资源管理服务，从而提升企业的管理水平。人力资源外包已经成为许多企业在管理上的一种重要策略。

人力资源外包可以让企业将人力资源管理交给专业的团队来处理。这些外包服务提供商通常拥有专门的人力资源管理团队，他们具有丰富的经验和专业知识，能够提供全面的人力资源解决方案。他们熟悉各种人力资源管理流程和工具，能够根据企业的需求制定有效的管理计划，并实施相应的策略。通过与外包服务提供商合作，企业可以充分利用其专业技能，提升人力资源管理的质量和效率。

人力资源外包还能够帮助企业应对变化和风险。随着市场竞争的加剧和环境的不断变化，企业需要灵活地调整自身的组织结构和人力资源策略。而外包服务提供商通常拥有更强的应变能力和灵活性，能够及时响应企业的需求变化，并提供相应的解决方案。外包服务提供商通常会与多家企业合作，积累了丰富的行业经验和数据，能够为企业提供更准确的预测和风险评估，帮助企业做出更明智的决策。

（二）降低成本

国有企业医疗机构通过将人力资源管理相关的工作交由外包服务提供商来完成，可以减少内部人力资源管理团队的规模和相关费用支出，从而有效降低企业的运营成本。

人力资源外包可以减少企业内部的人力资源管理团队规模。传统上，国有企业医疗机构需要拥有一支庞大的人力资源管理团队，以应对员工招聘、培训、薪酬福利、绩效评估等方面的工作需求。然而，这些团队的存在会带来较高的人力成本和管理成本。通过外包，企业可以将这些工作交由专业的外包服务提供商来完成，减少企业内部人力资源管理团队的规模。外包服务提供商通常拥有经验丰富的人力资源专家，能够高效地完成相关工作，从而减少了企业的人力资源管理成本。

人力资源外包可以降低企业的相关费用支出。企业内部进行人力资源管理需要投入大量的物力和财力资源，包括员工培训、薪酬福利、绩效管理等方面的费用。而通过外包，企业可以将这些费用转移给外包服务提供商。外包服务提供商通常会根据合同约定来收取一定的费用，这些费用相比于企业内部管理所需的成本要低得多。外包服务提供商通常与多家企业合作，可以享受到规模经济和资源共享的优势，从而进一步降低相关费用支出。

人力资源外包还可以帮助企业实现灵活的人力资源成本控制。在医疗行业，员工需求可能存在季节性或临时性的波动，如节假日期间需要增加人手，而其他时间可能需求较低。通过外包，企业可以根据实际需求灵活地调整外包服务的规模和范围，避免因内部人力资源管理团队规模过大而导致的闲置成本。这样，企业可以更加精确地控制人力资源成本，并根据市场需求进行灵活调整。

（三）灵活性与效率提升

人力资源外包可以为企业提供更大的灵活性，使其能够根据业务需求灵活调整人力资源的配置，从而提高效率并应对市场变化。

人力资源外包可以帮助企业在短期内灵活地增减人员。在某些行业中，业务需求可能会出现季节性或临时性的波动。通过外包，企业可以根据实际需求灵活地调整外包服务的规模和范围，从而在需要增加人力资源支持时能够及时调配外包服务提供商的人员。这样企业就不需要承担长期雇佣员工所带来的成本和风险，同时又能够满足业务需求，提高效率。

人力资源外包可以帮助企业专注于核心业务。人力资源管理是一个庞大且复杂的工作领域，包括招聘、培训、薪酬福利、绩效评估等诸多方面。通过将这些工作交由外包服务提供商来完成，企业可以将更多的精力和资源集中在自身的核心业务上。这样一来，企业能够更加专注于提升核心竞争力，从而提高效率和市场竞争力。

外包服务提供商通常拥有丰富的经验和专业知识，能够为企业提供更高效的人力资源管理方案。他们熟悉各种人力资源管理流程和工具，能够根据企业的需求制定有效的管理计划，并实施相应的策略。通过与外包服务提供商合作，企业可以借助他们的专业技能和经验，提高人力资源管理的质量和效率。

人力资源外包还能够帮助企业应对市场变化。随着市场竞争的加剧和环境的不断变化，企业需要灵活地调整自身的组织结构和人力资源策略。外包服务提供商通常拥有更强的应变能力和灵活性，能够及时响应企业的需求变化，并提供相应的解决方案。通过外包，企业可以更加灵活地调整人力资源配置，适应市场需求的变化，提高效率和反应速度。

二、人力资源外包管理的实施步骤

在国有企业医疗机构实施人力资源外包管理时，可以按照以下步骤进行。

（一）确定外包需求

人力资源外包管理的实施步骤是一个系统化的过程，其中第一步是确定外包需求。在这一步中，企业需要明确需要外包的人力资源管理工作内容和范围，并根据实际情况确定外包服务的目标和重点。

企业需要明确需要外包的人力资源管理工作内容。这包括各个方面的人力资源管理，如招聘、培训、薪酬福利、绩效评估等。通过仔细分析企业内部现有的人力资源管理工作，确定哪些工作适合外包，哪些工作需要保留在内部进行。这可以基于工作的复杂性、机密性、核心性以及外包服务提供商的专业能力来进行决策。

企业需要确定外包服务的目标和重点。目标是指企业希望通过外包实现的具体结果或效益，如降低成本、提高效率、专注核心业务等。重点则是指外包服务中需要重点关注的方面，例如特定的人力资源管理领域、关键流程或问题解决。通过明确目标和重点，企业可以更加准确地与外包服务提供商沟通需求，达成共识，并为后续的实施提供明确的指导。

在确定外包需求时，企业还需要考虑其他因素，如预算、时间限制和法律合规性等。预算是指企业愿意投入到外包服务中的经费，这将影响外包的范围和规模。时间限制是指完成外包服务的时间要求，可能会影响外包服务提供商的选择和工作进度。法律合规性是指确保外包服务符合相关法律法规和政策要求，例如数据保护、劳动法规等。

在确定外包需求后，企业应与潜在的外包服务提供商进行详细的沟通和磋商。这包括了解他们的专业能力、经验和资质，评估他们是否能够满足企业的需求和期望。通过与多家潜在的外包服务提供商进行对比和评估，企业可以选择最适合自身需求的合作伙伴。

（二）选择外包服务提供商

选择外包服务提供商是人力资源外包管理的重要一步。通过市场调研和评估，企业可以选取具备资质和能力的外包服务提供商，与其进行洽谈和协商。

企业需要进行市场调研和搜集信息，以了解当前市场上可供选择的外包服务提供商。这可以通过互联网搜索、参考行业报告、咨询专业机构或向其他企业寻求推荐等方式来实施。在调研过程中，企业应重点关注外包服务提供商的信誉度、经验、专业能力、服务范围和客户口碑等方面的信息。

企业应根据自身的需求和预期目标，对潜在的外包服务提供商进行评估和筛选。这包括考察他们的专业能力、技术水平、团队组成、工作方法和项目管理能力等方面。企业还需要考虑外包服务提供商的规模、稳定性和资金实力等因素，以确保其具备长期合作的能力。

在评估和筛选过程中，企业可以制定一套评估标准和指标，并结合自身需求进行量化和比较。例如，可以考虑外包服务提供商的行业经验、客户满意度、项目成功案例、人员培训和认证等方面的指标。通过对潜在服务提供商的评估和比较，企业可以选择与自身需求最匹配的外包服务提供商。

接下来，企业需要与潜在的外包服务提供商进行洽谈和协商。这一步骤是为了进一步了解其具体的服务内容、合作方式、合同条款、收费标准等。在洽谈过程中，企业应提出明确的问题并要求提供详细的解决方案，以便全面评估他们的能力和适应性。同时，双方还需要就项目的时间表、交付标准、沟通渠道、风险管理和保密协议等进行充分的协商，确保双方的期望和权益得到妥善的保障。

在洽谈和协商完成后，企业需要对不同外包服务提供商的方案和报价进行综合评估，并选择最具竞争力的合作伙伴。评估可以基于各种因素，如价格、质量、专业能力、服务水平、合作经验等。选择合适的外包服务提供商后，双方应签订正式的合作协议，明确双方的权责和约定。

（三）签订合同和协议

在与外包服务提供商达成共识后，企业需要与其签订正式的合同和协议，以明确双方的权责义务、服务内容和标准、费用结算方式等。

合同和协议应明确双方的权责义务。这包括明确外包服务提供商的责任和承诺，如按时交付工作、保证服务质量、保护机密信息等；同时也明确企业的责任和义务，如提供必要的支持和合作、支付费用、提供所需的信息和资源等。双方应就各自的权利和责任进行明确约定，以确保双方的权益得到妥善保护。

合同和协议应明确服务内容和标准。具体而言，合同和协议应明确外包服务的范围、工作内容、交付标准、时间表等。这有助于确保外包服务提供商清楚了解并满足企业的需求。合同和协议还可以规定双方就服务质量、绩效评估和问题解决等方面的标准和指标进行约定，以便进行有效的监督和评估。

合同和协议应明确费用结算方式。这包括确定外包服务的收费标准、支付方式和时间表等。费用结算方式可以根据项目的性质和工作量来决定，如按项目阶段支付、按月支付或按绩效支付等。在确定费用结算方式时，双方需要充分沟通和协商，以确保双方对费用的理解一致，并达成共识。

合同和协议还可以包含其他重要条款，如风险管理、变更管理、终止合同、保密协议和争议解决等。风险管理条款可以规定双方对于潜在风险的责任和措施；变更管理条款可以规定双方在项目进行过程中对合同内容进行调整的程序和规定；终止合同条款可以规定双方在特定情况下终止合同的条件和程序；保密协议可以明确对于机密信息的保护和使用；争议解决条款可以规定解决争议的方式和程序。

在签订合同和协议之前，企业应该仔细阅读并审查合同的内容，确保其符合法律法规和企业的需求。如果有必要，企业可以寻求法律意见以确保合同的合法性和有效性。双方在签订合同之前应充分沟通和协商，确保所有的条款和条件都得到明确和共识。

（四）实施外包管理

在外包服务开始之前，企业需要建立一个专门的外包管理团队，负责对外包服务提供商的工作进行监督和管理，以确保服务质量和效果。

企业需要成立一个外包管理团队。这个团队可以由跨职能的人员组成，包括来自人力资源部门、财务部门、法务部门等相关部门的代表。这个团队将负责整个外包项目的监督、协调和管理工作。他们需要具备良好的沟通和协调能力，以及对外包过程和人力资源管理有一定的了解。

外包管理团队需要制定详细的管理计划和流程。这包括确立目标和指标，制定工作计划和时间表，明确责任和权限，以及建立有效的沟通和协作机制。管理计划和流程应根据外包项目的特点和需求来制定，并与外包服务提供商进行充分的沟通和协商，确保双方对于管理方式和期望达成共识。

外包管理团队需要对外包服务提供商的工作进行监督和评估。这包括定期与外包服务提供商进行沟通和协调，了解工作进展、解决问题和处理变更请求等。团队需要建立有效的监督机制，如定期检查、报告和评估，以确保外包服务按照合同和协议的要求进行，并达到预期的质量和效果。

最后，外包管理团队需要与企业内部其他相关部门进行有效的协作。这包括与人力资源部门、财务部门、法务部门等密切合作，共同解决外包过程中可能涉及的人力资源、财务、法律等问题。团队应确保与内部各方的沟通顺畅，协调一致，以实现整个外包项目的成功实施。

（五）绩效评估与改进

在外包服务运行期间，企业应定期对外包服务的绩效进行评估，并与外包服务提供商共同制定改进计划，以持续优化外包管理的效果。

企业需要建立定期的绩效评估机制。这可以通过设定评估周期、明确评估指标和方法来实现。评估指标可以包括服务质量、交付准时性、问题解决能力、客户满意度等方面。企业可以根据合同和协议约定的服务水平目标来制定评估标准，并与外包服务提供商进行共识确认。

绩效评估应该是双向的沟通和反馈过程。企业需要及时收集客户的反馈意见和满意度调查结果，了解他们对外包服务的评价和建议。同时，企业也应主动向外包服务提供商反馈评估结果，明确优势和改进的方向，以促进双方的共同成长和发展。

绩效评估结果应为改进计划的制定提供依据。基于评估结果，企业与外包服务提供商应共同分析问题和潜在的改进机会，并制定具体的改进计划。改进计划可以包括针对问题的解决方案、流程和方法的优化、技术和工具的升级等。同时，改进计划应考虑到双方的资源和能力，合理安排实施的时间表和阶段性目标。

在制定改进计划时，企业和外包服务提供商需要建立开放和互信的合作关系，共同努力寻找最佳解决方案。这可能需要双方进行更深入的沟通、协商和合作，以确保改进计划的可行性和有效性。改进计划也应与合同和协议进行衔接，明确责任和义务，确保改进措施得到落实。

绩效评估和改进应是一个持续的循环过程。企业和外包服务提供商应定期回顾和评估改进计划的执行效果，并根据需要进行调整和优化。这需要双方保持密切的沟通和合作，及时共享信息和反馈结果，以便在外包服务运行期间不断优化绩效和管理效果。

三、人力资源外包管理的注意事项

在国有企业医疗机构进行人力资源外包管理时，需要注意以下事项。

（一）选择信誉良好的服务商

通过选择良好信誉和口碑的外包服务提供商，企业可以确保其可靠性和服务质量。

在选择外包服务提供商之前，企业应对其进行详细的调查核实。这包括了解服务商的公司背景、成立时间、规模和资金实力等信息。企业可以查阅相关的商业数据库、行业报告或参考其他客户的评价来获取更多信息。还可以与服务商的现有客户进行交流，了解他们的合作经验和满意度，以便更好地评估服务商的信誉和可靠性。

企业需要评估服务商在人力资源管理领域的专业能力和经验。这可以通过了解服务商的团队组成、员工背景和资质认证等方面来实施。服务商的专业能力和经验将直接影响其能否为企业提供高质量的人力资源管理服务。

企业在选择外包服务提供商时，应确保其提供的服务范围能够满足企业的需求。服务商应具备丰富的人力资源管理经验，并能够适应不同行业和企业的特点和需求。服务商还应有灵活性，能够根据企业的变化和需求进行调整和改进。

选择服务商时，应关注其是否具备稳定的财务状况和持续的发展能力。这可以通过查阅财务报表、评估其与其他客户的合作时间等方式来实施。选择稳定性较高的服务商可以降低后续合作过程中的风险，并为长期合作提供保障。

在与服务商达成共识后，企业应与其签订明确的合同和协议。合同和协议应明确双方的权责义务、服务内容和标准、费用结算方式等。同时，还应包含相关的保密条款和争议解决机制，以确保双方的合作顺利进行。

（二）明确责任界限

通过在合同和协议中明确双方的权责义务和责任界限，可以确保各方在工作过程中能够清晰分工，减少冲突和误解。

合同和协议应明确规定服务商在人力资源管理工作中的具体责任和义务。这包括服务内容、服务质量、交付标准、工作时间等方面。例如，服务商可能负责招聘、培训、绩效评估等特定的人力资源管理工作，应明确其在这些方面的责任范围和要求。

合同和协议也应明确企业在外包服务过程中的责任和义务。企业可能需要提供必要的支持和配合，如提供相关信息和数据、提供工作场所和设备等。企业还需确保及时支付服务费用，并遵守与服务商的合作约定。

合同和协议应明确双方的合作方式和沟通机制。这可以包括工作进度安排、会议频率、报告形式等方面。明确的合作方式和沟通机制有助于确保双方之间的协调和配合，减少信息交流上的障碍和误解。

合同和协议还应明确风险的分担和责任的限制。这可以包括服务商的赔偿责任和违约责任的规定。同时，也应注意在法律允许的范围内对双方的责任进行合理限制，以避免出现过度承担风险的情况。

在签署合同之前，企业应仔细阅读并审查合同的内容，确保其符合法律法规和企业的需求。如果有需要，企业可以寻求法律意见以确保合同的合法性和有效性。

（三）加强信息保护

企业需要对外包服务提供商加强信息保护要求，确保核心信息和敏感数据不被泄露或滥用。

企业在选择外包服务提供商时，应重点考虑其信息安全能力。外包服务提供商应采取适当的物理、技术和组织措施来保护企业的信息安全。这包括建立信息安全政策、访问控制、数据备份与恢复、网络安全防护等方面的措施。

合同和协议中应明确双方对于机密信息的保护责任和义务，并签署保密协议。保密协议应规定双方对于机密信息的使用、保管和披露的限制，明确违约责任和法律救济措施。通过签署保密协议，可以有效保护企业的核心信息和敏感数据。

企业应与外包服务提供商共同确定信息访问权限的控制措施。只有必要的人员才能获得访问敏感信息和核心数据的权限，并且需要采取适当的身份验证和访问控制措施，如密码保护、多重身份认证等。

企业应定期对外包服务提供商的信息保护措施进行监督和审计。这可以通过定期检查、审核和评估来实施。企业可以要求外包服务提供商提供相关的安全报告和审计结果，以确保其符合信息保护的要求，并及时发现和纠正潜在的问题。

在与外包服务提供商终止合作关系时，企业需要确保信息的安全迁移和销毁。合同和协议中应明确双方在终止合作时的义务和程序，包括信息迁移的方式和安排，以及信息的彻底销毁。

（四）多方沟通和协调

在人力资源外包过程中，通过加强多方沟通和协调，可以确保外包管理与企业整体战略的一致性，并有效解决问题和优化工作流程。

企业应建立一个跨部门的沟通机制，以促进不同部门之间的信息共享和沟通。例如，可以设立定期的项目会议或工作组，让涉及外包管理的部门共同参与讨论和决策。这有助于确保各部门对于外包管理的理解和期望一致，并能够协调合作。

在多方沟通和协调中，企业应明确每个部门的责任和角色分工。每个部门应清楚自己在外包管理中的职责和任务，并与其他部门进行有效配合。这有助于避免责任重叠或责任缺失的情况发生，提高工作效率和质量。

在外包服务过程中，企业可以采用项目管理的方法来统筹和监督工作。这包括设定项目目标和里程碑、制定工作计划和时间表、跟踪进展和解决问题等。项目管理可以帮助各部门更好地协调和配合，确保外包管理的顺利进行。

企业应建立有效的信息共享和沟通渠道，确保各部门之间及时交流所需的信息。这可以通过内部沟通平台、会议、报告等方式来实现。同时，也要确保信息的准确性和完整性，避免信息传递上的误解或遗漏。

最后，企业应定期与各相关部门进行回顾和评估外包管理的效果。这可以通过定期的绩效评估、项目回顾会议和客户满意度调查等方式来实施。回顾和评估结果可以用于及时调整和优化外包管理的工作流程和策略，以提高整体效果和质量。

第五章　国有企业医疗机构药品经营与管理合规风险防控策略

第一节　内部控制与规章制度建设

国有企业医疗机构在药品经营与管理过程中面临着各种合规风险，为了有效防控这些风险，内部控制与规章制度建设是至关重要的。

一、内部控制建设

内部控制是指企业为实现经营目标，在规范运作、提高效率、防范风险等方面采取的一系列措施和制度。在国有企业医疗机构药品经营与管理过程中，内部控制的建设对于保障医疗质量、防止违规行为、提高效益具有重要作用。以下是几个关键方面的内部控制建设策略。

（一）完善内部控制制度

国有企业医疗机构在药品经营与管理过程中，为了有效防控合规风险，需要完善内部控制制度。这些制度应该包括药品采购、入库、销售、使用等环节的规范程序和责任制度，并且要加强内部审计以确保执行情况。

在药品采购环节，国有企业医疗机构应该建立明确的采购流程和标准，确保药品的质量、安全和合规性。制定采购流程时，需要明确采购人员的职责和权限，确保采购过程的透明度和公正性。还应建立供应商评估和管理制度，对供应商进行合规性、质量和信誉等方面的综合评估，确保选择合适的供应商。

在药品入库环节，国有企业医疗机构需要建立健全的验收制度和仓储管理制度。验收制度应明确验收人员的职责和操作规范，确保入库药品的真实性、完整性和合规性。仓储管理制度应包括药品分类、标识、存储条件和库存管理等内容，确保药品的安全、有效和可追溯性。

在药品销售环节，国有企业医疗机构应建立健全的销售管理制度。该制度应包括销售人员的职责和行为规范、客户资质审核和合规性审查等内容。同时，还需要建立销售记录和销售数据的管理机制，确保销售过程的真实性和准确性。

在药品使用环节，国有企业医疗机构需要建立药品使用管理制度。该制度应明确医务人员开具药品的权限和规范，并加强对医务人员的培训和教育，提高他们的专业水平和法律法规意识。还应加强对患者用药的管理和监督，确保患者用药的安全和合理性。

除了完善内部控制制度，国有企业医疗机构还应加强内部审计工作。内部审计是对各项制度执行情况进行检查和评估的重要手段，能够及时发现问题并采取措施加以解决。国有企业医疗机构应定期组织内部审计，对药品经营与管理环节的制度执行情况进行全面检查，发现问题后及时进行整改和完善。

（二）强化内部监督

为了有效防控合规风险，国有企业医疗机构在药品经营与管理中需要强化内部监督。通过建立健全的内部监督机制，包括设立独立的内部审计部门和加强内部监察，可以及时发现和纠正不合规行为，保障医疗质量和安全。

国有企业医疗机构应设立独立的内部审计部门。内部审计部门负责对各项制度的执行情况进行检查和评估，发现问题并提出改进建议。该部门应由专业人员组成，具备审计、法律和医疗等方面的知识和经验。他们应独立、客观地开展审计工作，确保审计结果的准确性和公正性。

国有企业医疗机构还应加强内部监察。内部监察是指对企业内部运作情况进行监督和检查，发现和处理违规行为。通过加强内部监察，可以及时发现药品经营与管理中的不合规行为，防止违规行为扩大和反复发生。内部监察部门应独立于被监督对象，具备相应的权力和职责，能够有效履行监察职能。

国有企业医疗机构还可以采取其他措施加强内部监督。例如，建立举报投诉制度，鼓励内部人员和外部人士对违规行为进行举报；开展内部培训和教育，提高内部人员的法律法规意识和合规意识；加强内部沟通和协作，形成良好的工作氛围和合规文化。

强化内部监督的目的是为了及时发现和纠正药品经营与管理中的不合规行为，保障医疗质量和安全。通过独立的内部审计部门和内部监察机制，可以对各项制度的执行情况进行全面检查和评估，发现问题后及时采取措施加以解决。同时，还可以促进规章制度的执行和遵守，提高企业内部的合规意识和整体运营水平。

（三）健全风险管理体系

为了有效防控合规风险，国有企业医疗机构在药品经营与管理中需要建立健全的风险管理体系。通过对涉及药品经营与管理的各类风险进行识别、评估和控制，可以确保风险得到有效控制，保障医疗质量和安全。

国有企业医疗机构应该进行风险识别和分类。通过对药品经营与管理过程的分析，识别可能存在的风险点和潜在风险因素。例如，药品采购环节可能存在供应商信誉不佳、质量问题等风险；药品销售环节可能存在虚假销售、超范围销售等风险。将这些风险进行分类和归纳，为后续的风险评估和控制提供基础。

国有企业医疗机构需要进行风险评估和量化。通过对各类风险的可能性和影响程度进行评估和量化，确定风险的优先级和重要性。评估结果可以帮助机构合理分配资源，优先处理高风险问题，降低风险对医疗机构的影响。

国有企业医疗机构应制定风险管理策略和措施。根据风险评估结果，制定相应的风险管理策略和措施，包括风险预防、风险控制、风险转移和风险应对等方面。例如，可以建立供应商合规性评估机制，减少与不合规供应商合作的风险；加强药品质量检查和审批流程，提高药品质量安全性。

国有企业医疗机构还需要建立风险监测和反馈机制。通过建立风险监测系统，及时掌握风险发生的情况和趋势，并进行风险事件的追踪和分析。同时，建立风险反馈机制，鼓励内部人员和外部利益相关者向机构报告风险事件和问题，以便及时采取纠正措施。

最后，国有企业医疗机构需要定期评估和完善风险管理体系。定期进行风险评估和回顾，评估风险管理策略的有效性和措施的执行情况，并进行必要的调整和改进。同时，及时关注法律法规的变化和市场环境的动态，对风险管理体系进行更新和升级，以适应外部环境的变化。

（四）提高内部人员素质

为了有效防控合规风险，国有企业医疗机构在药品经营与管理中需要加强对内部人员的培训和教育，提高他们的业务水平和法律法规意识。只有具备专业知识和正确的价值观，才能够更好地履行职责，遵守规章制度，减少合规风险。

国有企业医疗机构应建立健全的培训计划和体系。通过制定详细的培训计划，将培训内容分为基础知识培训、业务技能培训和法律法规培训等多个方面。培训可以通过内部培训、外部培训和在线学习等方式进行，以满足不同岗位和职责的人员的需求。

国有企业医疗机构还应注重实践和案例教学。除了理论知识的传授，还应加强实践操作和案例分析，帮助内部人员更好地理解和应用所学知识。通过实践和案例教学，可以增强内部人员的问题解决能力和应变能力，提高他们在实际工作中的综合素质。

国有企业医疗机构应加强法律法规教育。内部人员需要了解并遵守相关的法律法规，包括药品管理法规、医疗器械管理法规等。通过法律法规教育，可以提高内部人员对合规要求的认知和理解，减少违规行为的发生。

国有企业医疗机构还可以借助外部资源，如请专业机构或律师事务所进行培训和法律咨询。这些专业机构和律师事务所能够提供最新的法律法规解读和案例分析，帮助内部人员更好地理解和应用法律法规。还可以与其他医疗机构进行经验交流和合作，共同提高内部人员的素质和水平。

二、规章制度建设

规章制度是国有企业医疗机构药品经营与管理的基础，对于规范药品经营行为、确保合规运营具有重要意义。

（一）制定详细的操作规程

为了有效防控合规风险，国有企业医疗机构在药品经营与管理中需要制定详细的操作规程。这些规程应根据相关法律法规和实际情况，明确各项流程和操作要求，以确保药品经营与管理的规范性和合规性。

在药品采购方面，国有企业医疗机构应制定详细的采购程序和要求。包括采购需求的确认、供应商的选择和评估、合同的签订等环节，都需要在操作规程中进行明确规定。例如，要明确采购人员的权限和职责，确保采购过程的公正、透明和合规。

在药品贮存方面，国有企业医疗机构需要制定规定药品贮存条件和管理要求的操作规程。这包括药品的分类、标识、储存温度和湿度等方面的规定，以确保药品的安全、有效和可追溯性。还需要明确贮存区域的管理责任和操作规范，如药品入库验收、库存管理和货物出库等。

在药品销售方面，国有企业医疗机构应制定详细的销售管理规程。这包括销售人员的行为规范、销售渠道的管理和控制等方面的要求。例如，规定销售人员禁止虚假宣传、超范围销售等违规行为，并明确销售记录和数据的管理要求，确保销售过程的真实性和合规性。

在药品使用方面，国有企业医疗机构需要制定详细的药品使用管理规程。该规程应明确医务人员开具药品的权限和规范，并加强对医务人员的培训和教育，提高他们的专业水平和法律法规意识。同时，还应加强对患者用药的管理和监督，确保患者用药的安全和合理性。

在制定操作规程时，国有企业医疗机构应充分考虑相关法律法规的要求和市场环境的变化。操作规程应定期进行修订和更新，以适应法律法规的变化和企业内部运营的需求。还应加强对操作规程的宣传和培训，确保内部人员的理解和遵守。

（二）加强内外部监管

为了有效防控合规风险，国有企业医疗机构在药品经营与管理中需要加强内外部监管。通过与相关部门和监管机构的合作与沟通，及时了解最新的法律法规和政策要求，并将其纳入规章制度中，可以确保医疗机构的合规性和规范运营。

国有企业医疗机构应建立与相关部门和监管机构的良好合作关系。通过与药品监管部门、卫生健康委员会等相关部门的沟通和交流，了解最新的法律法规和政策要求。这些部门可以提供准确的法律法规解读和政策指导，帮助医疗机构及时调整运营策略和制定相应的规章制度。

国有企业医疗机构需要及时了解并落实相关监管要求。监管部门和相关机构会定期发布通知、指导意见等文件，对药品经营与管理提出具体要求。医疗机构应密切关注这些要求，并将其纳入规章制度中。例如，根据监管要求，建立完善的药品质量追溯体系，确保药品的来源可追溯和质量可控。

国有企业医疗机构应积极响应监管部门的检查和评估工作。监管部门会定期进行监督检查和评估，以确保医疗机构的合规性和规范运营。医疗机构应主动配合监管部门的工作，提供相关资料和信息，并积极改进和完善自身的药品经营与管理制度。

国有企业医疗机构还可以主动参与行业协会和专业组织。这些组织可以为医疗机构提供行业标准和指导意见，加强行业内部的自律和监管。同时，通过参与行业交流和学术研讨，可以了解行业最新动态和发展趋势，及时调整运营策略和规章制度。

（三）定期修订和更新

国有企业医疗机构在药品经营与管理中需要建立健全的制度修订机制，定期进行规章制度的评估和修订工作。随着医疗行业的发展和法律法规的变化，不断修订和更新规章制度是必要的，以确保规章制度与实际运营相适应。

国有企业医疗机构应建立制度评估的机制。通过定期对现有规章制度进行评估，可以发现其中存在的问题和不足之处。评估内容可以包括制度的完整性、可操作性、适用性等方面。评估结果可以帮助医疗机构确定哪些规章制度需要修订和更新。

国有企业医疗机构需要制定明确的修订计划和时间表。根据评估结果，确定修订的优先级和紧急程度，并制定相应的修订计划和时间表。这样可以确保修订工作有条不紊地进行，避免因时间过长而导致规章制度无法及时跟进实际运营。

在修订规章制度时，国有企业医疗机构要充分考虑相关法律法规和政策的要求，确保修订后的规章制度符合最新的法律法规要求。还需要考虑医疗行业的发展趋势和市场变化，及时调整规章制度以适应新的形势和需求。还应参考其他医疗机构的经验和做法，进行借鉴和学习，提高规章制度的质量和可操作性。

在规章制度的修订过程中，国有企业医疗机构需要广泛征求内部人员和外部专家的意见和建议。通过与内部人员和外部专家的充分沟通和协商，可以获得更多的实践经验和专业知识，提高修订后规章制度的可行性和有效性。

最后，在修订规章制度后，国有企业医疗机构还需要进行宣传和培训工作。通过组织内部培训和宣讲会，向内部人员介绍修订后的规章制度，并解释其背景、目的和具体操作要求。这样可以帮助内部人员更好地理解和遵守规章制度，减少违规行为的发生。

（四）建立违规行为处理机制

通过明确违规行为的界定和处理程序，依法依规进行调查和处理，可以形成有力的震慑作用，维护医疗机构的合规性和声誉。

国有企业医疗机构应明确违规行为的界定和分类。制定详细的违规行为清单或规定，明确哪些行为属于违规范围。例如，虚假销售、超范围销售、向非法渠道购药等行为都属于违规行为。同时，还要对不同违规行为进行分类，根据严重程度和影响范围划分相应的处理程序。

国有企业医疗机构需要建立违规行为的调查和处理程序。明确谁负责调查和处理违规行为，并明确调查的程序和要求。调查过程中要保证公正、透明和客观，收集相关证据并听取当事人的陈述。根据调查结果，按照规章制度中的处理程序进行处理，包括警告、纪律处分、移送司法机关等。

国有企业医疗机构应建立违规行为的申诉和举报机制。为内部人员和外部利益相关者提供申诉和举报的渠道，并对申诉和举报进行及时处理和调查。同时，要保护举报人的合法权益，对举报人进行保密和保护，防止其受到不当的打压或报复。

国有企业医疗机构还可以借鉴外部的经验和做法，如与其他医疗机构、行业协会或专业组织进行交流和学习。这些机构可能已经建立了一套较为成熟的违规行为处理机制，通过借鉴其经验和做法，可以提高自身的违规行为处理效率和准确性。

在处理违规行为后，国有企业医疗机构还需要进行总结和改进。对于发生的违规行为，要及时进行总结和反思，分析产生原因并采取相应的改进措施，以避免类似违规行为再次发生。同时加强内部培训和教育，提高内部人员的合规意识和法律法规意识，减少违规行为的发生。

第二节　药品采购与供应链管理

一、建立健全药品采购管理制度

建立健全的药品采购管理制度是确保药品采购合规性的基础。该制度应包括以下内容。

（一）明确采购流程

在建立健全药品采购管理制度方面，需要明确采购流程，确保采购过程的合规性、透明性和公正性。

需求确认阶段应该明确医疗机构对药品的需求，并进行合理评估。这包括确定所需药品种类、数量和质量要求等。

招标采购是确保采购过程公正透明的重要环节。医疗机构应根据实际情况制定招标文件，明确招标方式、时间、地点以及评标标准等。同时，应广泛邀请供应商参与竞标，确保公开竞争的原则。

供应商评审是确保选取合规供应商的关键步骤。医疗机构应制定供应商评审标准，并根据标准对供应商进行评估，考察其资质、信誉、产品质量等。评审结果应记录并进行审核，确保选取合格的供应商。

合同签订是落实采购意向的法律手续。医疗机构应与供应商签订明确的合同，明确双方的权责和约定事项，包括药品品种、数量、价格、交付方式、质量要求、履约期限等。签订合同前，应进行严格的法律审核和内部审批程序。

为确保采购流程的合规性，医疗机构还应加强对流程执行的监督和审核。设立专门的采购管理部门或委员会，负责监督采购流程的实施，并进行定期或不定期的内部审计。同时，建立投诉举报机制，鼓励内部人员和外部利益相关方提供有关采购流程违规行为的线索。

（二）建立供应商管理制度

在建立供应商管理制度方面，医疗机构应该采取一系列措施来确保供应商的合规性和信誉度，以及有效管理供应商履约情况。

1.建立供应商准入制度

医疗机构应明确供应商准入的条件和程序，并建立供应商信息登记和审核的机制。这包括对供应商的资质、生产能力、质量管理体系等进行评估，确保供应商具备合规经营的资格。通过严格的准入制度，医疗机构能够筛选出具备可靠实力和良好信誉的供应商。

2.进行供应商的资质评估

医疗机构应定期对已准入的供应商进行评估，评估内容包括供应商的产品质量、服务水平、合规性等方面。评估结果可作为选择供应商或继续合作的重要依据。通过资质评估，医疗机构能够及时了解供应商的经营状况，并采取相应的管理措施。

3.加强供应商履约管理

医疗机构应与供应商签订明确的合同，并明确双方的权责和约定事项。同时，建立供应商履约监测机制，对供应商的交货时间、产品质量、售后服务等进行监督和评估。如发现供应商存在违约行为，应及时采取相应的限制和处罚措施，以确保供应商履约。通过加强供应商履约管理，医疗机构能够提高供应链的稳定性和可靠性。

4.建立供应商黑名单制度

将违反合规要求、产品质量问题严重或多次违约的供应商列入黑名单，限制其参与药品采购和合作。同时，建立信息共享机制，与其他医疗机构共享供应商的评估结果和不良记录，提高供应商管理的效率和准确性。通过建立供应商黑名单制度，医疗机构能够警示其他机构避免与不良供应商合作，维护整个行业的声誉和利益。

5.加强对供应商的监督和审核

定期开展供应商的内部审计和风险评估，发现问题及时整改，并对供应商的经营情况进行跟踪和监测。与供应商建立长期合作关系，建立稳定的合作框架，可以有效提升供应商管理的水平和效果。通过加强对供应商的监督和审核，医疗机构能够及时发现和解决潜在问题，确保供应商的合规性和履约情况。

（三）加强内部控制

加强内部控制是确保药品采购合规性的重要举措。医疗机构应采取一系列措施，明确职责分工、建立审批机制，并加强财务监管，以确保内部人员在药品采购过程中遵守合规要求，杜绝违规行为的发生。

明确职责分工是加强内部控制的基础。医疗机构应明确各个岗位的职责和权限，并建立相关制度和流程文件。通过明确职责，可以有效防止权力滥用和职责不清导致的违规行为。

建立审批机制是确保药品采购过程合规性的重要环节。医疗机构应明确审批程序和权限范围，确保采购决策经过必要的层层审批。同时，建立审批记录和档案，便于后续审计和监督。

加强财务监管是内部控制的重要方面。医疗机构应建立健全的财务管理制度，包括预算编制、资金使用、账务核对等方面的规定。加强对采购资金的管理和监控，确保资金使用符合规定，并及时发现和纠正财务风险。

医疗机构还应制定相关制度和规范，明确药品采购过程中的合规要求。这包括规范采购文件的编制、存档和管理，明确采购程序和操作规范，加强对供应商的资格审核和履约情况的监督等。制定清晰的制度和规范，可以为内部人员提供明确的行为准则，防止违规行为的发生。

医疗机构还应加强对内部人员的培训和教育，提高其合规意识和风险防控能力。组织定期的培训活动，向内部人员介绍相关法律法规、政策要求和内部制度，并开展案例分析和经验分享，以增强内部人员对合规风险的认知和防范能力。

二、优化供应链管理

优化供应链管理是提高药品采购效率和降低风险的重要手段。以下几点是需要注意的方面。

（一）建立供应链信息系统

在优化供应链管理方面，建立供应链信息系统是一项关键举措。通过建立供应链信息系统，可以实现供应链的数字化管理，提高采购效率和降低风险。

建立供应链信息系统可以实现数据共享和信息互通。医疗机构可以与供应商建立电子数据交换平台，实现订单、发货、收货等信息的实时传输和共享。通过共享信息，可以加强与供应商之间的沟通和协作，减少信息传递的误差和延迟。

供应链信息系统可以实时监控药品库存和采购进度等关键指标。通过设定库存预警和采购计划，系统能够自动提醒医疗机构进行及时补货，避免药品短缺和过剩的情况发生。系统还可以监控采购进度，及时掌握采购订单的执行情况，提高采购的准确性和及时性。

供应链信息系统可以提供数据分析和决策支持功能。通过对供应链数据的分析，可以发现潜在问题和瓶颈，为优化供应链管理提供参考意见。系统还可以提供各种报表和指标分析功能，帮助医疗机构进行绩效评估和优化决策。

供应链信息系统还可以实现药品追溯管理。通过系统记录和管理药品的批次号、生产日期、有效期限等关键信息，可以实现药品的全程追溯。在药品质量问题发生时，可以快速定位受影响的药品批次，并采取相应的措施，保障患者用药的安全。

（二）完善仓储与物流管理

在完善仓储与物流管理方面，确保药品的储存、运输和配送过程符合要求是至关重要的。

医疗机构应根据药品的特性和要求，设立适当的温湿度控制区域或设备，并建立监测系统进行实时监控。定期进行温湿度校准和记录，确保药品储存环境稳定，避免药品受潮、变质等问题。

医疗机构应制定储存管理制度和操作规范，明确药品储存的要求和程序。这包括药品分类储存、标签管理、库存盘点等方面。同时，建立合理的货架布局和库房管理，确保药品的有序储存和取用。

医疗机构应选择合规的运输服务商，并建立供应商评估机制。对运输车辆和容器进行检查和验收，确保符合相关要求。在运输过程中，进行实时监控和追踪，防止药品丢失或损坏。

建立物流管理制度，包括订单处理、分拣装箱、配送计划等方面。加强对物流过程的监控和协调，确保药品按时准确送达，并及时解决可能出现的问题。

在配送过程中，要对药品进行验收，并记录相关信息，包括批次号、数量、接收人员等。这有助于在药品质量问题发生时，能够快速定位问题批次并采取相应的措施。

（三）建立紧急供应机制

建立紧急供应机制是为了能够应对突发情况和药品短缺问题，确保医疗机构在关键时刻能够及时获得所需药品。

医疗机构应与多家供应商建立稳定的合作伙伴关系，并签订长期合作协议。这样可以确保医疗机构在紧急情况下有备选供应商，减少对单一供应商的依赖，降低风险。

医疗机构应与药品批发企业或其他药品采购渠道建立紧急采购合作机制。在紧急情况下，可以通过这些渠道进行快速采购，以满足药品需求。建立合作关系时，需要明确紧急采购的流程、价格和质量要求等方面的约定。

医疗机构可以建立一定规模的备用库存，用于应对突发情况和药品短缺问题。根据医疗机构的实际情况和需求，确定合理的备用库存量，并制定相应的管理规定，确保备用药品的质量和有效期。

医疗机构还可以利用信息化技术来支持紧急供应机制。建立药品需求预测模型，通过数据分析和算法，准确预测药品需求的变化趋势和波动情况。这样可以提前做好采购准备，避免药品短缺问题的发生。

最后，医疗机构还应建立跨部门的紧急响应机制。在紧急情况下，各个相关部门需要密切协作，及时沟通和协调，共同应对药品供应紧张的局面。建立紧急响应预案，明确责任分工和行动方案，以确保紧急供应机制能够快速启动并有效运作。

第三节 药品存储、配送与销售管理

一、药品存储管理

（一）合规政策了解与制定

为了保障药品质量安全和合规经营，国有企业医疗机构应及时了解相关的法律法规、政策文件以及药品存储管理的最新要求，并制定相应的内部管理制度和操作规范。

国有企业医疗机构需要建立一个完善的信息收集和更新机制，通过定期关注国家药监局、卫生健康委员会等相关部门发布的法律法规和政策文件，了解药品存储管理的最新要求。这些法律法规和政策文件包括《药品管理法》《药品经营质量管理规范》《药品 GSP 认证规范》等，对药品存储管理提出了具体要求。

国有企业医疗机构应根据相关要求，制定内部管理制度和操作规范。这些制度和规范应明确责任人员和工作流程，确保药品存储符合要求。例如，可以制定药品存储温度、湿度、光照等环境参数的标准，明确库房或仓库的管理责任人员，规范药品存储设施的维护和检测。

国有企业医疗机构还应加强对员工的培训和教育，提高其对药品存储管理合规性的认识和理解。通过组织定期的培训活动，向员工传达药品存储管理的最新要求和操作规范，加强他们的法律法规意识和合规意识，确保他们能够正确地执行相关的存储管理制度和操作规范。

在实施药品存储管理时，国有企业医疗机构还应建立健全的监督和检查机制，确保内部管理制度和操作规范的有效执行。可以通过定期的内部审核和自查，以及外部的第三方审计，对药品存储管理进行监督和检查，发现问题及时纠正，并采取相应的改进措施，不断提升药品存储管理的水平。

（二）药品存储条件与设施

为了确保药品质量和安全，国有企业医疗机构在药品存储管理中需要重视药品存储条件与设施的合规性。按照药品管理法的规定，国有企业医疗机构应建立符合药品存储条件的库房或仓库，并确保环境参数如温度、湿度、光照等符合要求。

国有企业医疗机构应根据药品管理法的要求，选择合适的场所用于药品存储，并确保库房或仓库具备良好的通风条件。这样可以有效降低空气中微生物和异味的污染，减少对药品质量的影响。

国有企业医疗机构应关注库房或仓库的温度控制。不同类型的药品对温度有不同的要求，因此需要根据药品的特性设置适当的温度范围。一般来说，常温药品应保持在 15℃至 25℃之间，冷藏药品则需要保持在 2℃至 8℃之间。国有企业医疗机构应采取相应的措施，例如安装空调系统、温湿度传感器等，确保库房或仓库内的温度符合要求。

湿度也是药品存储中需要考虑的因素之一。过高或过低的湿度都会对药品质量产生不利影响。国有企业医疗机构应根据不同类型的药品需求，控制库房或仓库内的湿度在适当范围内，通常在 40%至 60%之间。

光照也是一个需要注意的因素。一些药品对光敏感，容易受到光照而降低药效。国有企业医疗机构应选择无紫外线和可见光线的灯光装置，并采取遮光措施，防止药品直接暴露于阳光或强光下。

为了确保药品存储设施的正常运行，国有企业医疗机构还应定期进行设施的维护和检测。这包括对空调系统、温湿度传感器、灯光装置等设备的检查和保养，以及对库房或仓库的卫生清洁工作的落实。还应建立相应的记录和档案，用于跟踪和追溯设施的运行情况。

（三）药品分类与分区管理

为了保障药品存储的安全和合规性，国有企业医疗机构应根据药品的特性和要求，对药品进行分类，并按照不同的要求进行分区管理。这样可以有效防止交叉污染和事故发生。

国有企业医疗机构应将特殊药品与普通药品进行分离存放。特殊药品包括易燃、易爆、有毒等具有特殊危险性质的药品，它们在存储和使用过程中需要采取额外的安全措施。国有企业医疗机构应将这些特殊药品单独存放于专门的存储区域或储柜中，确保其与其他普通药品相互隔离，避免交叉污染和事故风险。

国有企业医疗机构还应根据药品的特殊要求进行进一步的分类和分区管理。例如，对于需要冷藏的药品，应设立专门的冷藏区域或冰箱，确保温度在 2℃至 8℃之间。对于需要密封保存的药品，应设立密封区域或使用密封容器进行存放。这样可以防止药品因温度或环境变化而受损，确保其质量和有效性。

国有企业医疗机构还应在分区管理中注重标识和标记的规范和清晰。每个存储区域都应明确标示药品的分类和特殊要求，以便员工能够正确地识别和操作。这包括使用标签、标识牌、图示等方式进行清晰的标记，让所有员工都能够迅速了解每个区域的用途和要求。

为了有效管理药品的分类与分区，国有企业医疗机构还应加强对员工的培训和教育。员工需要了解不同药品的分类和特殊要求，掌握正确的存储和操作方法。通过定期的培训活动，提高员工的安全意识和合规意识，使他们能够正确理解和执行相关的存储管理制度和操作规范。

（四）药品库存管理

为了合理管理药品库存，国有企业医疗机构应建立科学的药品库存管理制度。这个制度包括库存量的控制、采购计划的制定以及库存周转率的监测等方面的内容。通过科学的库存管理，可以避免过多滞销药品的积压，降低资金压力，并提高药品供应效率。

国有企业医疗机构需要根据实际需求和市场需求，制定合理的库存量控制策略。这需要考虑到不同药品的销售情况、有效期限、季节性需求等因素。通过分析历史销售数据和市场趋势，制定合理的库存量目标，避免因库存过高或过低而导致药品浪费或缺货的情况发生。

国有企业医疗机构应制定科学的采购计划，确保库存的及时补充和消耗的合理控制。采购计划应基于实际需求和库存量目标，结合供应商的交货周期和批量要求进行制定。同时，应优化采购流程，确保采购过程的透明度和合规性，防止不必要的浪费和损失。

国有企业医疗机构还应监测和评估库存周转率，以确保药品的有效流通。库存周转率是衡量库存管理效果的重要指标之一，它反映了库存的周转速度和利用率。通过定期监测库存周转率，可以及时发现库存积压或滞销情况，并采取相应的措施，如促销、清理滞销品等，以提高库存周转率和降低资金压力。

除了以上策略，国有企业医疗机构还可以借助信息化技术来优化药品库存管理。例如，建立电子库存管理系统，实时跟踪和管理库存数据，提高库存信息的准确性和可靠性。同时，可以利用数据分析和预测模型，辅助制定库存管理决策，提高供应链的响应能力和灵活性。

二、药品配送管理

（一）配送流程与责任划分

为了确保药品配送的安全和合规性，国有企业医疗机构应建立完善的药品配送流程，并明确各个环节的责任划分。从采购到验收、配送到入库，每个环节都应有明确的责任人员和工作要求。

国有企业医疗机构在采购药品时应与供应商签订明确的合同，并约定药品的交付时间、数量、质量标准等。采购人员应负责与供应商沟通和协调，确保采购订单的准确性和及时性。

国有企业医疗机构在药品验收环节应设立专门的验收人员，负责对收到的药品进行检查和确认。验收人员应按照相关标准和规范，对药品的包装完整性、标识准确性、有效期限等进行仔细检查，确保药品符合要求。

接下来是药品配送环节，国有企业医疗机构应明确配送人员的职责和要求。配送人员应按照配送清单和路线进行配送，并确保药品的安全和完整性。在配送过程中，配送人员应妥善处理药品的包装和保护，避免损坏或泄漏。

最后是药品入库环节，国有企业医疗机构应指定专门的入库人员负责将配送的药品按照规定进行入库。入库人员应核对药品数量和信息，并将药品存放在相应的区域或储柜中，确保药品的分类和分区管理。

为了确保配送流程的安全和合规，国有企业医疗机构还应加强对相关人员的培训和教育。配送人员需要了解配送流程的要求和操作规范，掌握正确的配送方法和技巧。同时，国有企业医疗机构还应建立健全的配送记录系统，记录配送的时间、数量、收货人等重要信息，以便日后的追溯和核查。

国有企业医疗机构还可以考虑引入信息化技术来优化配送管理。通过建立电子配送系统，可以实时跟踪配送过程，提高配送效率和准确性。还可以使用条形码或 RFID 等技术，对药品进行标识和追踪，提高配送过程的可视性和透明度。

（二）配送温度控制

为了确保药品在配送过程中的质量和安全，国有企业医疗机构在药品配送中应严格控制温度，特别是对于易受温度影响的特殊药品。通过采取相应的措施，如冷链运输和保温设备等，可以确保药品在配送过程中的温度符合要求，避免药品质量受损。

针对易受温度影响的特殊药品，国有企业医疗机构应制定明确的温度控制要求。这些要求应基于药品的特性和生产商提供的温度要求，确保在整个配送过程中，药品的温度不超出规定的范围。例如，某些生物制品、疫苗或血液制品需要在低温环境下配送，因此需要设立专门的冷藏区域或使用冷链运输工具。

国有企业医疗机构应选择合适的运输方式和设备来控制药品的温度。冷链运输是一种常用的方式，它利用专门设计的冷藏车辆或容器，在整个配送过程中保持药品的低温状态。还可以使用保温设备来保持药品在合适的温度范围内，避免温度过高或过低对药品质量的影响。

在配送过程中，国有企业医疗机构应加强对温度的监测和记录。配送人员应定期检查和记录药品的温度，确保其符合要求。可以使用温度记录仪或传感器等设备，实时监测温度变化，并及时采取措施纠正异常情况。

同时，国有企业医疗机构还应加强对配送人员的培训和教育，提高其对温度控制的重视和操作技能。配送人员需要了解特殊药品的温度要求，并掌握正确的温度控制方法和操作流程。通过培训，他们可以更好地理解药品配送过程中温度控制的重要性，增强其责任感和专业素养。

（三）配送记录与追溯

为了确保药品配送的透明度和可追溯性，国有企业医疗机构应建立配送记录系统，用于记录每次药品配送的关键信息。配送记录应包括配送时间、数量、收货人等重要信息。这些信息可以通过电子化系统进行记录，也可以手工记录在配送单或相关表格上。国有企业医疗机构也应确保配送记录的准确性和完整性，避免遗漏或错误的信息记录。

国有企业医疗机构应保留相关的配送文件和凭证，以便日后的追溯与核查。这些文件包括采购订单、供应商发票、收货单据、运输记录等。这些文件可以作为证据，用于验证药品的来源、数量和配送情况。通过保存这些文件，可以确保配送过程的可追溯性，提高配送过程的透明度和合规性。

国有企业医疗机构还应建立配送记录和文件的管理制度。这包括制定配送记录和文件的保存期限，以及安全存储和保护措施。根据相关法律法规和政策要求，国有企业医疗机构应确保配送记录和文件的保密性、完整性和可靠性。同时，还应制定相应的访问和使用权限，确保只有授权人员能够查看和处理这些记录和文件。

在配送记录和追溯方面，国有企业医疗机构可以借助信息化技术来提高效率和准确性。建立电子配送记录系统，可以实现数据的自动记录和备份，并提供搜索和检索功能，方便日后的追溯与核查。

三、药品销售管理

（一）销售许可证和资质

为了确保药品销售的合规性和合法性，国有企业医疗机构在进行药品销售前，应及时了解并满足相关的法律法规和政策要求，以获取销售药品所需的许可证和资质。这些要求包括《药品管理法》《药品经营质量管理规范》《药品 GSP 认证规范》等文件中对销售许可证和资质的规定。国有企业医疗机构应按照这些规定，向相关药品监管部门提交申请，并提供必要的材料和证明，以获得销售药品的许可证和资质。

国有企业医疗机构在获得销售许可证和资质后，应加强对相关要求的落实和遵守。这包括制定内部管理制度和操作规范，明确销售药品的责任人员和工作流程，确保销售活动符合法律法规和政策的要求。同时，国有企业医疗机构还应加强对员工的培训和教育，提高他们对销售药品合规性的认识和理解。

国有企业医疗机构还应定期进行销售许可证和资质的审核和更新。根据相关规定，销售许可证和资质通常具有一定的有效期限。国有企业医疗机构应确保在有效期限内及时进行审核和更新，以保持销售活动的合法性和合规性。在审核过程中，需要对销售活动进行全面检查，包括销售记录、销售药品的来源和流向等方面的内容。

最后，国有企业医疗机构还应建立健全的销售记录和档案管理制度。这包括记录销售药品的基本信息、销售数量、销售时间、购买者身份等重要信息，并保存相关的销售凭证和文件。这些记录和档案可以作为证据，用于追溯和核查销售活动的合规性和合法性。

（二）销售记录与监测

为了确保药品销售的合规性和安全性，国有企业医疗机构应建立健全的药品销售记录制度，并对销售过程进行监测和管理。销售记录的建立可以包括销售时间、数量、购买者身份等关键信息，以便日后的追溯与核查。

国有企业医疗机构应建立药品销售记录制度，要求销售人员在每次销售药品时详细记录销售相关信息。这些信息包括销售时间、销售数量、药品批号、有效期限、购买者身份等。销售人员需要准确记录这些信息，并及时存档，确保销售记录的完整性和可追溯性。

国有企业医疗机构应加强对销售记录的管理和保护。销售记录应妥善保存，并采取相应的安全措施，防止丢失或被篡改。可以使用电子化系统进行销售记录的存储和管理，确保数据的安全性和可靠性。国有企业医疗机构还应制定访问和使用权限，确保只有授权人员能够查看和处理销售记录。

国有企业医疗机构还应定期对销售记录进行审核和监测，以确保销售活动的合规性和安全性。审核人员应仔细检查销售记录的准确性和完整性，并核对药品的数量、有效期限等信息是否与实际情况一致。通过定期的审核和监测，可以发现潜在的问题和风险，及时采取措施纠正和改进。

（三）售后服务与投诉处理

为了提升客户满意度和信任度，国有企业医疗机构应建立健全的售后服务制度，确保客户在购买药品后能够得到有效的支持和帮助。这包括提供药品使用说明、咨询服务等。国有企业医疗机构还可以开设在线客服平台或设立专门的客户服务热线，方便客户随时提出问题和反馈意见。

国有企业医疗机构应建立快速响应机制，确保能够及时回应客户的投诉和意见。客户的投诉和意见可能涉及药品质量、配送问题、售后服务等方面。国有企业医疗机构应建立专门的投诉接收渠道，并设立相应的处理流程，以确保每一项投诉都能得到及时处理和解决。

在处理投诉时，国有企业医疗机构应采取积极的态度，认真听取客户的意见，并尽快采取适当的措施解决问题。这可能包括退换货、补偿损失等方式，以满足客户的合理要求。同时，国有企业医疗机构还应记录和分析投诉情况，从中总结经验教训，进一步改进和优化销售和服务流程。

国有企业医疗机构还应加强对员工的培训和教育，提高他们的服务意识和处理投诉的能力。员工需要了解客户的权益和期望，学习如何与客户进行有效沟通，以及如何妥善处理投诉和解决问题。通过培训，可以增强员工的专业素养和责任感，提升售后服务的质量和效率。

最后，国有企业医疗机构应积极回应客户的反馈和建议，倾听客户的声音，并根据客户的需求和期望不断改进和优化自身的产品和服务。通过与客户的良好互动，国有企业医疗机构可以更好地理解市场需求和客户需求，提高自身的竞争力和市场影响力。

第六章　国有企业医疗机构员工权益保护

第一节　平等就业与反歧视

国有企业医疗机构作为公共服务机构，承担着保障人民群众健康的重要责任。在保障员工权益方面，平等就业与反歧视是其中重要的一环。

一、平等就业的原则

平等就业是指不以性别、年龄、残疾、国籍等因素为由，对求职者进行公正、公平、公开的选拔录用。国有企业医疗机构应秉持平等就业原则，确保在招聘、录用、晋升等各个环节中不歧视任何人。

（一）招聘环节

国有企业医疗机构在招聘时应公开公正地发布招聘信息，明确岗位要求和条件。不得以性别、年龄等因素限制某些特定群体的参与。同时，招聘流程应透明，公正评价每一位应聘者的能力和素质，不偏袒任何一方。

国有企业医疗机构作为公共服务机构，其招聘工作应该秉持公平、公正、透明的原则。在招聘信息的发布上，医疗机构应当确保公开公正，不歧视任何人群。招聘信息应包含详细的岗位要求和条件，确保每个应聘者都可以清楚了解到招聘的具体要求，从而提高应聘者的参与度。

国有企业医疗机构在招聘流程中应该注重透明度。招聘流程应该明确并向所有应聘者公示，包括面试、笔试、资格审查等环节。对于每个环节，医疗机构应提供相应的标准和评估方法，确保公正评价每一位应聘者的能力和素质。在面试过程中，评委应该公正客观地评估每位应聘者的表现，不偏袒任何一方。

医疗机构还可以采取多种方法来确保招聘过程的公平性。例如，可以成立由多个部门或专业人士组成的招聘委员会，共同参与评审和决策过程，避免个别人员的主观偏见。同时，医疗机构可以采用统一的评分标准和评价体系，确保评价结果的客观性和公正性。

（二）录用环节

在录用时，国有企业医疗机构应根据应聘者的能力、学历等符合岗位要求的条件进行评估，并公正地进行选拔。

国有企业医疗机构应根据招聘岗位的要求，制定明确的录用标准和条件。这些标准应基于工作职责和所需技能，以确保录用的应聘者具备足够的能力胜任工作。录用标准应透明公开，所有应聘者都有平等的机会参与竞争。

在评估和选拔过程中，医疗机构应遵循公正的原则。评估应聘者的能力和学历时，医疗机构应建立科学、客观的评价体系，采取多种方式，如面试、笔试、考核等，综合评估应聘者的综合素质。评审人员应具备专业知识和经验，严格按照录用标准进行评估，不受个人喜好或歧视因素的影响。

同时，国有企业医疗机构在录用过程中应避免性别、年龄等非相关因素的偏袒。应聘者的性别、年龄等个人特征不应成为录用的决定性因素，而是以其能力和学历是否符合岗位要求作为评估依据。医疗机构应建立公平的选拔程序，确保所有应聘者在竞争中享有平等的机会。

医疗机构可以采取措施来确保录用过程的公正性。例如，设立多人组成的录用委员会，由不同部门或专业人士参与评审和决策，减少个体主观判断的影响。同时，医疗机构可以建立录用结果的申诉机制，为应聘者提供申诉渠道，保障他们的权益和公正待遇。

（三）晋升环节

国有企业医疗机构应建立公正的晋升制度，依据员工的工作表现、能力和贡献进行评价，并以公开透明的方式进行晋升。

国有企业医疗机构应建立明确的晋升标准和评估体系。这些标准应基于员工的工作表现、专业能力和贡献度等因素来确定。医疗机构可以设定不同级别的职位要求和晋升条件，确保晋升过程公平公正，并与员工个人发展目标相匹配。

在评价员工的工作表现和能力时，医疗机构应采取客观的评估方法。可以通过绩效考核、360 度评估、项目贡献等方式来收集多维度的数据，全面了解员工的工作表现和潜力。评审人员应具备专业知识和经验，遵循公正的原则，不受个人喜好或歧视因素的影响。

医疗机构可以采取一些措施来确保晋升过程的公正性。例如，定期公布晋升制度和流程，向员工透明地展示晋升的标准和程序，让员工有清晰的晋升路径和目标。

二、反歧视保护措施

为了有效保护国有企业医疗机构员工的权益，减少和消除歧视现象，以下是一些反歧视保护措施的建议。

（一）法律法规保护

为了有效保护就业者的权益，国家应当制定和完善相关的法律法规，明确禁止在就业过程中的歧视行为。这些法律法规应明确规定各种歧视行为的定义和判断标准，明确禁止以性别、年龄、残疾等因素对就业者进行歧视。同时，法律法规还应规定对违法歧视行为的严厉处罚措施，以起到威慑作用。

国家还应加强对医疗机构的监督管理。通过建立健全的监管体系和机制，加强对医疗机构的监督、检查和评估工作，确保医疗机构严格遵守法律法规，不进行任何形式的歧视行为。对于违法违规的医疗机构，应采取相应的惩罚措施，包括罚款、责令整改、吊销执照等，以维护就业者的合法权益。

（二）增加宣传教育力度

医疗机构可以通过多种途径进行宣传教育，包括内部培训、宣传资料、公开讲座等形式。可以邀请专家学者或人权组织的代表来进行讲解，向员工普及相关法律法规，以及平等就业和反歧视的重要性。同时，医疗机构还可以制作宣传资料，如海报、宣传册等，展示平等就业理念和政策，引导员工树立正确的价值观。

医疗机构可以建立员工咨询和投诉机制，为员工提供相应的服务和支持。建立一个安全、开放的沟通渠道，让员工可以自由地提出疑问、反映问题，并及时回应和处理。同时，医疗机构应确保员工投诉的保密性和公正性，对于发现的歧视行为，要及时采取纠正措施，保护受到歧视的员工权益。

医疗机构还可以组织丰富多样的活动来增加员工对平等就业和反歧视的认识。可以举办座谈会、讲座或研讨会，邀请相关专家分享经验和案例，引发员工的思考和讨论。同时，还可以开展主题宣传活动，如平等就业周、反歧视日等，通过各种形式的活动来提高员工的关注度和参与度。

（三）加强培训

医疗机构应根据员工的工作岗位和职责，制定相应的培训计划和课程。这些培训计划应包括基础知识培训、专业技能培训以及管理能力培训等方面。通过培训，提升员工的专业水平和能力，使他们在工作中能够胜任各项任务，并具备应对挑战和变化的能力。

医疗机构可以邀请内外部专家来进行培训，分享最新的医学知识和技术进展。通过与行业专家的交流和学习，员工可以不断更新自己的知识和技能，跟上医疗行业的发展趋势。医疗机构还可以组织内部培训班或研讨会，鼓励员工之间的经验分享和互动交流，促进彼此的学习和成长。

同时，医疗机构还应注重培养员工的职业道德和职业操守。通过培训，加强员工的职业伦理意识，提高他们对患者隐私、权益等敏感问题的处理能力。医疗机构可以设立专门的培训模块，包括医疗伦理、医患沟通等内容，引导员工遵循职业道德准则，提供优质的医疗服务。

医疗机构还可以鼓励员工参与外部培训和学习机会，如行业研讨会、学术会议等。提供经费支持和时间安排，使员工有机会接触更广泛的专业知识和交流平台，不断提升自己的专业素质和职业技能。

（四）建立投诉渠道

医疗机构应建立一个安全、开放、保密的投诉渠道，让员工可以自由地提出投诉。可以设立专门的投诉受理部门或设立热线电话，为员工提供投诉咨询和受理服务。同时，在医疗机构内部广泛宣传这一投诉渠道，确保员工充分了解并信任该渠道，愿意积极反映问题。

医疗机构应制定明确的投诉处理流程和时间要求。一旦收到投诉，医疗机构应及时进行调查和核实，并保护投诉人的隐私和权益。在处理投诉过程中，医疗机构应采取公正、客观的态度，遵循程序，对涉及的人员进行听证或面谈等方式，获取相关证据和情况，做出合理的判断和决策。

同时，医疗机构还应确保投诉结果的透明性和公正性。无论投诉是否成立，医疗机构都应向投诉人及时反馈处理结果，并解释相关决策的理由。对于确实存在的歧视行为，医疗机构应迅速采取纠正措施，包括警告、处罚或重新安置等，以保护受到歧视的员工的权益。

（五）统计数据分析

医疗机构应建立一个完善的员工信息管理系统，包括员工的基本信息、职位变动、晋升记录等。在这个系统中，医疗机构可以设立特殊字段，用于记录员工的性别、年龄等相关信息。这样可以方便进行数据统计和分析，及时发现潜在的歧视问题。

医疗机构可以定期对员工的基本信息进行统计和分析，了解不同群体在各个职位上的分布情况。通过比较不同群体的人数和比例，可以判断是否存在性别、年龄等方面的不平衡现象，是否有潜在的歧视问题存在。

医疗机构还可以将员工的基本信息与其他关键指标进行关联分析。例如，可以将员工的晋升情况与性别、年龄进行比较，观察是否存在性别或年龄对晋升机会的影响。通过这种分析，可以及时发现晋升过程中可能存在的歧视问题，并采取相应的改进措施。

医疗机构还可以结合员工满意度调查、离职原因分析等方法，进一步了解员工对于就业环境和晋升机会的感受和评价。通过收集员工的反馈意见和建议，可以更加全面地了解歧视问题的存在和影响，为制定改进措施提供参考。

第二节 工作环境与安全保护

良好的工作环境和安全保护措施不仅能够提高员工的工作积极性和生产效率，也能够保障员工的身体健康和人身安全。

一、工作环境改善

一个良好的工作环境可以为员工提供舒适、安全和愉悦的办公条件，从而促进他们更好地完成工作任务。

（一）办公场所设计与布局

办公场所的设计和布局是提升工作环境的重要因素之一。为了改善工作环境，国有企业医疗机构应该确保办公室的通风和采光良好。良好的通风可以有效地排除室内污浊空气，提供员工一个清新的工作环境。而充足的自然光线能够降低员工的眼睛疲劳和压力感，提高工作效率和舒适度。

不同的工作岗位和职责需要不同的工作空间，国有企业医疗机构应根据员工的实际需求进行规划和布置。确保员工有足够的私人空间和工作区域，以保护员工的隐私权和专注度。同时，还应考虑到员工的交流和协作需求，设置合适的会议室和休息区，方便员工之间的互动和沟通。

还要注意办公设施的舒适性和人性化，为员工提供符合人体工程学原理的办公家具和设备，如符合人体曲线的椅子、调节高度的桌子等，以提供一个舒适的工作环境。还可以增加一些绿植和装饰品，营造一个温馨宜人的办公氛围。

（二）设备和工具配备

为了改善工作环境，国有企业医疗机构应该配备符合标准的办公设备和工作工具，以提供便利和支持员工的工作。

要确保电脑、打印机、传真机等基础设备的正常运行和维护。这些设备是员工日常工作中不可或缺的工具，因此必须保证其性能稳定和操作便捷。定期进行设备检查和维护，及时解决故障和问题，确保员工能够顺利地进行工作。

根据员工的实际需求提供合适的医疗设备、仪器和工具。国有企业医疗机构的员工可能需要使用各种医疗设备和工具来完成诊断、治疗和护理工作。这些设备和工具应当符合相关的安全标准和质量要求，并经过严格的测试和验证。同时，要定期进行设备的检测和校准，确保其准确性和可靠性。

还应关注员工的人体工学需求。根据员工的身高、体型和工作特点，选择符合人体工学原理的办公家具和设备。例如，调节高度的工作台、符合人体曲线的椅子等，可以减少员工的身体疲劳和不适感，提高工作效率和舒适度。

国有企业医疗机构还可以考虑引入一些先进的信息技术设备和工具，如电子病历系统、智能诊断仪器等。这些设备和工具可以提高工作效率和质量，简化工作流程，减少纸质文件的使用，提升数据管理的精确性和安全性。

（三）办公设施的卫生与清洁

为了改善工作环境，国有企业医疗机构应该加强办公设施的卫生与清洁管理。

定期进行办公室的清洁和消毒工作，确保空气质量和卫生条件达到标准要求。办公室是员工日常工作和活动的场所，必须保持干净整洁。定期清扫地面、擦拭桌面、清洗窗户等，可以有效去除灰尘、污垢和细菌，提供一个清新和卫生的工作环境。同时，还要特别关注公共区域和接触频次高的物品，如门把手、电梯按钮等，进行消毒处理，减少病菌的传播。

设置垃圾分类和回收箱，引导员工养成良好的环保习惯。在办公室内设置不同类型的垃圾桶，如可回收物、湿垃圾和干垃圾等，鼓励员工按照规定将垃圾进行分类投放。同时，加强对员工的环保教育和宣传，增强他们的环保意识，减少对环境的负面影响。

（四）职工休息和娱乐设施

为了改善工作环境，国有企业医疗机构可以提供一些职工休息和娱乐设施，以缓解员工的工作压力和提高工作效率。

设置休息室或茶水间，为员工提供休息和放松的场所。这些休息空间可以配备舒适的沙发、桌椅和茶水设备，让员工可以在工作间隙或休息时间内放松身心，喝杯茶或阅读书刊。这样的休息环境可以提供一个短暂的放松时光，帮助员工恢复精力，减轻工作压力。

建立健身房或多功能活动室，提供运动和娱乐设施。健身房可以配备各种健身器材，如跑步机、哑铃、健身器械等，让员工进行锻炼和运动。多功能活动室可以用于举办团队活动、培训课程、座谈会等，给员工提供一个交流和娱乐的场所。这些设施可以促进员工的身体健康和心理放松，增强团队凝聚力和员工满意度。

还可以组织一些文化艺术活动和社交聚会。例如，举办音乐会、戏剧演出、艺术展览等，为员工提供一个欣赏和参与的机会。同时，定期组织员工聚餐、户外郊游、旅行等活动，增进员工之间的交流和友谊。这些活动不仅可以缓解工作压力，还可以增强员工的归属感和幸福感。

（五）员工意见和建议的采纳

为了改善工作环境，国有企业医疗机构应该鼓励员工积极参与到工作环境改善中来。

定期开展员工满意度调查，了解员工对工作环境的评价和需求。可以通过问卷调查、个别面谈等方式收集员工的意见和建议。这样的调查可以帮助管理层了解员工的真实感受和需求，发现问题所在，并为改进提供参考。

要充分尊重员工的意见和建议，并及时采纳和落实。当员工提出合理的建议和反馈时，管理层应该认真听取，并进行评估和分析。如果建议被认可并符合公司政策和目标，应该及时采取行动，并向员工反馈改进措施的进展情况。这样可以增强员工的归属感和满意度，同时也能够激励其他员工积极参与到工作环境改善中来。

还可以设立一个员工意见箱或提案平台，让员工随时提出意见和建议。这种方式可以为员工提供一个匿名和自由表达的空间，促进员工更加积极地参与到工作环境改善中来。管理层应该定期审查并回复员工提出的意见和建议，让员工感受到他们的声音得到了重视和回应。

最后，要加强沟通和反馈机制，确保员工知道他们的意见和建议被认真对待。可以定期组织会议或座谈会，向员工汇报工作环境改善的进展情况，并征求更多的意见和建议。同时要向员工解释无法采纳某些建议的原因，并给予合理的解释，以避免员工的不满和误解。

二、安全保护措施

由于医疗工作的特殊性质，员工在工作中面临着一定的安全风险。因此，采取适当的安全保护措施至关重要，以确保员工的人身安全和工作环境的安全。

（一）制定和实施安全操作规程

国有企业医疗机构应该制定和实施相应的安全操作规程，明确员工在工作中应该注意的安全事项和操作流程。

1.制定手卫生规程

手卫生是预防交叉感染和疾病传播的重要环节。国有企业医疗机构应该制定手卫生规程，明确员工在接触患者、处理药品或设备之前、之中、之后应该进行的手卫生步骤。规程可以包括正确洗手的方法、使用洗手液或消毒剂的程序、戴手套的时机和方法等。通过规范的手卫生操作，可以有效减少病原体的传播，提高医疗环境的安全性。

2.制定消毒操作规程

消毒是确保医疗设备和工作环境清洁和无菌的关键步骤。国有企业医疗机构应该制定消毒操作规程，明确不同器械和设备的消毒要求和操作流程。规程可以包括选择合适的消毒剂、正确使用消毒器械、设定消毒时间和温度等。通过遵循规程，可以有效杀灭病菌和病毒，确保医疗设备和工作环境的安全性。

3.制定药品管理规程

药品管理是确保药品质量和用药安全的关键措施。国有企业医疗机构应该制定药品管理规程，明确药品的储存、配发、使用和处置等方面的要求。规程可以包括药品的分类和标识、药物储存条件、药品配发和使用的程序等。通过规范的药品管理，可以减少药品误用和滥用的风险，确保患者和员工的用药安全。

4.制定设备使用规程

医疗设备的正确使用是保障医疗工作顺利进行和患者安全的重要环节。国有企业医疗机构应该制定设备使用规程，明确设备的操作步骤、维护和保养要求、紧急情况下的处理方法等。规程可以包括设备的开机和关闭流程、正确使用设备的方法、设备故障和维修的报告程序等。通过规范的设备使用操作，可以降低设备操作错误和事故的发生风险，保障医疗工作的安全进行。

（二）个人防护装备的配备和使用

为了保护员工的人身安全，国有企业医疗机构应该配备必要的个人防护装备，并鼓励员工正确使用。

根据不同工作岗位的特点和职业危害的类型，进行个人防护装备的配备。国有企业医疗机构应该根据具体情况，确定不同工作岗位所需的个人防护装备。例如，接触患者的医护人员可能需要佩戴口罩、手套和护目镜等，以防止呼吸道飞沫或体液的污染；与化学物质接触较多的工作岗位可能需要佩戴防护服和防护手套等，以降低化学物质对皮肤的刺激和侵害。通过合理的配备个人防护装备，可以减少职业危害对员工健康的影响。

加强员工对个人防护装备的使用培训。仅仅配备个人防护装备是不够的，还需要确保员工能够正确佩戴和使用这些装备。国有企业医疗机构应该加强对员工的个人防护装备使用培训，包括如何正确佩戴口罩、手套和护目镜等，如何穿戴和脱下防护服等。培训还可以涉及个人防护装备的存放和维护要求，以保证其有效性和安全性。通过培训，员工可以了解个人防护装备的重要性，并学会正确使用这些装备，降低职业危害的风险。

还要定期检查和更换个人防护装备。个人防护装备的有效性与完整性对于保护员工的安全至关重要。国有企业医疗机构应该定期检查个人防护装备的状态，确保其没有损坏或过期。同时，根据需要，及时更换个人防护装备，以保持其良好的功能和性能。员工也应该被鼓励在发现个人防护装备有损坏或失效的情况下及时报告，以便进行修复或更换。

（三）建立应急预案与演练

1.建立应急预案

应急预案是为了应对突发事件和紧急情况而制定的行动计划。国有企业医疗机构应该根据可能发生的各种突发事件和紧急情况，制定相应的应急预案。预案可以包括火灾、自然灾害、传染病暴发等多种突发事件的处理办法。预案应该明确各种突发事件发生时的紧急处置流程、责任分工、资源调配等内容，以便在突发事件发生时能够迅速、有效地应对。

2.定期进行应急演练

仅仅有应急预案是不够的，还需要通过定期的应急演练来验证预案的可行性和有效性。国有企业医疗机构应该定期组织应急演练，模拟各种突发事件的发生，让员工参与其中，并按照预案进行紧急处置。演练过程中可以测试员工的应变能力、沟通协作能力和决策能力，发现问题并及时进行改进。通过应急演练，可以提高员工应对突发事件和紧急情况的能力，减少事故伤害的发生，并及时采取措施保护员工的安全。

3.定期评估和更新应急预案

应急预案需要根据实际情况进行定期评估和更新。国有企业医疗机构应该定期评估应急预案的有效性和适用性，根据评估结果进行必要的修订和更新。同时，还要收集和分析实际应急事件的经验教训，为预案的完善提供依据。这样可以确保应急预案与实际情况相符，提高应对突发事件和紧急情况的能力。

（四）加强安全培训和意识提高

国有企业医疗机构应该加强安全培训和意识提高，提高员工对安全工作的重视和认识。

1.组织定期的安全培训活动

国有企业医疗机构可以定期组织安全培训活动，向员工传达安全知识和技能，增强他们的安全意识和自我保护能力。培训内容可以包括职业危害的认识和防范、紧急情况的应对和处理、安全操作规程的遵守等。通过培训，可以提高员工对安全工作的理解和认识，使其了解安全工作的重要性，并掌握必要的安全知识和技能。

2.开展安全文化建设活动

安全文化是指在组织中形成的一种共同价值观和行为模式，倡导员工将安全作为首要任务并内化于自己的工作中。国有企业医疗机构可以通过开展各种活动，营造良好的安全氛围，使安全成为每个员工的责任和习惯。例如，可以开展安全主题讲座、安全知识竞赛、安全经验分享等，增强员工对安全的关注和重视。还可以制作宣传资料、张贴安全标语，提醒员工注意安全，强化安全意识。

3.加强安全信息的传达和沟通

国有企业医疗机构应该建立有效的安全信息传达渠道，确保安全信息能够及时准确地传达给员工。可以通过内部通告、电子邮件、会议等方式向员工发布安全信息，如新的安全规定、事故案例分析、安全预警等。同时鼓励员工参与安全管理，积极提出安全问题和改进建议，并建立反馈机制，及时处理和解决员工的安全问题和需求。

第三节　员工隐私权保护

随着信息技术的快速发展和应用，员工隐私面临着越来越多的挑战和威胁。因此，加强员工隐私权保护，确保员工个人信息安全和隐私不被侵犯，已经成为一个亟待解决的问题。

隐私权是指个人对其个人信息和私密活动不受干扰和侵犯的权利。员工隐私权的保护对于维护员工的尊严、自由和安全具有重要意义。只有在保护员工隐私权的前提下，员工才能够更好地工作和生活，同时也可以增强员工对组织的信任感和归属感。

一、员工个人信息的收集和使用

员工个人信息的收集和使用是国有企业医疗机构中非常重要的一项工作。合理、合法地收集和使用员工个人信息，对于企业管理和运营具有重要意义。但在进行员工个人信息的收集和使用时，必须遵循一定的原则和规范，确保信息的安全和隐私不被侵犯。

（一）收集员工个人信息的目的和方式

国有企业医疗机构在收集员工个人信息时，必须明确收集的目的和方式，并经过员工的同意。收集的个人信息应与企业管理和运营相关，并尽量遵循最少必要原则，即只收集与工作任务和职责相关的信息。同时，应告知员工个人信息的收集目的、范围和使用方式，以便员工清楚了解自己的个人信息将如何被使用。

国有企业医疗机构可以收集员工的基本个人信息，包括姓名、性别、年龄、籍贯等，用于进行人事管理和组织协调。这些信息有助于确定员工的身份、了解员工的基本情况，并为员工提供相应的福利和保障。

国有企业医疗机构可以收集员工的教育背景和工作经历等履历信息，用于评估员工的能力和适配度。这些信息有助于确定员工的专业背景和工作经验，为员工分配合适的岗位和开展相应的培训计划。

国有企业医疗机构还可以收集员工的健康状况和体检结果等健康信息，用于保障员工的健康和安全。这些信息有助于了解员工的身体状况，及时发现和处理健康问题，并提供相应的医疗保障和健康管理服务。

国有企业医疗机构可能需要收集员工的银行账户信息和社会保险相关信息，用于支付薪酬和办理社会保险等事务。这些信息有助于确保员工薪酬的准确支付和合法权益的维护。

（二）合法性和正当性原则

国有企业医疗机构在收集和使用员工个人信息时，必须遵守法律法规的规定，并且遵循合法性和正当性原则。这意味着收集和使用员工个人信息必须具备合法性，不能违反相关的法律法规，也不能损害员工的合法权益。

国有企业医疗机构在收集员工个人信息前，需要明确依据的法律法规。例如，根据《中华人民共和国劳动法》和《个人信息保护法》，企业可以合法地收集员工的基本个人信息、健康信息和薪酬信息等，但必须明确告知员工收集的目的和方式，并经过员工的同意。

国有企业医疗机构在使用员工个人信息时，必须确保使用的目的是正当的。正当的目的通常包括人事管理、薪酬支付、职业发展和员工福利等与企业管理和运营相关的目的。不得将员工个人信息用于其他非法或不正当的用途，如滥用员工个人信息进行商业推销或非法牟利等行为。

国有企业医疗机构在收集和使用员工个人信息时，还需要遵循数据主体知情同意的原则。即在收集和使用员工个人信息前，必须向员工明确告知收集的目的、范围和使用方式，并经过员工的自愿同意。这可以通过书面同意或在线确认等方式实现，以确保员工对个人信息收集和使用的知情权和选择权。

在遵循合法性和正当性原则的基础上，国有企业医疗机构还应采取相应的措施保护员工个人信息的安全和隐私。例如，加强信息安全管理，建立完善的数据保护制度和技术措施，限制访问和使用权限，定期进行信息安全检查和评估等，以确保员工个人信息的保密性和安全性。

（三）保密原则

国有企业医疗机构在收集和使用员工个人信息时，必须遵守保密原则，确保员工个人信息的保密性和安全性。以下是一些保密措施和原则可以采取。

1.限制访问权限

国有企业医疗机构应当仅允许经过授权的人员访问和使用员工个人信息。可以通过建立访问控制机制、分配账号和密码等方式，限制只有特定人员才能够访问和处理员工个人信息。

2.明确权限管理

国有企业医疗机构应当明确规定员工个人信息的访问和使用权限，并根据员工岗位和职责的需要进行适当的权限划分。这样可以避免未经授权人员滥用或泄露员工个人信息。

3.加密和脱敏处理

国有企业医疗机构可以采用加密和脱敏处理技术，对员工个人信息进行保护。加密可以确保信息在传输和存储过程中不被非法获取，脱敏处理可以减少敏感信息的可识别性。

4.安全存储和传输

国有企业医疗机构应当采取相应的技术和组织措施，确保员工个人信息的安全存储和传输。可以使用防火墙、数据加密技术等方式，防止信息在存储和传输过程中被未经授权的人员访问。

5.建立审计机制

国有企业医疗机构可以建立审计机制，监控员工个人信息的访问和使用情况。通过记录和审查系统日志，及时发现和处理不当操作或异常行为，确保员工个人信息的安全和合规性。

6.员工保密协议

国有企业医疗机构可以要求员工签署保密协议，明确约定员工对个人信息的保密责任和义务。这样可以加强员工对个人信息保密的意识，增强其对隐私权的重视。

7.增强员工培训

国有企业医疗机构应加强员工关于个人信息保密的培训和教育，提高员工对隐私保护的认识和意识。员工应该了解保密政策和流程，并知道如何正确处理和保护个人信息。

（四）个人信息的删除和销毁

在员工离职或个人信息不再需要的情况下，国有企业医疗机构有责任及时删除或销毁员工的个人信息，以确保信息的安全和隐私不被滥用和泄露。个人信息的删除和销毁应采取以下安全可靠的方式。

1.制定明确的数据保留期限

国有企业医疗机构应制定明确的数据保留期限，并根据相关法律法规和政策规定进行合理的数据保留。一旦个人信息超过保留期限，应立即予以删除或销毁。

2.采用安全的删除方法

国有企业医疗机构应使用安全的删除方法，确保个人信息无法恢复。可以通过物理销毁介质、软件数据清除、数据覆盖等方式进行删除，防止个人信息被恶意获取。

3.记录删除和销毁操作

国有企业医疗机构应记录个人信息的删除和销毁操作，并保存相应的日志。这样可以对删除和销毁过程进行追溯和证明，以防止潜在的法律纠纷和争议。

4.建立数据备份与恢复机制

国有企业医疗机构应建立数据备份与恢复机制，确保在删除或销毁个人信息时不会影响到其他合法用途。备份数据应根据需要进行定期备份，并严格控制访问权限，以防止未经授权的访问和使用。

5.定期进行隐私保护检查和评估

国有企业医疗机构应定期进行隐私保护检查和评估，确保个人信息的删除和销毁工作符合相关法律法规的要求。可以委托第三方机构进行安全评估，对数据处理流程和操作进行审查，提高隐私保护的合规性和有效性。

二、员工隐私权的保护措施

为了加强员工隐私权的保护，国有企业医疗机构可以采取以下措施。

（一）建立完善的隐私保护制度和政策

在国有企业医疗机构中，建立完善的隐私保护制度和政策是非常重要的。这些制度和政策应当明确规定员工隐私权的保护范围和原则，以保证员工的个人隐私得到有效的保护。

在隐私保护制度和政策中，应当明确规定员工个人信息的收集、使用、存储和销毁等方面的规定。国有企业医疗机构需要收集员工的一些个人信息，以便进行员工管理和工作安排。然而，在收集这些信息时，必须遵守相关的法律法规，并且只能收集必要的信息。对于收集到的员工个人信息，应当明确规定其使用的目的和范围，不得超出合理的范围。同时，这些制度和政策还应当规定员工个人信息的存储方式和期限，确保信息的安全性和合规性。当员工离职或者个人信息不再需要时，应当及时销毁这些信息，避免信息泄露和滥用。

在隐私保护制度和政策中，应当明确规定员工隐私权的保护原则。这些原则包括但不限于以下几点：首先，明确告知员工关于个人信息收集和使用的目的、方式和范围，并取得员工的同意；其次，严格限制员工个人信息的访问权限，只有特定的授权人员才能查看和使用这些信息；再次，建立严格的安全措施，确保员工个人信息的保密性和完整性；最后，建立投诉机制和相应的处罚措施，对违反隐私保护制度和政策的行为进行监督和惩戒，以强化隐私保护的效果。

在建立完善的隐私保护制度和政策时，国有企业医疗机构还应当加强员工的隐私保护培训和意识。通过组织相关的培训活动，向员工传达隐私保护的重要性和必要性，并教育员工如何正确处理个人信息和隐私问题。同时，鼓励员工积极参与隐私保护工作，提供有效的建议和反馈，共同促进隐私保护制度的落实和改进。

（二）加强员工隐私意识的培养和教育

通过提高员工对个人信息保护的重视和意识，可以有效减少隐私泄露和滥用的风险。

国有企业医疗机构可以开展相关的培训活动，向员工普及隐私保护的知识和技巧。这些培训可以包括但不限于以下内容：介绍个人信息的定义和分类，解释个人信息保护的法律法规和政策要求，讲解个人信息收集、使用、存储和销毁的原则和流程，介绍常见的隐私泄露和滥用案例，以及提供防范和应对这些风险的方法和建议。通过这样的培训，员工可以更加清楚地了解个人信息保护的重要性和必要性，学习到正确处理个人信息的方法和技巧。

组织讲座和宣传活动也是加强员工隐私意识的有效方式。国有企业医疗机构可以邀请专家学者、法律顾问或相关部门的负责人等，给员工进行讲座，介绍隐私保护的重要性和相关政策法规。可以通过内部刊物、宣传栏、企业内部网站等渠道，发布宣传材料和案例，提醒员工注意个人信息保护的问题，并提供相应的防范措施和建议。这些讲座和宣传活动可以帮助员工更好地理解和关注隐私保护的重要性，进一步增强其自我保护意识。

国有企业医疗机构可以建立员工隐私保护的问答平台或咨询服务，为员工提供隐私保护方面的指导和支持。员工可以在这个平台上提出关于个人信息保护的问题或困惑，得到专业人士的回答和建议。这样的问答平台或咨询服务可以促使员工主动参与隐私保护工作，增强其对个人信息安全的关注和重视。

最后，国有企业医疗机构还应当加强对员工隐私保护意识的监督和评估。可以定期开展隐私保护意识的测评活动，通过问卷调查、面试等方式，了解员工对个人信息保护的理解和实践情况。根据评估结果，及时采取相应的措施和改进方案，进一步提高员工的隐私保护意识和能力。

（三）严禁未经员工同意将个人信息提供给第三方

为了保护员工的个人信息安全，国有企业医疗机构应当严禁未经员工同意将个人信息提供给第三方。这一措施旨在避免员工个人信息被滥用和泄露，确保其隐私权得到有效保护。

在与外部合作伙伴进行数据共享时，国有企业医疗机构应当签订保密协议。这份协议应明确限制合作伙伴对员工个人信息的使用范围和目的，禁止将个人信息用于任何未经授权的商业或非商业用途。合作伙伴应承诺采取必要的技术和组织措施，确保员工个人信息的安全性和保密性。协议还应规定对违反保密义务的合作伙伴进行追责和赔偿的条款，以加强保护措施的有效性。

国有企业医疗机构在选择外部合作伙伴时，应进行严格的背景调查和风险评估。了解合作伙伴的隐私保护措施和数据安全管理能力，确保其具备足够的能力和信誉来保护员工个人信息的安全。同时，定期对合作伙伴进行审查和监督，确保其持续遵守保密协议和相关法律法规的要求。

（四）建立投诉处理机制

为了保护员工的隐私权，国有企业医疗机构应建立投诉处理机制，及时处理员工对隐私权侵犯的投诉和举报。

国有企业医疗机构应明确告知员工隐私保护政策和投诉处理程序。这包括向员工介绍隐私保护规定、投诉渠道以及相关流程和时间要求等内容。员工应清楚知道在发生隐私权侵犯问题时应该如何进行投诉，并且能够获得及时有效的回应。

国有企业医疗机构应设立专门的投诉处理部门或委员会。该部门或委员会负责接收、调查和处理员工的投诉和举报。这些投诉处理人员需要具备专业的知识和技能，以便妥善处理隐私权侵犯的案件。他们应当保持中立和公正，确保投诉事宜得到公正处理。

同时，国有企业医疗机构应确保投诉处理程序的透明性和保密性。员工在提起投诉时，应享有合理的保密待遇，不用担心个人信息的泄露或报复。投诉处理程序应公开透明，确保员工了解整个投诉处理的流程和结果。

国有企业医疗机构应建立投诉跟踪和反馈机制。这意味着在接收到投诉后，要及时跟进调查、收集证据，并向投诉人提供及时的反馈。投诉处理部门或委员会应设立专门的联系渠道，以便员工随时查询投诉进展情况，并得到满意的答复。

对于发现违反隐私保护规定的行为，国有企业医疗机构应采取相应的调查和处理措施。这可能包括内部调查、听证会、纪律处分等。必要时，还可以协助员工向有关监管部门或司法机构提起诉讼或举报，确保违法行为得到依法追究和惩治。

第四节　职业健康与心理健康保护

在当前社会经济发展快速的背景下，员工的工作压力不断增加，身心健康问题逐渐凸显。因此，国有企业医疗机构应该积极采取措施，保护员工的职业健康和心理健康。

一、职业健康管理

通过建立完善的职业健康管理体系，可以及时发现和预防职业病和其他健康问题，保障员工的身体健康和工作安全。

（一）健康检查与筛查

国有企业医疗机构应该定期进行员工健康检查和筛查，以及时发现和诊断潜在的职业病或健康问题。

要进行全面的健康检查。健康检查可以包括体格检查、生物化学指标检测、职业病相关检查等。体格检查可以评估员工的身体状况，如血压、心率、肺功能等。生物化学指标检测可以检测员工的血液、尿液、肝功能、肾功能等，了解身体的生理状态。职业病相关检查可以针对特定岗位的职业危害因素进行检测，如噪音暴露的听力检查、粉尘暴露的肺功能检查等。通过这些检查，可以及早发现职业病或健康问题，并采取相应的治疗和预防措施。

根据不同岗位的特点，制定相应的职业健康筛查方案。不同岗位可能面临不同的职业危害因素，需要根据具体情况制定相应的筛查方案。例如，对于长时间接触噪音的员工，可以进行定期的听力检查；对于经常接触有害化学物质的员工，可以进行相关的生物标志物检测；对于需要长时间站立或操作重物的员工，可以进行骨密度检查等。通过针对性的筛查，可以早期发现潜在的职业健康问题，并采取措施加以防治。

要建立健康档案和信息管理系统。为每位员工建立健康档案，记录其健康检查和筛查结果，以及相关的职业危害暴露情况和个人健康状况。同时，建立健康信息管理系统，便于对员工的健康情况进行跟踪和分析。这样可以更好地了解员工的职业健康状况，为健康管理和预防提供依据。

（二）健康教育与培训

为了提高员工的健康意识和自我保护能力，国有企业医疗机构应该开展健康教育与培训活动。

开展职业病防治知识的培训。职业病是由于长期接触或暴露于特定工作环境中的危害因素而引起的疾病，对员工的身体健康造成潜在威胁。通过开展相关培训，向员工传授职业病的基本知识、预防措施和早期识别方法等。培训内容可以包括职业病的分类和病因、常见职业病的症状和防范措施、个人防护用品的正确使用等。通过这样的培训，可以提高员工对职业健康的认识和了解，使其能够主动采取正确的防护措施，减少职业病的发生和伤害风险。

介绍劳动保护法律法规和政策。员工对劳动保护法律法规和政策的了解，可以帮助他们更好地维护自己的合法权益和保护自身的健康与安全。培训内容可以包括劳动法、职业病防治法、安全生产法等相关法律法规的主要内容和要求。通过向员工介绍这些法律法规，使其能够了解自己的权益和责任，并在工作中遵守相应的规定和标准。

（三）健康档案与管理

建立健康档案是职业健康管理的重要环节之一。国有企业医疗机构应该建立员工的健康档案，记录其健康信息和相关数据，为后续的健康管理提供依据。

健康档案可以包括个人基本信息、健康检查结果、职业暴露史、职业病史等内容。个人基本信息可以包括姓名、性别、年龄、联系方式等；健康检查结果可以包括体格检查、生物化学指标检测、职业病相关检查等；职业暴露史可以记录员工接触的危险因素和时间；职业病史可以记录员工是否曾患过职业病或与工作相关的健康问题。通过建立健康档案，可以全面了解员工的健康状况，为后续的健康管理和干预提供依据。

健康档案涉及员工的个人隐私和敏感信息，国有企业医疗机构应该建立健全的保密制度和安全管理措施。只有授权人员才能访问和使用健康档案，确保员工的隐私权得到保护。同时，要加强数据的备份和存储，防止数据丢失或泄露的风险。合规使用电子健康档案系统可以提高信息的安全性和可靠性。

随着时间推移，员工的健康状况可能发生变化，因此需要定期更新健康档案中的信息。例如，定期进行健康检查和筛查，及时记录新的检查结果；定期了解员工的职业暴露情况，更新相应的数据；随时记录员工的健康事件和相关医疗记录。这样可以保持健康档案的准确性和完整性，为后续的健康管理和干预提供可靠的依据。

二、心理健康支持

在高压的工作环境下，员工的心理健康也需要得到关注和保护。通过提供心理健康支持服务，可以帮助员工应对工作压力，减轻心理负担，促进身心健康。

（一）心理咨询与辅导

国有企业医疗机构可以提供心理咨询与辅导服务，为员工提供情绪管理和心理调适方面的支持。

1.建立心理咨询与辅导服务

国有企业医疗机构可以聘请专业的心理咨询师或心理医生，建立心理咨询与辅导服务团队。这些专业人员可以为员工提供面对面或线上的心理咨询和辅导，以满足他们的需求和问题。通过与员工的交流，心理咨询师可以倾听他们的困扰和问题，并提供专业的建议和指导，帮助他们解决心理困扰，增强应对压力和困难的能力。

2.提供情感宣泄和心理疏导

在工作和生活中，员工可能会面临各种压力和挑战，需要有一个安全、开放的环境来宣泄情感和寻求心理疏导。心理咨询与辅导服务可以为员工提供这样的空间，让他们倾诉内心的困扰和焦虑，得到情感的宣泄和释放。心理咨询师可以倾听员工的问题，并给予理解、支持和鼓励，帮助他们缓解压力，调整心态。

3.提供专业建议和指导

心理咨询与辅导服务不仅可以提供情感支持，还可以通过专业知识和技巧，为员工提供针对性的建议和指导。例如，心理咨询师可以教授员工一些应对压力和困难的方法，如放松训练、积极思维、问题解决等。他们还可以提供有关情绪管理、人际关系、工作生活平衡等方面的专业建议，帮助员工更好地适应和应对各种挑战。

（二）压力管理与工作平衡

国有企业医疗机构可以开展压力管理和工作平衡的培训和指导，帮助员工有效管理工作压力，实现工作与生活的平衡。

1.开展时间管理的培训

时间管理是有效利用时间和资源，提高工作效率的关键。国有企业医疗机构可以为员工提供时间管理的培训，教授他们如何合理安排工作时间、设置优先级、制定计划和目标等。通过学习时间管理技巧和方法，员工可以更好地组织和规划工作，减少时间上的浪费和压力。

2.提供自我调节和情绪管理的指导

工作中可能会面临各种挑战和压力，而有效的自我调节和情绪管理是缓解压力的重要手段。国有企业医疗机构可以向员工提供自我调节和情绪管理的指导，教授他们一些应对压力和情绪的方法，如放松训练、深呼吸、积极思维等。员工可以通过这些方法来缓解压力、调整心态，提高情绪稳定性和抗压能力。

3.提倡工作与生活的平衡

国有企业医疗机构可以通过开展工作与生活平衡的培训和指导，帮助员工找到合理的工作与生活的平衡点。培训内容可以包括如何分配时间、制定个人目标、保持身心健康等方面的指导。员工可以学习如何设定工作时间和休息时间的界限，如何充实自己的个人生活，以减少工作带来的压力和疲劳。

（三）团队活动与员工福利

国有企业医疗机构可以组织一些团队活动和员工福利，增加员工之间的交流和减轻工作压力。

1.定期组织团建活动

团建活动可以增强员工之间的沟通和合作，提升团队凝聚力和归属感。国有企业医疗机构可以定期组织团建活动，如户外拓展训练、团队建设游戏、团队旅行等。通过这些活动，员工可以在愉快的氛围中互相了解、信任和支持，培养良好的团队合作精神。

2.举办员工聚餐和庆典活动

员工聚餐是增进员工关系和减轻工作压力的有效方式之一。国有企业医疗机构可以定期举办员工聚餐，为员工提供一个放松、愉快的交流场所。还可以举办庆典活动，如年度颁奖典礼、生日庆祝会等，以表彰员工的成就并庆祝重要的节日。通过这些活动，可以增加员工之间的联系和互动，提高工作满意度和幸福感。

3.提供员工福利

员工福利是对员工的一种关怀和回馈，可以提升员工的工作积极性和忠诚度。国有企业医疗机构可以提供一些员工福利，如弹性工作制度、员工健身俱乐部、假日旅游等。弹性工作制度可以给予员工更多的自主权和灵活性，让他们更好地平衡工作和个人生活。员工健身俱乐部可以提供锻炼身体和放松心情的机会，增强员工的身心健康。假日旅游则为员工提供一个放松、休闲的机会，减轻工作压力，提高生活质量。

（四）心理健康教育与宣传

为了提高员工对心理健康的重视和认识，国有企业医疗机构可以开展心理健康教育与宣传活动。

1.组织心理健康讲座和研讨会

国有企业医疗机构可以邀请专业的心理健康专家或心理医生，组织心理健康讲座和研讨会。通过这些活动，向员工普及心理健康知识、情绪管理技巧和压力调适方法等。讲座和研讨会可以涵盖各个方面，如压力管理、情绪调节、人际关系、职业发展等。员工可以通过参与讲座和研讨会，了解心理健康的重要性，并学习实用的心理健康知识和技巧。

2.提供专题培训和工作坊

除了讲座和研讨会，国有企业医疗机构还可以组织专题培训和工作坊，深入探讨特定主题或问题。例如，可以组织压力管理的培训，教授员工如何应对工作压力和挑战；也可以组织情绪管理的工作坊，让员工学习如何调整情绪、提高自我意识等。通过这些专题培训和工作坊，员工可以深入了解并学以致用，提升心理健康水平。

3.制作宣传资料和张贴海报

国有企业医疗机构可以制作心理健康宣传资料，如手册、小册子等，向员工传递相关信息和技巧。同时，在医疗机构内部可以张贴心理健康海报，提醒员工关注心理健康问题，并给予预防和支持的建议。这样可以增加员工对心理健康问题的认知和预防意识，促进他们主动寻求帮助和支持。

（五）建立支持网络和倡导文化

国有企业医疗机构可以建立心理健康支持网络，提供员工之间相互支持和交流的平台。

1.设立内部论坛和社交媒体群组

国有企业医疗机构可以在内部建立专门的论坛或社交媒体群组，为员工提供一个分享经验、倾诉情感的平台。这样的网络平台可以让员工之间进行交流和互助，分享他们在工作和生活中的困惑、压力和成功经验。通过互相支持和倾听，员工可以获得情感上的支持和鼓励，减轻心理负担，增强归属感和凝聚力。

2.倡导关怀文化和心理健康文化

国有企业医疗机构可以倡导一种关怀文化和心理健康文化，使员工感受到组织对心理健康的重视，并形成良好的心理健康氛围。组织可以通过不同的方式来倡导关怀和心理健康，如定期发布心理健康相关信息、举办心理健康主题活动、设立心理健康奖励机制等。通过这些举措，员工可以感受到组织对他们的关心和支持，更加重视自己的心理健康，并形成良好的心理健康习惯。

第七章　国有企业医疗机构员工行为规范

第一节　行为准则与道德规范

行为准则与道德规范在国有企业医疗机构中具有重要的意义，它不仅是保障医疗工作正常进行的基础，也是维护员工间良好关系和提升服务质量的关键。

一、尊重患者权益

作为医务人员，应当始终尊重患者的人格尊严和权益，包括但不限于以下几个方面。

（一）保护患者隐私

尊重患者权益的第一个方面是保护患者隐私。在处理患者信息时，医务人员应该严格遵守相关法律法规和保密规定，妥善保护患者的隐私。

1.保密责任

医务人员应当对患者的个人信息保持严格的保密，确保不泄露或滥用患者的隐私信息。这包括患者的姓名、年龄、病史、诊断结果等敏感信息。

2.安全措施

在处理患者信息时，医务人员应采取必要的安全措施，确保患者信息的机密性和完整性。例如，使用加密技术保护电子病历的安全性，在纸质档案中采取物理防护措施，如存放在安全柜内。

3.合理使用

医务人员应仅在医疗服务需要的情况下使用患者的个人信息，并遵循信息共享的合理原则。不得将患者的个人信息用于其他目的，如商业推销或非法牟利。

4.共享权限

医务人员应合理控制患者信息的共享权限，仅在确保信息安全的前提下与其他医疗团队成员分享必要的患者信息。在共享时要注意遵循患者的知情同意原则，并遵守相关法律法规。

尊重患者隐私是医务人员职业道德的基本要求，也是维护患者权益的重要环节。通过严格遵守隐私保护规定，医务人员可以为患者提供更加安全和可靠的医疗服务，增强患者对医疗机构的信任感，促进医疗机构的健康发展。因此，每位医务人员都应牢记保护患者隐私的责任和义务，切实履行好这一职业道德要求。

（二）维护患者利益

维护患者利益是国有企业医疗机构员工行为准则与道德规范中的重要内容之一。作为医务人员，应始终以患者利益为重，坚持以人为本的原则，尽力提供优质的医疗服务。

1.尊重决策权

在治疗方案、手术等方面，医务人员应充分尊重患者的自主权，尊重他们对医疗决策的选择和意见。医务人员应向患者提供充足的信息和专业建议，让患者能够了解各种治疗选项的优缺点，并在知情同意的基础上做出决策。

2.充分沟通

医务人员应与患者及其家属进行充分的沟通，解释医疗情况和治疗方案，并提供必要的医疗知识和建议，帮助患者做出明智的决策。通过有效的沟通，医务人员可以更好地了解患者的需求和期望，从而提供更符合患者个体化需求的医疗服务。

3.维护公正

医务人员应坚守职业道德，不受任何非医疗因素的影响，如性别、经济条件等，确保患者能够平等获得医疗资源和服务。医务人员在分配医疗资源时应公正、合理，不偏袒任何一方。

4.提供优质服务

医务人员应努力提供优质的医疗服务，以满足患者的需求。这包括专业水平的提升、技术的更新、设施设备的改善等方面。医务人员要不断学习和更新医疗知识，提高自身的专业素养，为患者提供更准确、有效的诊治方案。

5.强调安全与质量

医务人员应将患者的安全和医疗质量放在首位，积极参与医疗质量管理和风险控制工作。通过加强医疗安全培训、完善规范操作流程、提高医疗事故报告和处理机制等措施，减少医疗事故的发生，保障患者的安全和权益。

维护患者利益是医务人员的职业责任和使命。只有通过不断努力，医务人员才能赢得患者的信任和满意，促进医疗机构的健康发展。

二、团队合作与沟通

良好的团队合作和沟通是医疗机构正常运转的关键，员工应具备以下要求。

（一）相互尊重

在团队中，相互尊重是建立和谐工作氛围的关键。

1.尊重多样性

团队成员可能来自不同的背景、专业领域和文化背景。员工应尊重每个人的差异，包括思维方式、价值观和工作风格。不应因为差异而歧视或排斥他人，而是要充分理解并接纳不同的观点和意见。

2.倾听和沟通

在团队中，倾听是非常重要的一项技能。员工应该倾听其他团队成员的意见和建议，给予他们足够的空间表达自己的想法。同时，积极参与团队沟通，分享自己的观点和经验。有效的沟通可以促进团队成员之间的理解和合作。

3.相互支持

团队成员之间应该相互支持和鼓励。当一个团队成员面临困难或遇到挑战时，其他成员应该给予帮助和支持。通过相互支持，团队可以更好地应对问题和挑战，提高工作效率和质量。

4.公正待人

在团队中，每个人都应受到公正对待。不应因为职位、地位或其他因素而偏袒或歧视某个团队成员。我们应根据工作能力和表现来评估和认可团队成员的贡献。

5.解决冲突

在团队中，冲突是难免的。但我们应以理性和善意的态度来处理冲突，寻找解决问题的方式。避免将冲突升级为个人攻击或争吵，而是要通过有效的沟通和妥善的解决方案来化解冲突。

（二）有效沟通

在团队中，有效沟通是建立良好工作关系和提高工作效率的关键。

1.倾听和理解

在沟通过程中，员工应该倾听并真正理解对方的观点和意见。不仅要听到对方说话的内容，更要理解其背后的意图和需求。通过倾听和理解，可以避免误解和冲突，建立相互信任和合作的基础。

2.清晰表达

在进行沟通时，员工应该清晰地表达自己的想法和意见。使用简洁明了的语言，避免使用模糊或含糊不清的词句。同时，还要注意语速和语调的适度，以便对方能够更好地理解和接受所传达的信息。

3.及时分享信息

在团队合作中，及时分享信息非常重要。员工应该确保团队成员之间及时获取相关信息，避免信息的滞后和断层。这样可以提高团队协同工作的效率，促进任务的顺利完成。

4.有效沟通渠道

医疗机构应提供多种有效的沟通渠道，以便团队成员之间进行交流和协调。这可以包括面对面会议、电子邮件、即时通信工具等。通过选择适合的沟通渠道，可以更好地满足不同情况下的沟通需求。

5.推崇开放式沟通

开放式沟通是指鼓励各方自由表达观点和意见，尊重和接纳不同的观点。在团队中，我们应该创造一个安全和互信的环境，鼓励成员积极参与和分享自己的看法。这样可以激发创新思维，促进问题的解决和团队的进步。

（三）共同目标

在团队中，明确共同的工作目标是建立团队合力和提高工作效率的关键。

1.明确目标

团队成员应该明确共同的工作目标，并将其转化为具体、可衡量的目标。这些目标可以是提高患者满意度、降低医疗错误率、提升服务质量等。明确的目标可以为团队成员提供明确的方向和动力，促使他们共同努力。

2.任务分工

为了实现共同目标，团队成员需要进行任务分工。每个人应清楚自己的职责和任务，并与其他成员协调合作。通过合理的任务分工，可以有效利用各自的优势和专长，提高工作效率和质量。

3.激励与奖励

为了激励团队成员为共同目标努力，医疗机构可以设立合适的激励和奖励机制。包括公开表彰、晋升机会、奖金或其他形式的奖励，以鼓励团队成员积极参与和贡献。

4.团队评估和反馈

定期对团队的工作进行评估和反馈是实现共同目标的重要环节。通过评估和反馈，团队成员可以了解自己的表现，发现问题并及时改进。同时，也可以及时调整工作方向和目标，提高团队整体的执行力和效果。

三、自我约束与提升

作为医疗机构的员工，应注重自我约束和提升，包括但不限于以下几个方面。

（一）持续学习

作为医务人员，应该持续学习，不断更新医疗知识和技术，提高自身的专业素养。

1.学习意识

医务人员应保持良好的学习意识，认识到学习是一个持续的过程，而不仅仅是在求学阶段。要时刻关注医疗领域的新进展和研究成果，并愿意接受新知识和新技术的挑战。

2.专业培训

医疗机构可以组织各类专业培训活动，包括学术会议、研讨会、讲座等，为医务人员提供学习和交流的平台。通过参加专业培训，医务人员可以了解最新的医疗进展和技术应用，拓宽视野，提升专业素养。

3.自主学习

医务人员可以通过自主学习来不断提升自己的专业能力。这包括阅读医学文献、参与在线学习课程、进行自我反思和总结等。通过自主学习，医务人员可以针对自身的需求和兴趣进行有针对性的学习，提高自己的专业水平。

4.临床实践

实践是学习的最好方式之一。医务人员应积极参与临床实践，通过实际操作和接触患者来不断提升自己的技术和技能。同时，还要善于从实践中总结经验教训，不断改进和完善自己的工作方式。

5.职业发展规划

医务人员可以制定个人职业发展规划，明确自己的学习目标和路径。通过设定短期和长期的目标，医务人员可以更加有针对性地进行学习和提升，并及时调整规划以适应行业的变化和发展。

（二）自我反思

作为医务人员，应该勇于面对自身的不足和错误，及时进行自我反思和改正，避免同样的错误再次发生。

1.意识到错误

医务人员需要意识到自己可能存在的错误和不足。这需要保持谦虚和开放的态度，接受他人的批评和建议，并从中认识到自己的问题和改进空间。

2.反思与分析

医务人员应当主动进行自我反思和分析，深入挖掘错误产生的原因和背后的问题。

这可以包括回顾个案、审视决策过程、评估自己的专业能力等。通过反思和分析，可以更好地了解自己的不足并找到改进的方向。

3.寻求他人意见

在进行自我反思的过程中，医务人员可以寻求他人的意见和建议。这可以包括同事、上级或其他专业人士。他们的观点和反馈可以帮助医务人员更全面地了解自己的问题，并提供宝贵的改进建议。

4.制定改进计划

基于自我反思和他人的意见，医务人员应制定具体的改进计划。这可以包括学习新知识、培训提升技能、调整工作方式等。制定明确的改进计划可以帮助医务人员有条不紊地进行改进，并逐步弥补不足之处。

5.持续监督与改进

改进并不是一次性的过程，而是需要持续的监督和努力。医务人员应定期评估自己的改进情况，并及时进行调整和修正。通过持续监督和改进，医务人员可以不断提高自身的专业水平和工作效能。

（三）个人形象

作为医务人员，应该注意个人形象和仪表，保持良好的职业形象，并做到言行一致。

1.仪表整洁

医务人员应该注重自己的仪表整洁和穿着规范。穿戴整齐、干净的工作服是必须的，这不仅可以展示自己的职业认同，也有助于营造整洁的工作环境；保持清洁的发型和面容也是必要的，这可以让人感觉到你的专业程度和精神状态；个人卫生也是需要特别注意的，保持口腔清洁和身体清爽，这样可以给人以健康和可靠的印象。

2.言行得体

在工作场合，医务人员应该保持言行得体。使用礼貌、尊重的语言与患者和同事进行交流，避免使用粗俗或侮辱性的词语。在处理矛盾和纠纷时，要冷静理智，避免情绪化的表达。要注意言行一致，确保自己的行为与所传达的信息相一致，这样可以树立起可信赖和可依靠的形象。

3.专业知识和技能

个人形象不仅涉及外在的仪表，还包括展现自己的专业知识和技能。作为医务人员，应该不断学习和提升自己的专业知识，与时俱进。通过参加学术会议、培训课程等方式，不断提高自己的专业水平，以便更好地为患者提供医疗服务。同时，也要注重提升自己的临床技能，例如操作技巧等，这样可以增加工作的效率和质量。

4.沟通与互动

良好的个人形象也包括与他人的沟通和互动方式。医务人员应注重倾听和理解他人的意见和需求，善于与患者、家属和同事进行有效的沟通。通过良好的沟通和互动，可以建立信任和合作，提高工作效率和质量。

第二节 信息安全与知识产权保护

信息安全与知识产权保护在国有企业医疗机构的员工行为规范中扮演着重要的角色。

一、信息安全规范

（一）保密义务

国有企业医疗机构的员工必须严守保密义务，不得泄露或篡改任何与患者隐私、企业商业机密或其他敏感信息相关的数据。员工应该理解并遵守相关的法律法规和内部政策，并采取必要措施来确保信息的机密性。

保密义务是指员工对于所接触到的敏感信息具有保密的责任和义务。在国有企业医疗机构中，员工可能会接触到包括患者个人身份信息、病历记录、诊断结果、药品配方以及企业的商业计划等敏感信息。这些信息的泄露可能导致患者的隐私权受到侵犯，企业的商业利益受损，甚至引发法律纠纷。因此，员工必须认识到保护这些信息的重要性，并且明白自己在处理这些信息时的责任。

为了履行保密义务，员工需要了解相关的法律法规和内部政策，如《中华人民共和国保守国家秘密法》《中华人民共和国网络安全法》等。同时，他们也需要知晓企业内部关于信息保护的规定，包括保密协议、保密责任书等文件。这些法律法规和内部政策为员工提供了明确的指引，帮助他们了解哪些信息需要保密以及如何处理这些信息。

（二）访问控制

为了确保国有企业医疗机构的信息安全，应建立完善的访问控制机制，仅允许经过授权的员工访问相关信息。

建立完善的访问控制机制是确保信息安全的关键步骤。国有企业医疗机构应该根据员工的职责和权限，设置相应的访问权限。只有经过授权的员工才能够访问特定的信息系统和数据库。通过这种方式，可以有效地限制非授权人员对敏感信息的访问，降低信息泄露的风险。

员工在使用个人账号和密码时需要保持谨慎。个人账号和密码是识别员工身份并进行访问控制的重要凭证。因此，员工需要妥善保管自己的账号和密码，不得将其泄露给他人。同时为了增加账号安全性，员工应定期更换密码，并避免使用简单易猜测的密码。

当员工离开工作岗位时，应注销或锁定计算机设备。这是为了防止未经授权的人员利用已登录的计算机设备进行非法访问。如果员工离开工作岗位时间较长，还可以考虑将计算机设备完全关闭或设置自动锁定功能，以进一步提高安全性。

（三）网络安全

为了保护企业网络的安全，员工在使用企业网络时需要遵守一系列网络安全规范。

员工不得擅自下载、安装未经授权的软件。未经授权的软件可能包含恶意代码或漏洞，会给企业网络带来潜在的威胁。因此，员工应该只从可信的来源下载软件，并且在安装前确保该软件已经通过企业的安全审查。

员工应避免访问未知的网站。未知的网站可能存在恶意链接、虚假广告或下载陷阱，这些都是常见的网络攻击手段。为了防止被这些攻击利用，员工应该只访问经过认证的和可信赖的网站。如果员工怀疑某个网站的安全性，应及时向企业的网络安全团队报告。

员工还需要警惕电子邮件和其他通信渠道中的网络钓鱼和恶意软件。网络钓鱼是一种诈骗手段，通过伪装成可信的实体来欺骗员工提供敏感信息或点击恶意链接。为了防止成为网络钓鱼的受害者，员工应该仔细检查邮件发送者的身份和内容，避免随意点击附件或链接。

员工还应该保持软件和系统的更新。及时安装最新的安全补丁和更新可以修复已知的漏洞和强化系统的安全性。定期备份重要数据也是防范数据丢失的重要措施。

（四）安全意识培训

为了提高国有企业医疗机构员工对信息安全的重视和防范能力，定期组织安全意识培训是必要的。这样的培训可以包括安全政策、数据处理流程、网络安全常识等方面的知识。

安全意识培训应包括国有企业医疗机构的安全政策和规范。员工需要了解企业在信息安全方面的具体要求和相关政策，以便遵守并落实到日常工作中。这些政策可能涉及访问控制、数据保护、密码管理等方面的内容。通过对安全政策的明确介绍，员工可以更好地理解其在信息安全中的角色和责任。

安全意识培训还应覆盖数据处理流程。员工需要了解敏感信息的获取、存储、传输和销毁等各个环节的安全要求和最佳实践。特别是在处理患者敏感信息时，员工应严格遵守相关法律法规和行业标准，确保数据的保密性和完整性。

网络安全常识也是安全意识培训的重要内容之一。员工应了解常见的网络威胁和攻击手段，如网络钓鱼、恶意软件等，并学习如何识别和应对这些威胁。员工还应掌握安全上网的技巧，避免访问不安全的网站或点击可疑的链接。

为了增强培训效果，可以采用多种培训形式，如面对面培训、在线课程、演示视频等。还可以通过定期的安全测试和模拟演练来评估员工的安全意识和防范能力，并及时纠正和加强相关方面的培训。

二、知识产权保护规范

（一）知识产权意识

为了保护知识产权，国有企业医疗机构的员工需要具备基本的知识产权保护意识。员工应当尊重他人的知识产权，不得侵犯他人的专利、商标、版权等权益。同时，员工还应了解公司的知识产权政策，并积极履行保护知识产权的责任。

员工应该理解什么是知识产权以及其重要性。知识产权是指人们在创造和创新过程中所产生的智力成果的权益。它包括专利、商标、版权等形式的保护。员工应当认识到知识产权对于企业的发展和竞争力的重要性，以及保护知识产权对于促进创新和创造的重要作用。

员工需要了解和遵守相关的法律法规和规范。知识产权的保护是通过法律制度来实现的，员工需要了解相关的法律法规，并严格遵守。例如，员工不得擅自复制、传播他人的作品或使用他人的商标，以免侵犯他人的知识产权。

员工还需要了解公司的知识产权政策。公司可能有专门的知识产权保护政策和程序，员工应该熟悉并遵守这些规定。这可能包括保密协议、知识产权申报流程等。员工应积极履行保护知识产权的责任，如发现他人侵犯公司的知识产权，应及时向上级或相关部门报告。

最后，建立良好的知识产权保护文化是重要的。国有企业医疗机构可以通过组织培训、宣传活动等方式，加强员工对知识产权保护意识的培养。同时，公司还可以建立内部奖励机制，鼓励员工积极参与和贡献创新成果，并保护其合法权益。

（二）知识产权申报

通过及时申报知识产权，可以确保员工的创新成果得到合法的保护和管理。国有企业医疗机构将根据实际情况对申请进行评估，并为合法的知识产权提供必要的保护。

员工在创造新的技术或作品时，应主动向国有企业医疗机构提出知识产权申报。知识产权申报是将创新成果正式纳入知识产权保护体系的重要步骤。员工应详细描述其创造的技术或作品，并提交相应的申请文件。这些申请文件可能包括技术说明、设计图纸、实验数据等。

国有企业医疗机构将根据实际情况对知识产权申请进行评估。评估的目的是确定该申请是否符合知识产权保护的条件，并评估其商业价值和潜在风险。评估过程可能涉及技术专家的审查、市场调研、竞争分析等。通过评估，可以确保企业只为具备一定价值和可行性的知识产权提供保护。

在申请获得批准后，国有企业医疗机构将为员工的合法知识产权提供必要的保护。这包括采取措施防止他人的侵权行为，并协助员工维护其合法权益。公司可能会与员工签订相关协议，明确双方的权利和义务，保护双方的利益。

国有企业医疗机构还应积极推动知识产权的管理和运营。这可能涉及建立知识产权管理制度，监督员工的创新活动，促进知识产权的转化和运用。通过有效的知识产权管理，可以更好地保护员工的创新成果，推动企业的技术进步和市场竞争力。

（三）知识产权合作与交流

为了确保知识产权的安全性和合法性，员工应签署相应的保密协议和合作协议，并遵守其中的约定。

保密协议是保护知识产权的重要手段之一。在与其他机构或个人进行合作之前，员工应与合作方签署保密协议。保密协议可以明确双方对于合作过程中所涉及的机密信息的保护责任和义务。员工需要严格遵守保密协议的约定，不得泄露机密信息给未经授权的第三方。

合作协议也是保护知识产权的关键步骤之一。合作协议应明确双方在合作项目中各自的权益和义务，特别是涉及知识产权的归属、使用和转让等方面的约定。员工在签署合作协议之前，应仔细审查其中的知识产权条款，并确保自身和公司的权益得到充分保护。

员工还应遵守相关的法律法规和行业规范。在进行知识产权合作和交流时，员工需要了解和遵守国家和行业的相关法律法规，如专利法、商标法等。同时，员工还应了解并遵守学术界的道德规范和行为准则，以确保合作和交流活动的合法性和正当性。

在实际操作中，国有企业医疗机构可以采取一些措施来加强对知识产权合作与交流的管理。例如，建立知识产权管理团队或委员会，负责审查和评估合作项目的知识产权风险，并提供相应的指导和支持。公司还可以为员工提供相关的培训和指导，帮助他们更好地理解和应用知识产权保护的原则和方法。

（四）知识产权侵权举报

在国有企业医疗机构中，如果员工发现他人侵犯了公司的知识产权，应立即向上级主管或知识产权管理部门报告，并积极配合进行调查和维权工作。这是为了保护公司的知识产权，维护企业的利益和声誉。

报告可以通过口头或书面形式进行，详细描述侵权行为的时间、地点、人员以及相关证据。上级主管或知识产权管理部门将根据报告内容采取相应的措施，并展开调查。

员工需要积极配合进行调查工作，这包括提供进一步的证据、协助调查人员收集相关信息等。员工应如实回答问题并提供必要的协助，以促进调查工作的顺利进行。员工还可以提供自己对于侵权行为的观察和了解，帮助调查人员全面了解情况。

在调查确认侵权事实后，国有企业医疗机构将采取相应的维权措施。这可能包括发出警告函、提起诉讼、寻求行政处罚等。员工应积极配合并支持公司的维权措施，以保护公司的知识产权和利益。

国有企业医疗机构还可以建立内部的举报机制，鼓励员工主动举报侵权行为。这样可以加强对知识产权的保护，及时发现和处理侵权事件。公司应确保举报人的隐私和权益得到充分保护，并根据实际情况给予相应的奖励或表彰。

（五）知识产权培训

为了提高国有企业医疗机构员工对知识产权保护的认识和能力，应定期组织知识产权培训。通过这样的培训，可以使员工更加了解知识产权的重要性，并掌握相关法律法规和保护策略。培训内容可包括知识产权法律法规、专利申请流程、商标保护等方面的知识。

培训可以围绕知识产权的基本概念展开。员工需要了解知识产权的定义、分类以及其在企业发展中的作用。通过介绍知识产权的基本知识，可以帮助员工建立正确的知识产权观念，并增强对知识产权的重视。

培训还应涉及知识产权的法律法规。员工需要了解国家和行业的知识产权法律法规，如专利法、商标法等。培训可以介绍这些法律法规的基本原则和适用范围，帮助员工了解自己的权益和义务，以及如何保护自己的知识产权。

培训还可以涉及专利申请流程和商标保护等方面的知识。员工可以了解到如何进行专利申请以及相关的审查程序。同时，员工还需要了解商标的注册和保护方法，以避免侵权和纠纷的发生。

为了增强培训效果，可以采用多种培训形式。例如，可以组织专家讲座、案例分析、小组讨论等形式，使培训更加生动有趣。同时，可以根据不同岗位和需求，设计针对性的培训内容，满足员工的实际需求。

定期的知识产权培训也可以促进企业内部的交流与合作。员工可以分享自己在知识产权保护方面的经验和案例，共同探讨解决方案。这样可以提高员工之间的意识和协作能力，推动知识产权保护工作的持续改进。

第三节　职业道德与职业操守

在国有企业医疗机构中，员工的职业道德和职业操守是保障医疗服务质量和提高医疗机构声誉的重要基础。

一、遵循职业道德准则

（一）尊重生命

作为医务人员，国有企业医疗机构的员工应该始终以尊重生命为基本准则。无论患者的社会地位、财富状况或其他因素如何，员工都应全心全意地关心和保护患者的健康和生命权益。

员工应该对每一个患者给予平等的关注和尊重。在医疗过程中，员工不应根据患者的背景或条件来偏袒任何人。无论患者是高官还是普通民众，员工都应该一视同仁地提供医疗服务，并尽力满足他们的需求。

员工应该尽力保护患者的健康和生命。无论是在诊断、治疗还是护理过程中，员工都应严格遵守医疗操作规范和程序，确保安全和有效性。员工应时刻关注患者的病情变化，及时采取相应措施，避免因疏忽或错误导致患者的健康受损甚至危及生命。

在与患者家属的交流中，员工也应展现出尊重和关怀。患者家属在整个治疗过程中扮演着重要的角色，员工应主动与他们进行沟通，提供必要的支持和指导，并尊重他们的意见和需求。

（二）公正公平

在国有企业医疗机构中，员工应以公正和公平的态度对待每一位患者。

员工应遵守职业道德准则，始终保持公正和客观的态度。无论患者的背景、身份、财富状况或其他特征如何，员工都应坚持基于专业知识和经验进行判断和决策，不受外界因素的影响。他们应当将每位患者视为一个独立的个体，给予公正的评估和治疗。

员工应确保医疗资源的公平分配。在医疗资源有限的情况下，员工应根据患者的病情和需求进行合理的优先排序，而不是根据个人喜好或利益来决定。他们应确保医疗服务的公正性，使每一位患者都能够享受到适当的医疗服务，不论其社会地位或经济状况如何。

员工还应坚守职业操守，避免利益冲突的发生。他们应当在医疗过程中明确界定个人利益与患者权益之间的边界，并严格遵守相关规定和法律要求。员工不应以个人利益为出发点，而应将患者的利益放在首位，确保其获得公正、平等的医疗服务。

（三）诚实守信

在国有企业医疗机构中，员工应始终以诚实守信为行为准则。他们应坦诚地向患者提供真实、准确的医疗信息，不得故意隐瞒或歪曲事实。员工还应遵守承诺，履行职责，言行一致。

员工应当以真实和准确的态度对待患者。无论是诊断结果、治疗方案还是治疗效果，员工都应以客观的数据和专业的判断为依据，向患者提供真实和准确的医疗信息。他们不得故意隐瞒或歪曲事实，以免给患者带来误解或误导。

员工应当遵守承诺并履行职责。在与患者进行沟通和协商时，员工应遵循医疗道德规范和医疗机构的相关规定，明确自己的职责和义务，并将承诺转化为具体行动。例如，按时完成手术安排、准时提供医疗服务等。员工应保持言行一致，确保患者对医疗机构的信任和依赖。

员工还应尊重患者的知情权。在提供医疗信息时，员工应以清晰、易懂的方式向患者解释病情和治疗方案，使其能够充分了解治疗过程中可能涉及的风险、效果和后果。同时，员工还应鼓励患者提出问题和疑虑，并给予耐心和详细的回答，确保患者对自身状况和治疗计划有充分的了解。

二、遵守职业操守规范

（一）严守纪律

在国有企业医疗机构中，员工应遵守医疗行业规范。医疗行业有一系列的规范和标准，旨在确保医疗服务的质量和安全。员工应了解并遵守这些规范，如医疗操作规范、医疗设备使用规范等。他们应按照规范要求进行工作，不得违背规定或擅自修改程序。

员工还应遵守医疗机构内部的管理制度。医疗机构为了保证工作秩序和服务质量，会制定一系列的管理规定和操作流程。员工应熟悉并遵守这些规定，包括但不限于值班制度、医疗记录要求、卫生消毒规范等。他们应按照规定履行职责，确保医疗服务的规范化和有效性。

同时，员工应遵循职业道德和伦理规范。医务人员作为社会公共利益的守护者，应具备高尚的职业道德和伦理素养。员工应遵守医疗行业的伦理准则，如保守患者隐私、不得索取回扣、拒绝贿赂等。他们应坚守职业操守，始终以患者的健康和福祉为中心，确保提供优质的医疗服务。

对于违反职业操守规范的员工，国有企业医疗机构应采取相应的处理措施。这可能包括教育和警告、限制职务、处罚和解聘等措施，具体根据违规行为的严重程度而定。同时，医疗机构还应建立健全相关管理制度，加强对员工职业道德和职业操守的培训和监督，提高员工的职业素养和责任意识。

（二）合理使用资源

在国有企业医疗机构中，员工应遵守医疗机构的资源利用规定，合理使用医疗设备、药品和其他医疗资源，杜绝浪费现象的发生。

员工应根据患者的实际需求合理使用医疗设备。医疗设备是医疗服务不可或缺的一部分，但也是有限的资源。员工应根据患者的病情和治疗需要，合理安排和使用医疗设备，避免过度使用或浪费。他们应了解设备的适用范围和操作要求，确保正确使用并保养设备，延长其使用寿命。

员工应合理使用药品和耗材。药品和耗材是医疗过程中必不可少的资源，但也容易造成浪费。员工应根据患者的病情和治疗需求，准确计算用药量和使用频率，避免过度使用或浪费。他们应注意药品的储存和保管，防止损坏或过期，确保药品的有效性和安全性。

员工还应合理调配人力资源。医疗服务需要医生、护士和其他医务人员的协同合作。员工应根据患者的情况和治疗需求，合理安排和调配人力资源，确保医疗服务的顺利进行。他们应避免人力资源的浪费，如过度排班或不必要的加班，也要避免因人手不足而导致服务质量下降。

员工还应关注其他医疗资源的合理利用。例如，医疗废物的处理和回收、病历和数据的管理等。员工应按照医疗机构的规定和流程，正确处理和利用这些资源，避免浪费和损失。

国有企业医疗机构应建立健全资源管理制度，并加强对员工的培训和监督，以提高员工的资源管理意识和能力。医疗机构可以采取措施，如制定资源使用指南、开展节约资源的宣传教育活动等，引导员工合理使用医疗资源。医疗机构还应鼓励员工提供改进建议，促进资源管理的不断完善。

（三）拒绝贿赂和利益冲突

在国有企业医疗机构中，员工应坚决抵制贿赂行为，并严格遵守拒绝贿赂和避免利益冲突的规定。他们不得接受或索取任何形式的财物回报，并确保自己的行为不影响医疗服务的公正性和客观性。

贿赂行为严重违反职业道德和伦理规范，损害医疗服务的公正性和患者的权益。员工应始终保持廉洁自律的原则，坚决抵制任何形式的贿赂行为。无论是直接的财物回报还是其他利益诱惑，员工都应果断拒绝，并将此类行为及时上报相关部门。

利益冲突指员工在履行职责过程中，个人利益与医疗服务的公正性和客观性发生冲突的情况。员工应意识到利益冲突可能带来的负面影响，并采取措施防止其发生。例如，避免与患者建立不当的经济关系或接受与工作职责无关的礼品。员工应清楚界定个人利益和患者权益之间的边界，确保自己的行为不对医疗服务产生不良影响。

国有企业医疗机构应加强对员工的教育和培训，提高他们的反贿赂意识和利益冲突管理能力。医疗机构可以制定相关政策和规定，明确禁止贿赂行为，并建立举报渠道，鼓励员工积极举报贿赂行为。医疗机构还应加强内部监督和审查，确保员工的行为符合相关规定和要求。

社会各界也应加大对医疗机构员工行为规范的监督力度。监管部门可以加强对医疗机构的监察，加大对违法违规行为的处罚力度。同时，社会公众也应积极参与监督，举报涉嫌贿赂行为，共同维护医疗服务的公正性和公平性。

（四）与同行合作

在国有企业医疗机构中，员工应积极与同行进行合作，互相尊重、互相学习，共同提升医疗服务质量和医疗机构的整体水平。

员工应树立团队意识，与同事之间建立良好的合作关系。医疗服务是一个团队协作的过程，员工应积极主动地与同事进行沟通和合作。他们可以共享医疗知识和经验，互相支持和鼓励，在困难和挑战面前携手共进。通过团队合作，能够更好地发挥各自的优势，提高工作效率和质量。

员工应互相尊重和倾听。每个人都有自己的专业领域和经验，员工应尊重同事的专业知识和观点。他们应虚心倾听同行的建议和意见，对待同事的批评和指导以及患者的反馈时，要保持开放的心态并及时调整自己的工作方式。通过相互尊重和倾听，员工能够建立起良好的工作关系，促进团队的凝聚力和合作效果。

员工应互相学习和分享经验。医疗行业在不断发展和变化，员工应保持学习的态度，积极主动地更新知识和技能。他们可以通过与同行交流和分享经验，了解最新的医疗进展和研究成果，掌握先进的医疗技术和方法。通过共同学习和分享，员工能够不断提升自己的专业水平，为患者提供更加优质的医疗服务。

员工应与同行共同努力，提升医疗机构的整体水平。医疗机构的声誉和形象是由每个员工共同塑造的，员工应以良好的职业素养和道德操守示范和引领同行。他们可以积极参与医疗机构的品牌建设和质量提升活动，推动医疗机构的发展和改进，提高整体医疗服务的质量和安全性。

（五）处理医疗纠纷

在国有企业医疗机构中，员工应妥善处理医疗纠纷，遵循法律程序和医疗机构内部规定，与患者及其家属进行沟通，尽力解决纠纷，维护医疗机构的声誉和社会稳定。

当出现医疗纠纷时，员工应保持冷静，不论纠纷的性质和严重程度如何，都应以专业的态度对待。他们应了解并遵守相关法律法规和医疗机构的内部规定，确保自己的行为符合职业道德和伦理要求。

员工应积极主动地与患者及其家属进行沟通。沟通是解决医疗纠纷的关键环节，员工应尽早与患者及其家属进行沟通，了解他们的意见和诉求，并给予耐心和理解。员工应采取开放、诚实和透明的方式，向患者解释事实和情况，提供必要的信息和证据，以促进纠纷的解决。

员工也应倾听患者及其家属的意见和诉求，尊重他们的权益和感受。他们应虚心接受批评和指导，对待患者及其家属的质疑和不满时，保持耐心和友善的态度，积极寻找解决问题的途径。

在处理医疗纠纷时，员工还应遵循法律程序和医疗机构内部规定。他们应了解纠纷处理的具体流程和要求，确保按照规定进行操作，并配合相关部门的调查和处理工作。员工应提供真实、准确的信息和材料，积极参与调解和解决纠纷的过程。

最后，员工应以维护医疗机构的声誉和社会稳定为目标。他们应积极争取纠纷的妥善解决，避免局面进一步恶化，努力保持医疗机构的良好形象。员工可以通过改进服务质量、加强沟通和协调等方式，提高患者满意度和信任度，从而降低纠纷的发生率。

医疗机构应提供必要的支持和指导，为员工处理医疗纠纷提供帮助。医疗机构可以建立健全的纠纷处理机制，明确责任和程序，并提供相关培训和指导，加强员工的纠纷处理能力。

三、违反规范的后果与处理

对于违反职业道德和职业操守规范的员工，国有企业医疗机构应采取相应的处理措施，包括但不限于以下。

（一）教育和警告

对于违反规范较轻的员工，医疗机构可以采取教育和警告的方式进行处理。这种处理方法旨在帮助员工认识错误，并引导其改正不良行为。

医疗机构可以通过内部培训、讲座或专题教育等形式，向员工传达相关法律法规、职业道德和伦理准则的要求，加强他们的规范意识和职业素养。这样的教育活动可以帮助员工了解自己的责任和义务，认识到违反规范的后果和影响，从而增强规范遵守的意识。

医疗机构可以针对员工的具体违规行为，进行个别的警告和提醒。通过面对面的沟通和交流，医疗机构可以向员工清晰地表达对其违规行为的不满和担忧，并指出其行为背离了职业操守和规范要求。这样的警告和提醒旨在唤起员工的警觉性和自我反省，促使其自觉改正错误行为。

在进行教育和警告时，医疗机构应注重方法和态度。教育过程中，医疗机构应采用亲切、耐心和尊重的语言和方式与员工进行沟通，避免批评和指责过重，以免引起员工的反感或抵触情绪。医疗机构也应听取员工的解释和看法，对员工的意见进行合理的回应，并鼓励他们积极参与改进和自我成长。

教育和警告作为违规行为较轻的处理措施，旨在通过正面引导和引起员工的自我认知，促使其改正错误行为，提高规范遵守的意识和能力。医疗机构还可以建立相应的跟踪机制，持续关注员工的行为表现，并在必要时进行进一步的培训和辅导，确保员工能够真正转变和改善不良行为。

（二）限制职务

对于违反规范较严重的员工，医疗机构可以采取限制职务的措施，以确保医疗服务的质量和安全。这种处理方式旨在对员工的不良行为进行严肃处理，并给予相应的惩罚。

医疗机构可以暂时限制员工的职务或岗位。这意味着员工将被调整到一个较低的职位或岗位，以减少其对医疗服务的影响。通过限制职务，医疗机构可以防止员工继续从事可能导致问题的工作，并为进一步的调查和处理提供时间。

医疗机构可以要求员工接受再培训或教育。通过再培训或教育，员工有机会重新学习和理解相关法律法规、职业道德和伦理准则，加强规范遵守的意识和能力。医疗机构可以安排专业人士或资深员工进行指导和辅导，帮助员工认识到自己的错误，并引导其改正不良行为。

在限制职务的过程中，医疗机构应确保程序的公正和透明。员工应被充分告知限制职务的原因和期限，并有权提出申诉或辩解。医疗机构应认真考虑员工的申诉或辩解，并根据实际情况进行决策。医疗机构还应确保对员工个人信息的保密，避免不必要的泄露和伤害。

限制职务作为违规行为较严重的处理措施，旨在通过对员工的惩罚和教育，引起其深刻反思和自我反省，促使其转变和改善不良行为。医疗机构还可以建立相应的跟踪机制，对员工在限制职务期间的行为进行监督和评估，以确定是否恢复其正常职务。

（三）处罚和解聘

对于严重违反规范的员工，医疗机构可以依法给予相应的处罚，并有可能解除其劳动合同。这种处理方式旨在对员工的严重违规行为进行严厉惩罚，以维护医疗服务的质量和声誉。

医疗机构可以根据相关法律法规和内部管理制度，对严重违规行为进行处罚。具体的处罚措施可以包括但不限于停职、降薪、扣发奖金、降低职级等。医疗机构应确保处罚决策的公正性和合法性，也要考虑到员工的申诉权和辩护权。

医疗机构可以依法解除严重违规员工的劳动合同。解除劳动合同是一种极端的处理措施，适用于员工的违规行为严重影响医疗服务质量和安全的情况下。医疗机构应遵循劳动法和相关规定，确保解除劳动合同的程序合法合规，并履行与解除劳动合同相关的法定义务，如支付相应的经济补偿。

在处罚和解聘的过程中，医疗机构应保持程序的公正和透明。员工应被充分告知违规行为的事实和证据，并有权提出申诉或辩解。医疗机构应认真考虑员工的申诉或辩解，并根据实际情况进行决策。医疗机构还应确保对员工个人信息的保密，避免不必要的泄露和伤害。

处罚和解聘作为严重违规行为的处理措施，旨在通过严厉的惩罚，向员工传达违规行为的严重性，并对其造成相应的经济和职业损失。医疗机构还可以建立相关制度和流程，加强内部监督和管理，以预防和减少违规行为的发生。

（四）追究法律责任

对于涉嫌违法犯罪的员工，医疗机构应及时报案，配合相关部门进行调查，并依法追究其法律责任。这种处理方式旨在维护社会公平正义，保障医疗服务的合法性和安全性。

医疗机构应确保及时发现并了解员工的违法犯罪行为。一旦发现员工存在涉嫌违法犯罪的情况，医疗机构应立即采取行动，将其行为上报相关执法机构。医疗机构可以成立内部调查组或委托专业机构进行调查，收集证据并确定违法犯罪事实。

医疗机构应积极配合相关执法机构进行调查。医疗机构应向执法机构提供必要的信息、资料和协助，配合调查人员开展工作。医疗机构可以指派专人负责与执法机构的沟通和协调，确保调查工作的顺利进行。

在追究法律责任的过程中，医疗机构应严格遵守法律程序和相关规定。医疗机构应确保员工的合法权益受到保护，避免任意拘禁或侵犯其人身权利。

最后，医疗机构应支持司法机关依法追究员工的法律责任。一旦员工的违法犯罪行为被确认，医疗机构应配合司法机关进行审判和判决，并承担相应的法定责任。医疗机构也可以在法律允许的范围内提起民事诉讼，要求员工赔偿由其违法行为造成的损失。

第四节 诚信经营与反腐败

诚信经营和反腐败是国有企业医疗机构员工行为规范中非常重要的一部分。随着社会的发展，企业的诚信经营和反腐败意识越来越重要，对于国有企业医疗机构而言更是如此。

一、诚信经营的重要性

诚信经营是企业赖以生存和发展的基础，对于国有企业医疗机构而言尤为重要。

（一）建立良好的企业形象

诚信经营对于国有企业医疗机构来说至关重要，它可以帮助建立良好的企业形象，树立公众对企业的信任和认可。

诚信经营是树立企业良好声誉的基础。在竞争激烈的医疗市场中，企业的声誉直接影响到患者和社会公众对其的选择与认可。通过真实守信、诚实守法的经营行为，国有企业医疗机构可以树立起良好的企业形象，获得员工和患者的信任和支持。

诚信经营有助于提升服务质量。医疗机构作为服务行业，服务质量是衡量其综合实力的重要标准之一。通过诚实守信地履行职责，国有企业医疗机构能够提供高质量的医疗服务，满足患者的需求，增强患者对企业的满意度，进而提高医院的口碑和竞争力。

诚信经营还有助于建立良好的员工关系。国有企业医疗机构作为员工的雇主，应该尊重员工的权益和利益，建立和谐的劳动关系。通过保持公平、公正、透明的管理，国有企业医疗机构能够提高员工的工作积极性和忠诚度，凝聚员工的力量，共同推动医院的发展。

（二）建立良好的员工关系

诚信经营要求医疗机构实行公平、公正、透明的管理制度。通过建立公正的薪酬体系和晋升机制，确保员工的努力和贡献能够得到合理的回报和认可。医院应依法保障员工的权益，包括工资福利、工作时间和休假等方面，为员工提供稳定、安全的工作环境。

诚信经营强调尊重员工的权益和利益。医疗机构应秉持人性化管理理念，关注员工的个人发展和福祉。通过提供培训机会、职业发展规划和员工关怀服务，医院能够激励员工的工作积极性和创造力，提高员工的工作满意度和忠诚度。

诚信经营要求医院建立开放、透明的沟通渠道。医疗机构应鼓励员工参与决策过程，提供意见和建议。同时，医院应及时有效地回应员工的关切和问题，增强沟通和合作的机会，建立和谐的劳动关系。

诚信经营倡导公正、透明的竞争环境。医疗机构应确保招聘、晋升和奖惩等方面的决策过程公开透明，避免人际关系和权力滥用对员工的影响。只有在公平的竞争环境下，员工才能够充分发挥自己的能力，实现个人价值。

二、反腐败的重要性

反腐败是国有企业医疗机构必须高度重视的问题。以下是反腐败的几个重要方面。

（一）维护企业利益

反腐败能够防止资源浪费和损失。腐败行为往往涉及贪污、受贿等非法获取经济利益的行为，这些行为会导致国有企业医疗机构资源的流失和浪费。通过打击腐败行为，企业可以有效遏制资源的流失，保护企业的资产和财产，实现资源的合理配置和有效利用。

反腐败有助于提高企业的运营效率和盈利能力。腐败行为往往伴随着不正当竞争，影响了企业的正常运营和发展。通过打击腐败行为，企业可以优化组织结构和管理流程，建立公正透明的市场环境，提高企业的运营效率和竞争力，最终实现盈利能力的提升。

反腐败有助于树立企业良好的声誉和形象。腐败行为不仅会损害企业的经济利益，还会破坏企业的声誉和形象。通过积极打击腐败行为，企业可以树立起廉洁、正直的形象，赢得员工、患者及社会公众的信任和支持。良好的声誉和形象将有助于提升企业的品牌价值和竞争力，为企业长期发展奠定坚实的基础。

反腐败有助于促进企业的可持续发展。腐败行为严重损害了企业的内部秩序和外部环境，阻碍了企业的正常运营和发展。通过积极打击腐败行为，企业可以建立健全的内部控制和风险管理体系，提高企业的治理水平，增强企业的抗风险能力和可持续发展能力。

（二）提高治理水平

反腐败要求建立健全的反腐败制度。国有企业医疗机构应制定相关政策和规章，明确禁止腐败行为，规范员工的行为准则和道德标准。同时，医院还应建立举报制度，鼓励员工积极参与反腐败行动，保护举报人的合法权益。通过建立健全的制度，可以有效地预防和打击腐败行为，提高医院的治理效能。

反腐败要求加强对关键岗位和重要业务环节的监督。国有企业医疗机构应加强对财务管理、采购、招聘等关键环节的监管，防止腐败行为发生。通过建立有效的审计制度和内部审核机制，可以及时发现和纠正违规行为，提高企业的管理水平和风险控制能力。

最后，反腐败要求加强合规管理。国有企业医疗机构应确保企业的经营活动符合法律法规要求。医院应建立健全的合规管理制度，明确各项规章制度和流程，确保员工的行为合法合规。同时，医院还应加强对外部合作伙伴和供应商的尽职调查，防止腐败行为通过合作渠道进入企业。

（三）增强社会信任

反腐败有助于树立企业的社会责任形象。腐败行为不仅损害企业自身利益，还影响社会的公平正义和经济发展。通过积极打击腐败行为，国有企业医疗机构可以表明自己对社会的责任感，展示出对公共资源的合理利用和保护。这样的行为将赢得社会的认可和支持，促进企业与社会的和谐发展。

反腐败有助于建立公正透明的市场环境。腐败行为破坏了市场竞争的公平性和透明度，阻碍了企业的健康发展。通过打击腐败行为，国有企业医疗机构可以促进市场的公正竞争，提高市场的透明度和规范性。这将增强消费者对企业的信心和信任，推动市场经济的稳定和发展。

反腐败有助于推动企业的可持续发展。腐败行为严重损害了企业的内部秩序和外部环境，阻碍了企业的正常运营和发展。通过积极打击腐败行为，国有企业医疗机构可以建立健全的内部控制和风险管理体系，提高企业的治理水平和抗风险能力，实现可持续发展的目标。

三、措施

为了保障国有企业医疗机构的诚信经营和反腐败，以下是几项重要的措施。

（一）加强内部管理

国有企业医疗机构应制定和完善内部管理制度。这包括明确各级岗位的职责和权限、规范工作流程和决策程序等方面。通过制度化的管理，可以确保各项工作有章可循，减少人为主观因素对决策的影响，提高管理效能。

医院应加强人力资源管理。这包括招聘、培训、激励和绩效评估等方面。通过科学合理的人力资源管理，可以确保医院各级岗位都能招聘到适合的人才，并通过培训提升员工的专业水平和综合素质。同时，医院还应建立激励机制，激发员工的积极性和创造力，提高整体工作效率。

国有企业医疗机构应加强信息化建设。通过引入信息化系统和技术，可以实现信息的集中管理和共享，提高工作效率和数据的准确性。例如，建立电子病历系统、医疗资源调配平台等，可以提高医疗服务的效率和质量。

最后，国有企业医疗机构应加强内部监督和审计。建立健全的内部监控机制，包括内部审计、风险管理和合规检查等，以确保内部运作的透明化和合规性。通过定期进行内部审计和自查，可以及时发现和纠正存在的问题，防止腐败行为的滋生。

（二）完善监督机制

国有企业医疗机构应建立健全的内部监督机制。这包括设立独立的内部审计部门，负责监督和评估医院各项经营活动的合规性和效率。通过定期进行内部审计，可以发现和纠正存在的问题，提高医院的管理水平和治理效能。

医院应加强对各级管理人员和员工的监督。建立科学合理的考核和评价机制，将廉洁从业和诚信经营作为重要的考核指标，鼓励管理人员和员工恪尽职守、遵纪守法。同时，加强对岗位职责执行情况的检查和考核，确保各项工作的顺利开展。

国有企业医疗机构应加强对外部合作伙伴和供应商的监督。建立健全的供应商评估机制，对合作伙伴进行尽职调查，确保与之合作的机构和个人具备良好的商业信誉和合法经营资质。同时，加强合同管理和履约监督，防止腐败行为通过供应链渠道进入医院。

（三）加强教育培训

国有企业医疗机构应建立完善的诚信教育体系。制定并实施相关诚信教育计划，包括开展诚信宣传活动、举办诚信知识培训等。通过教育培训，使员工了解企业的价值观和道德规范，树立正确的法律意识和职业操守，增强对诚信的重视和理解。

国有企业医疗机构应注重职业道德的培养。通过开展职业道德教育和案例分析等形式，引导员工树立正确的职业道德观念，强调医务人员的专业操守和责任担当。通过培养高尚的职业道德，可以有效预防腐败行为的发生，提高员工的整体素质和业务水平。

国有企业医疗机构应加强反腐败知识的培训。开展反腐败知识普及和案例分析等活动，使员工了解腐败行为的危害和防范措施，增强员工对腐败行为的警惕性和抵制能力。通过反腐败知识的培训，可以提高员工的风险意识，减少受到腐败行为的影响。

通过以上措施的全面实施，国有企业医疗机构可以更好地推动诚信经营和反腐败工作，建设良好的企业形象，提升服务质量，维护企业利益，并赢得社会的信任和支持，实现可持续发展。

第八章　国有企业医疗机构合规培训与教育

第一节　合规意识培养

合规意识培养在国有企业医疗机构中具有重要的意义。通过培养医疗机构员工的合规意识，提高其合规能力，对于保障医疗机构的合法合规经营具有重要的作用。

一、合规意识的重要性

合规意识是指员工对法律法规、行业规范和企业制度的认知和理解，以及在实践中遵守这些规定的自觉性和主动性。

（一）遵守法律法规

合规意识使员工能够深入了解和遵守国家、地区和行业的法律法规，确保企业的经营活动符合法律要求，避免违法行为的发生。

法律法规是社会公认的规范行为准则，对于企业而言尤为重要。通过对法律法规的深入学习和理解，员工能够明确自己的责任和义务，知道如何在企业经营中合法合规地行事。例如，在劳动法、税法、环境保护法等方面，员工需要了解相关法规，遵守用工合同、缴纳税费、保护环境等方面的要求。

遵守法律法规不仅是企业应尽的责任，也是企业获得社会认可和信任的基础。在市场竞争激烈的环境中，企业若不能遵守法律法规，将面临严厉的处罚和舆论压力，甚至可能导致企业声誉受损。而具备合规意识的员工能够自觉遵守法律法规，保证企业在商业活动中的合法性和公正性，树立良好的企业形象。

遵守法律法规有助于降低企业面临的合规风险。法律法规的要求是为了保障社会公共利益和维护市场秩序，企业如果违反这些规定，将可能引发各种合规风险。例如，违法行为可能导致政府监管部门的处罚、诉讼纠纷、经济损失等问题。因此，培养员工的合规意识，强调法律法规的重要性，可以有效预防和减少企业面临的合规风险。

遵守法律法规对员工个人来说也是非常重要的。作为企业的一员，员工应当以合法合规的方式开展工作，不仅是为了保护企业的利益，更是为了维护自身的权益。员工如果在工作中违反法律法规，可能面临法律责任和职业道德的谴责，甚至影响个人的职业发展和声誉。

（二）降低经营风险

通过遵守相关法律法规和制度规定，企业可以预防和减少合规风险带来的经济损失和不良影响。

合规意识的培养使企业能够更好地了解和应对潜在的合规风险。随着法律法规的不断更新和变化，企业面临的合规风险也在不断增加。通过加强员工的合规培训和教育，企业能够提前了解新的法规要求，并及时调整和优化自身的经营行为，以符合法律的要求。这样可以有效降低违规的风险，避免因不熟悉新规而受到处罚或其他不良后果。

合规意识的提高有助于企业建立健全的内部控制机制。合规是企业管理的基础，良好的内部控制机制能够帮助企业及时发现和纠正潜在的违规问题。通过设立合规岗位、加强内部监管和审计等手段，企业能够及时发现和解决合规风险，避免因违规行为带来的经济损失。同时，合规意识的提高还能促使员工自觉遵守企业制定的内部规章制度，确保企业各个环节的合规运营。

合规意识的培养有助于树立企业的良好声誉和信誉。合规是企业社会责任的重要组成部分，只有在合规的基础上开展经营活动，才能赢得客户、供应商和投资者的信任和支持。合规意识的提高使企业能够更加注重诚信经营，从而建立起良好的声誉。相反，如果企业违反法律法规，不仅会受到法律制裁，还可能面临客户流失、品牌形象受损等后果，对企业的长期发展造成不利影响。

（三）推动企业可持续发展

合规经营是企业长期稳定发展的基础，只有在合规的基础上，企业才能更好地应对市场变化和竞争挑战。

合规意识的培养有助于企业降低法律风险和经营风险。通过深入了解和遵守相关法律法规，企业能够预防违法行为的发生，减少可能面临的处罚和诉讼风险。合规意识的提高使企业能够及时调整和优化自身的经营行为，以符合法律的要求，避免因不合规而受到经济损失和负面影响。

合规意识的提升有助于企业树立良好的社会形象和信誉。合规是企业社会责任的重要组成部分，只有在合规的基础上开展经营活动，才能赢得客户、供应商和投资者的信任和支持。合规意识的提高使企业能够更加注重诚信经营，从而建立起良好的声誉。这将为企业带来更多的商业机会和合作伙伴，提升企业的竞争力和市场地位。

同时，合规意识的提升有助于企业规范内部运营和管理。合规经营要求企业建立健全的内部控制机制和管理制度，确保各项业务活动符合法律法规和道德准则。通过加强员工的合规培训和教育，企业能够促使员工自觉遵守企业制定的内部规章制度，维护企业的正常运营和稳定发展。这将为企业提供有效的管理手段，降低管理风险和内部冲突的发生。

合规意识的提升有助于企业建立良好的企业文化和价值观。合规意识的培养使企业员工更加注重道德和职业操守，树立正确的价值观和行为规范。良好的企业文化和价值观有助于凝聚员工团队，提高员工的工作积极性和创造力。这将为企业创造更好的内外环境，推动企业可持续发展。

二、合规意识培养的策略

（一）设立合规岗位

设立合规岗位是培养医疗机构员工合规意识的重要策略之一。合规岗位的设置有助于强化医疗机构内部的合规管理，提高员工的合规意识。

设立合规岗位能够明确合规职责和权责。合规岗位的设立使得医疗机构内部的合规职责更加明确，员工可以清楚了解自己在合规方面的职责和义务。合规岗位负责监督和指导医疗机构的合规工作，包括制定合规政策、建立合规流程、开展合规培训等。通过设立合规岗位，医疗机构能够更好地组织和推动合规工作的开展。

合规岗位的存在可以提供专业的合规指导和支持。合规岗位的人员通常具备专业的合规知识和经验，能够为医疗机构提供准确、及时的合规指导和支持。他们可以解答员工在合规方面的疑问，帮助员工理解和遵守相关法律法规和行业规范。同时，合规岗位还可以对医疗机构的各项合规工作进行监督和检查，确保其符合要求。

合规岗位的设立有助于建立合规文化和价值观。合规是医疗机构的基本原则和价值观，通过设立合规岗位，可以将合规意识融入医疗机构的日常管理中。合规岗位可以组织和开展合规培训、宣传活动，引导员工树立正确的合规观念和行为习惯。这将逐渐形成良好的合规文化，在医疗机构内部推动合规理念的深入人心。

合规岗位的存在能够提高医疗机构对合规风险的应对能力。合规岗位负责对医疗机构的各个环节进行监督和检查，发现并解决合规问题。他们可以及时跟进法律法规的变化，调整和完善医疗机构的合规制度和流程，以应对不断变化的合规风险。通过合规岗位的专业指导和支持，医疗机构能更加有效地应对合规挑战，降低合规风险的发生概率。

（二）建立激励机制

通过建立合规考核和奖惩制度，可以激励员工主动学习和遵守合规规定，提高他们对合规意识的重视程度。

建立合规考核制度可以评估员工在合规方面的表现。通过设立明确的合规考核指标和评估体系，可以对员工的合规行为进行量化评估。例如，考核员工对法律法规的了解程度、遵守企业内部制度的情况、参与合规培训的积极性等。这样能够激励员工主动学习和遵守合规规定，因为他们知道自己的合规行为将会得到认可和奖励。

建立奖励制度可以鼓励员工积极参与合规培训和教育。通过设立奖励机制，例如优秀员工奖、合规意识先进个人奖等，可以激励员工主动参与各类合规培训和教育活动。这不仅能提高员工对合规意识的重视程度，也能增强员工的学习动力和自觉遵守合规规定的意愿。奖励制度的设立还能树立起良好的榜样效应，促使更多员工积极参与合规培训和教育。

建立惩罚制度可以对违反合规规定的行为进行约束和惩处。对于违规行为，医疗机构需要明确相应的惩罚措施，并严格执行。这将形成一种严厉的信号，告诫员工违反合规规定将面临不良后果。惩罚制度的存在能够起到警示作用，促使员工遵守合规规定，从而减少违规行为的发生。

建立激励机制还需要强调公正和透明原则。激励机制应该公开透明，确保评估和奖惩的公正性和客观性。员工应该清楚了解激励机制的具体标准和流程，以确保其公平性。激励机制也需要及时、有效地实施，给予员工及时的反馈和回报，增强激励的效果。

（三）加强内部监管

通过建立健全的内部监管体系，加强对医疗机构各个环节的监督和检查，可以发现和解决合规问题，及时纠正违规行为，推动医疗机构的合规意识培养和提升。

内部审计可以对医疗机构的各项经营活动进行全面、系统的审核和评估，以确保其符合法律法规和内部合规要求。通过定期进行内部审计，可以及时发现潜在的合规问题和风险，采取相应的措施加以解决。内部审计还能够评估和改进医疗机构的合规管理水平，为合规意识的培养提供有力支持。

通过对医疗机构的各个环节进行合规风险评估，可以识别和分析存在的合规风险，并针对性地制定相应的风险防范措施。合规风险评估可以帮助医疗机构更好地了解自身存在的合规问题和薄弱环节，制定并实施相应的合规措施，减少合规风险的发生概率。通过持续的合规风险评估，医疗机构能够不断优化和改进内部合规管理，提高员工的合规意识和行为规范。

加强内部监管还需要建立健全的内部控制体系。内部控制是指医疗机构在内部运营过程中，通过设立合理的制度、流程和控制措施，确保合规规定的遵守和执行。通过建立健全的内部控制体系，医疗机构能够对各个环节进行有效的管理和控制，预防和减少违规行为的发生。内部控制体系还可以明确责任分工和权限设置，提高员工对合规规定的遵守意识和能力。

加强内部监管需要注重信息披露和沟通。医疗机构应建立畅通的沟通渠道，使员工能够及时了解合规要求和相关政策变化，并能够随时向上级汇报合规情况。同时，医疗机构应加强对员工的合规培训和教育，提高员工对合规问题的认知和理解，增强其合规意识。通过信息披露和沟通，医疗机构能够加强内部监管，推动合规意识的培养和提升。

三、合规意识培养的效果评估

为了评估合规意识培养的效果，可以采用以下几个方面的指标进行评估。

（一）违规行为的减少程度

通过统计医疗机构的违规行为数量和频率，可以评估合规意识培养对违规行为的减少程度。

可以通过追踪医疗机构的违规事件记录来评估违规行为的减少程度。在合规意识培养前后，比较医疗机构的违规事件数量和性质变化。如果合规意识培养取得了显著的效果，那么违规事件的数量应该有所减少，或者减少了严重违规事件的发生。这表明员工对合规规定的理解和遵守程度得到了提高。

可以通过违规行为的频率来评估合规意识培养的效果。合规意识的提升应该能够降低违规行为的发生频率。通过统计违规行为的次数和周期，比较合规意识培养前后的差异。如果合规意识培养取得了良好的效果，那么违规行为的频率应该有所下降。这说明员工更加自觉地遵守合规规定，减少了违规行为的发生。

还可以对违规行为的严重程度进行评估。合规意识培养应该能够降低严重违规行为的发生。通过对违规事件的分类和分级，比较合规意识培养前后不同级别违规事件的变化情况。如果合规意识培养取得了良好的效果，那么严重违规事件的数量应该有所减少，或者减少了特别严重违规事件的发生。这说明员工对合规规定的重视程度提高，能够更好地识别和避免严重违规行为。

除了统计违规行为的数量、频率和严重程度，还可以通过员工问卷调查、医疗机构内部反馈和监管部门的检查评估等方式收集相关数据。这些数据可以反映员工对合规意识培养的认知和态度变化，以及合规措施执行的情况。通过综合分析这些数据，可以全面评估合规意识培养的效果。

需要注意的是，合规意识培养是一个长期过程，其效果可能需要一定时间才能显现出来。因此，在进行评估时需要考虑培养周期和持续性的要求。评估结果应该与医疗机构的实际情况相结合，综合考虑其他因素对违规行为变化的影响。

（二）员工参与度和反馈情况

评估合规意识培养的效果，除了统计违规行为的减少程度，还可以通过问卷调查或面谈等方式了解员工对合规意识培养活动的参与情况和对培养效果的反馈，评估员工的合规意识水平。

可以通过问卷调查来了解员工对合规意识培养活动的参与情况。问卷调查可以包括员工对合规培训和教育的参与程度、是否了解和遵守合规规定、对合规意识培养的认知程度等问题。通过问卷调查，可以了解员工对合规意识培养活动的接受程度和参与情况，以及他们对自身合规意识的认知和反思。这样可以初步评估员工的合规意识水平，以及合规意识培养的效果。

可以通过面谈或集体讨论等方式深入了解员工对合规意识培养活动的反馈和意见。通过与员工进行个别或集体的面谈，可以听取他们对合规意识培养活动的看法、感受和建议。员工的反馈可以提供宝贵的信息，帮助医疗机构了解合规意识培养活动的有效性和改进空间。面谈或集体讨论还可以促进员工之间的交流和互动，共同探讨合规意识培养的重要性和实施方式。

还可以通过评估员工在日常工作中的行为表现来间接评估他们的合规意识水平。例如，观察员工是否严格按照合规规定执行工作任务，是否主动提出合规建议和意见，以及是否能够正确处理合规问题等。这些行为表现可以反映员工对合规意识的理解和践行程度，从而评估合规意识培养的效果。

需要注意的是，在进行员工参与度和反馈情况的评估时，应保证问卷调查和面谈的匿名性和保密性，以便员工能够真实地表达自己的看法和感受。同时，评估结果应该综合考虑不同员工群体的意见和反馈，以确保评估结果的客观性和准确性。

（三）医疗机构声誉和社会信任度

评估合规意识培养的效果，除了统计违规行为的减少程度和员工参与度，还可以通过对医疗机构声誉和社会信任度的调查和评估来了解合规意识培养对医疗机构形象和社会认可度的影响。

可以通过问卷调查或面谈等方式对患者、供应商、投资者等相关利益相关方进行调查，了解他们对医疗机构的声誉和信任度的看法。问卷调查可以涵盖患者对医疗机构服务质量、医疗安全等方面的评价，供应商对医疗机构合作诚信度的评估，投资者对医疗机构经营稳定性和合规管理水平的认可等。通过调查结果，可以评估合规意识培养对医疗机构声誉和社会信任度的影响。

可以通过监管部门的评估和检查来了解医疗机构在合规方面的表现和评价。监管部门对医疗机构的合规性进行定期或不定期的检查和评估，通过评估报告和考核结果，可以了解医疗机构在合规意识培养方面的成效。监管部门的评估和检查是医疗机构合规意识培养效果的重要参考依据。

可以通过媒体报道和社会舆情等渠道了解医疗机构在公众心目中的形象和声誉。媒体报道和社会舆情反映了公众对医疗机构的关注和评价，通过分析报道内容和舆论倾向，可以了解合规意识培养对医疗机构形象和社会认可度的影响程度。

在进行声誉和社会信任度的调查和评估时，应确保调查方法的科学性和可信度，以获得准确的结果。同时，评估结果应该综合考虑不同利益相关方的意见和评价，以确保评估结果的客观性和全面性。

第二节 法律法规培训

随着我国医疗事业的发展，法律法规对医疗机构的管理日益严格，医疗机构必须加强对法律法规的学习和了解，以保证医疗工作的合规性和安全性。

一、法律法规培训的意义

（一）合规性

法律法规培训对于医疗机构员工来说非常重要，它能够帮助他们了解相关的法律法规，并提醒他们遵守规定，确保医疗工作的合规性。通过接受培训，医疗机构员工能够更好地理解医疗法律法规的精神和要求，从而避免违法违规行为的发生。

法律法规培训可以帮助医疗机构员工熟悉相关的法律法规。医疗领域的法律法规非常复杂，包括医疗机构管理法、医疗器械监督管理法、药品管理法等等。这些法律法规的内容和要求需要员工掌握，才能在工作中做出符合规定的决策和行动。法律法规培训可以系统地介绍这些法律法规的内容，使员工对其有全面的了解。

法律法规培训可以提醒医疗机构员工遵守规定。在医疗工作中，很多行为都受到法律法规的限制和约束，例如隐私保护、医疗纠纷处理等。通过培训，员工能够了解这些规定，从而在日常工作中避免违反法律法规的行为。培训还可以提供具体的案例分析和实践指导，帮助员工更好地应对各种复杂情况，并做出符合法律要求的决策。

法律法规培训还能够加强员工对医疗法律法规精神和要求的理解。医疗法律法规的制定都是为了保障患者的权益和安全，维护医疗秩序和社会稳定。通过培训，员工能够深入了解医疗法律法规的背景和目的，明确其重要性和意义。这样，员工在工作中就能够更加自觉地遵守法律法规，提高医疗工作的合规性和质量。

（二）安全性

医疗工作的安全性至关重要，因为它涉及患者的生命健康。为了确保医疗工作的安全性，医疗机构需要高度重视安全规范和要求，并通过法律法规培训使员工充分了解这些规定，提高他们的安全意识和技能，从而减少事故和意外的发生。

法律法规培训可以帮助医疗机构员工了解医疗工作中的安全规范和要求。医疗领域存在许多与安全相关的法律法规，例如医疗设备安全管理规定、药品质量管理规定等。这些规定旨在确保医疗工作的安全性和质量，防止患者受到伤害。通过接受培训，员工可以深入了解这些规定的内容和要求，明确自己在医疗工作中应该如何操作，以确保患者的安全。

法律法规培训可以提高医疗机构员工的安全意识和技能。安全意识是指员工对于安全问题的重视程度和敏感度，而安全技能则包括员工在医疗工作中所需的安全操作技巧和应急处理能力。通过培训，员工可以学习到最新的安全知识和技能，了解安全风险的预防和控制措施，并且知道如何应对各种紧急情况。这样员工在实际工作中就能更加谨慎和专业地进行操作，减少事故和意外的发生。

法律法规培训还可以提供具体的案例分析和实践指导，帮助医疗机构员工更好地理解和应用安全规范。通过分析真实的事故案例，员工可以深刻认识到违反安全规范的后果和影响，从而增强他们对于安全规范的遵守意识。同时，培训还可以模拟各种常见的安全场景，让员工进行实际操作和应急处理演练，提高他们的应变能力和安全技能。

（三）风险防控

法律法规培训对于医疗机构员工来说非常重要，它能够帮助他们认识到违法违规行为可能带来的风险和后果。通过接受培训，员工可以深刻理解违法违规行为对医疗机构和个人可能造成的法律风险，并引导他们树立正确的职业道德和价值观，从而避免违法违规行为的发生。

法律法规培训可以使医疗机构员工了解违法违规行为的风险和后果。在医疗工作中，违反法律法规会面临严重的法律责任和惩罚，包括罚款、执业禁止、刑事处罚等。通过培训，员工可以了解相关法律法规对违法违规行为的明确规定和惩罚措施，认识到违法违规行为可能给医疗机构和个人带来的不可逆转的损失和影响。

法律法规培训可以引导医疗机构员工树立正确的职业道德和价值观。医疗工作是一项高度专业和敏感的工作，要求从业人员具备崇高的职业道德和价值观。通过培训，员工可以了解医疗伦理和职业道德的基本原则和规范，明确自己在医疗工作中应该遵守的行为准则。这样，员工就能够树立正确的职业操守，自觉遵守法律法规，并且在面对各种利益冲突时能够坚守原则，做出正确的决策。

法律法规培训还可以提供具体的案例分析和实践指导，帮助医疗机构员工更好地认识到风险和后果。通过分析真实的违法违规案例，员工可以深刻认识到这些行为对医疗机构和个人可能带来的法律风险，从而增强他们对于违法违规行为的警惕性和防范意识。同时，培训还可以模拟各种常见的风险场景，让员工进行实际操作和应急处理演练，提高他们的风险防控能力。

二、法律法规培训的内容

（一）相关法律法规

法律法规培训是医疗机构管理中不可或缺的一部分，它涵盖了众多与医疗工作相关的法律法规知识。其中包括《医疗机构管理条例》《医疗广告管理办法》等。通过接受这些培训，员工能够更好地了解这些法律法规的基本内容、适用范围和实施要求，并且明确它们对医疗机构工作的影响。

《医疗机构管理条例》是医疗机构管理的核心法规之一，它主要规定了医疗机构的设立、管理、运营等方面的要求。员工需要了解该条例的具体内容，包括医疗机构的分类、设立条件、人员配备、质量管理等。同时，他们还应该了解该条例对医疗机构运营的影响，例如如何合规经营、如何保障医疗质量、如何维护患者权益等。

《医疗广告管理办法》也是医疗机构管理中重要的法规之一。它规定了医疗广告的审查、发布、宣传等方面的要求。员工需要了解该办法的基本内容，包括医疗广告的定义、审查程序、违规行为等。他们还应该了解医疗广告管理的目的和意义，以及违规广告可能带来的法律风险和声誉损失。

除了《医疗机构管理条例》和《医疗广告管理办法》，还有其他一些与医疗工作相关的法律法规，例如《医疗事故处理条例》《卫生计生行政执法程序规定》等。员工在培训中还应该了解这些法规的基本内容和适用范围，以便在工作中遵守相关规定，防范法律风险。

（二）安全规范与操作流程

在医疗工作中，安全规范和操作流程是确保患者和医务人员安全的重要措施。这些规范和流程涉及手术室操作规范、药品管理规定等方面。因此，在法律法规培训中，必须包括对这些安全规范和操作流程的学习和培训，以确保医疗工作的安全性。

手术室操作规范是手术室工作中必须遵守的一系列规定。这些规范涵盖了手术前、手术中和手术后的各个环节，包括洗手消毒程序、手术器械使用和管理、手术间环境卫生等。员工在接受培训时，需要详细了解手术室操作规范的内容，并且掌握正确的操作方法和注意事项，以确保手术过程的安全和有效进行。

药品管理规定是医疗机构管理中非常重要的一部分。它涵盖了药品的采购、储存、配送、使用和处置等方面的要求。员工在法律法规培训中应当学习和掌握药品管理规定的具体内容，包括药品采购程序、质量控制要求、药品使用安全等。同时，员工还需要了解合理用药的原则和方法，以保障患者用药的安全性和有效性。

医疗工作中还存在其他一些安全规范和操作流程，如病房操作规范、急救措施等。这些规范和流程旨在确保患者和医务人员的安全。员工在法律法规培训中应当学习和掌握这些规范和流程的具体内容，并且能够在实际工作中正确应用和操作，以保证医疗工作的安全性和质量。

（三）纠纷处理与合规监督

医疗机构在工作过程中难免会遇到各种纠纷和合规监督问题。为了能够正确处理这些问题，法律法规培训应当包括相关的纠纷处理和合规监督知识，使员工能够应对各类纠纷和合规监督事件。

纠纷处理是指在医疗工作中出现争议或纠纷时的处理方法和程序。员工在接受法律法规培训时，需要学习如何正确应对患者投诉、医疗事故索赔等纠纷事件，并且了解相关法律法规和管理制度。他们需要掌握调解、协商、仲裁等解决纠纷的方法，并且了解纠纷处理程序和要求。通过这样的培训，员工能够更好地处理纠纷事件，减少纠纷的发生，保护医疗机构和患者的权益。

合规监督是指医疗机构在日常运营中必须遵守的法律法规和管理要求。员工在法律法规培训中需要学习和了解医疗机构合规监督的相关知识，包括医疗机构的准入条件、质量管理要求、行政监督制度等。他们还需要了解合规监督的目的和意义，以及合规监督的具体程序和责任分工。通过这样的培训，员工能够更好地遵守相关法律法规和管理要求，保证医疗机构的合规运营。

在纠纷处理和合规监督中，员工应当注重法律意识的培养。他们需要明确自己的职责和权利，并且了解相关法律法规对于纠纷处理和合规监督的规定。员工还应该加强沟通与协调能力的培养，以便更好地解决各类纠纷和合规监督事件。在实际工作中，员工应当及时报告和反馈问题，积极配合相关部门进行调查和处理，以维护医疗机构的声誉和形象。

三、法律法规培训的方法

（一）线上培训

随着互联网和电子学习平台的发展，线上培训成为一种常见的法律法规培训方法。通过利用互联网和电子学习平台，员工可以灵活地进行法律法规的学习和培训。

在线学习课程是线上法律法规培训的主要形式之一。医疗机构可以根据实际需求选择合适的在线学习课程，例如专门针对医疗机构管理的法律法规课程。员工可以通过登录学习平台，在任何时间、任何地点自主学习相关知识。在线学习课程通常包括课件、教材、习题等学习资源，员工可以根据自己的进度和需求进行学习。

观看教学视频也是线上法律法规培训的常见方式之一。医疗机构可以制作或购买与法律法规相关的教学视频，员工可以通过观看这些视频来学习相关知识。教学视频通常具有生动形象的表达方式，能够帮助员工更好地理解和记忆法律法规的内容。

线上培训的优势在于其灵活性和便捷性。员工可以根据自己的时间安排，自主选择学习的时间和地点。线上培训还能够节省培训成本和资源，提高培训效率。线上培训还可以提供学习记录和评估，帮助医疗机构对员工的学习情况进行跟踪和评估。

然而，线上培训也存在一些挑战和注意事项。医疗机构需要选择合适的在线学习平台，确保平台的内容准确、权威，并且具有良好的用户体验；线上培训需要员工具备一定的自律和学习能力，能够自主管理学习进度和质量；医疗机构还需要关注在线学习过程中可能出现的技术问题和网络安全风险，确保员工的学习环境安全可靠。

（二）集中培训

除了线上培训，集中培训也是一种常见的法律法规培训方法。医疗机构可以组织专门的培训班或研讨会，邀请专家学者进行讲座，对员工进行集中的法律法规培训。

集中培训通过组织专门的培训班或研讨会，为员工提供更系统和深入的培训内容。医疗机构可以邀请相关领域的专家学者进行讲座，他们具有丰富的理论知识和实践经验，能够向员工传授最新的法律法规知识和解决实际问题的方法。通过集中培训，员工能够在较短的时间内获得大量的知识，提高对法律法规的理解和应用能力。

集中培训还有利于员工之间的交流和学习。在培训班或研讨会上，员工可以与其他同行进行互动和交流，分享自己的经验和观点，共同探讨解决问题的方法。这种交流和学习的过程能够促进员工之间的沟通和合作，增强团队的凝聚力和协作能力。

集中培训也可以通过案例分析、角色扮演等互动形式进行。通过案例分析，员工可以学习实际案例中的法律法规问题和解决方法，提高自己的问题解决能力。通过角色扮演，员工可以模拟真实场景，体验并应对各种法律法规相关的情境，增强实际操作能力。

需要注意的是，医疗机构需要精心组织和安排培训班或研讨会，确保专家学者的讲座内容与医疗机构的实际需求相符，并且能够引导员工深入思考和讨论。医疗机构还需关注培训期间的时间和场地安排，以及员工参与培训的积极性和效果评估。

（三）现场实践

现场实践是一种有效的法律法规培训方法，它结合了实际工作情况，通过现场指导和实践操作来帮助员工更好地了解和掌握相关法律法规要求。在医疗机构中，可以通过在实际工作场景进行演练和操作培训的方式进行现场实践。

例如，在手术室中进行手术操作规范的现场实践。专业的培训人员可以组织员工进行手术操作的模拟演练，讲解手术室操作规范的具体要求，并且引导员工按照规范进行实际操作。这样的现场实践能够使员工更加直观地了解和掌握手术室操作规范，熟悉正确的操作流程和注意事项，提高手术安全性和效果。

药房也是可以进行现场实践的领域之一。培训人员可以组织员工进行药品管理的实际操作培训，包括药品采购、储存、配送和使用等方面的操作。通过实际操作，员工能够亲身体验和学习正确的药品管理流程，了解药品管理的法律法规要求，提高药品安全和合规性。

现场实践的优势在于可以使员工更加直观地了解和掌握相关法律法规要求。通过亲身参与实际操作，员工能够感受到具体工作场景中的挑战和问题，并且学习到解决问题的方法和技巧。现场实践还能够促进员工之间的交流和合作，共同解决实际工作中遇到的法律法规问题。

现场实践也需要注意一些事项。医疗机构应当确保现场实践的安全性，采取必要的措施防范风险；医疗机构还需要配备专业的培训人员，能够提供准确、权威的指导和指导；医疗机构还需关注现场实践的效果评估和持续改进，不断优化培训内容和方式。

（四）定期考核

为了促使员工更加重视法律法规培训，并进一步巩固和加深对相关知识的理解，医疗机构可以设置法律法规培训的定期考核环节。这可以通过定期的考试或评估来实现，以检验员工对法律法规知识的掌握程度。

定期考核的方式可以根据医疗机构的具体情况进行选择。一种常见的方式是组织定期的法律法规考试。医疗机构可以制定统一的考试内容和形式，例如选择题、问答题等，对员工的法律法规知识进行测试。考试可以在线上或线下进行，根据需要设置不同的考试时间和地点。通过定期考试，医疗机构能够了解员工对法律法规知识的掌握情况，发现问题并及时进行纠正。

另外一种方式是进行定期的评估或复习课程。医疗机构可以定期组织法律法规的复习课程，通过教学回顾和讨论，帮助员工巩固和加深对法律法规知识的理解。同时，医疗机构可以安排评估环节，例如小组讨论、案例分析等，检验员工对法律法规知识的应用能力和解决问题的能力。通过定期评估，医疗机构能够了解员工在实际应用中的表现，发现不足并提供针对性的培训和辅导。

定期考核的目的是激励员工重视法律法规培训，并促使他们持续学习和深化对相关知识的理解。通过定期考核，医疗机构能够评估员工对法律法规知识的掌握程度，发现问题并及时进行纠正。同时，定期考核还能够为医疗机构提供数据支持，评估培训效果和改进培训内容。

第三节 风险防控知识培训

风险防控知识培训是国有企业医疗机构合规培训与教育中的重要环节。随着社会经济的发展和医疗行业的变革，风险防控在医疗机构中的重要性日益凸显。

一、风险防控意识培养

风险防控知识培训的首要任务是培养医疗从业人员的风险防控意识。医疗机构作为公共服务机构，其风险涉及患者的生命安全和医疗质量。因此，医务人员必须具备正确的风险防控意识，时刻保持警惕，预防和应对各类风险事件的发生。

（一）知识普及

医疗机构可以采取多种形式，如开展培训课程、举办讲座等方式，向医务人员普及与风险防控相关的知识。这些知识涵盖了风险识别与评估、风险管理与控制、应急响应等方面的内容。通过系统的知识普及活动，可以提高医务人员对于风险防控的认识和理解。

医疗机构可以组织定期或不定期的培训课程，针对不同领域的医务人员进行风险防控知识的培训。这些培训课程可以包括风险识别的方法与技巧、风险评估的流程与标准、风险管理的策略与方法等内容。通过专业的培训，医务人员可以学习到科学的防控知识，提高他们对风险的敏感性和判断能力。

医疗机构还可以邀请专家学者或行业顾问来举办讲座，向医务人员传授风险防控的相关知识。这些讲座可以针对当前热点问题或特定的风险类型进行，通过实际案例和专业分析，帮助医务人员更好地理解和应对风险。讲座还可以提供互动交流的机会，使医务人员能够就自己面临的问题进行深入探讨，增进彼此之间的学习与合作。

医疗机构可以建立在线学习平台或知识库，将风险防控相关的知识整理和归纳起来，供医务人员随时学习和查询。这些平台可以包括教学视频、电子书籍、在线测试等多种形式的学习资源，使医务人员可以根据自己的时间和需求进行学习。医疗机构还可以推送风险防控的最新信息和案例分析，保持医务人员对于风险防控领域的关注和更新。

（二）案例分析

医疗机构可以通过案例分析的方式，向医务人员介绍真实的风险事件和事故，并深入分析其发生原因以及可能带来的后果。这种方法可以帮助医务人员更加直观地了解风险防控的重要性，提高他们对于潜在风险的识别和应对能力。

医疗机构可以选择一些与医务人员工作密切相关的案例进行分析。这些案例可以涉及各个科室或领域，包括但不限于药品错误使用、手术失误、感染控制不当等方面。通过选择具有代表性的案例，可以使医务人员更容易将分析结果与自身工作联系起来，从而更好地理解风险防控的重要性。

接下来，针对每个案例，医疗机构可以组织专门的学习小组或工作坊，邀请相关专家或行业顾问进行详细解读和讨论。在分析案例时，应该重点关注事件发生的原因和可能导致的后果。通过多角度的思考和深入剖析，可以帮助医务人员找出潜在的风险点和隐患，并总结出相应的防范措施和经验教训。

在案例分析的过程中，医疗机构可以引导医务人员积极参与讨论和提出自己的观点。通过互动交流，可以促进医务人员之间的思维碰撞和知识共享，增强他们对于风险防控的思考和理解能力。同时，还可以帮助医务人员更好地理解和应用相关的法规政策和标准要求，以确保工作的合规性和安全性。

最后，医疗机构应该将案例分析的结果进行整理和归纳，并及时向医务人员反馈。这可以通过编写案例分析报告、发布内部通知或举办经验交流会等方式实现。通过分享案例分析的成果，可以帮助其他医务人员了解并借鉴相关的经验和教训，提高整体的风险防控水平。

（三）模拟演练

医疗机构可以组织风险模拟演练，通过模拟各类突发情况和紧急事件，让医务人员亲身参与，了解不同风险事件的处理过程和方法。这种方式可以帮助医务人员提高应对突发事件的能力和反应速度，增强他们的风险防控意识。

医疗机构可以选择一些常见的突发事件进行模拟演练，例如火灾、地震、传染病暴发等。根据实际情况，制定相应的演练方案和场景设定。演练可以涉及不同科室或岗位的医务人员，包括但不限于医生、护士、行政人员等。通过模拟真实的情境，可以使医务人员更加深入地了解不同突发事件的应对策略和流程。

接下来，医疗机构可以邀请相关专家或教练团队来指导和协助演练活动。这些专家可以提供专业的知识和经验，帮助医务人员理解并掌握应对突发事件的基本原则和技巧。他们还可以提供现场指导和反馈，帮助医务人员在演练中不断改进和提高。

在模拟演练的过程中，医疗机构应该注重实际操作和团队合作。医务人员可以分为不同小组或角色，扮演不同的角色并协同工作。通过实际操作，可以让医务人员亲身体验到处理突发事件时可能面临的挑战和困难，培养他们在紧急情况下的应变能力和决策能力。通过团队合作，可以强化医务人员之间的沟通和协作，提高整体的应对效率。

在模拟演练结束后，医疗机构应该组织评估和总结会议，对演练活动进行全面评估和总结。会议可以邀请参与演练的医务人员分享自己的经验和感受，收集意见和建议。医疗机构还可以针对演练中出现的问题和不足，制定相应的改进措施和培训计划，以提高医务人员的整体应对能力。

（四）经验分享

医疗机构可以组织风险防控经验交流会议或座谈会，邀请有经验的医务人员分享在实际工作中遇到的风险和应对方法。通过经验分享，医务人员可以借鉴他人的成功经验和教训，提高自身的风险防控能力。

医疗机构可以邀请具有丰富经验和成果的医务人员来分享自己的经验。这些医务人员可以是在特定领域取得显著成就的专家，也可以是在实践中积累了丰富经验的优秀从业者。他们可以分享自己在风险防控方面的挑战、解决方案和经验教训，帮助其他医务人员更好地理解和应对风险。

在经验分享会议或座谈会上，医务人员可以积极参与讨论和提出问题。这样可以促进交流和互动，使经验分享更加丰富和有益。医务人员可以就自己关注的问题向经验分享者请教，也可以分享自己在实践中遇到的困难和心得。通过这种互动交流，可以促进医务人员之间的学习和合作，共同提高风险防控能力。

在经验分享活动结束后，医疗机构应该及时总结和评估。可以根据医务人员的反馈和意见，改进经验分享的方式和形式，提高其效果和参与度。同时，医疗机构还可以通过推广优秀经验和典型案例，激励更多的医务人员积极参与风险防控工作，共同提升整体的风险管理水平。

二、风险评估与管理培训

风险评估与管理是医疗机构风险防控的核心环节。在风险防控知识培训中，需要向医务人员传授相关的风险评估和管理方法。

（一）风险识别

在风险评估与管理培训中，医疗机构需要向医务人员介绍各类可能存在的潜在风险，包括人为因素、技术设备因素、管理因素等。通过案例分析、经验分享等方式，帮助医务人员识别和理解这些风险，并学习如何进行风险识别。

医疗机构可以选择一些典型的案例，涵盖不同领域和环节的风险事件，例如药品错误使用、手术失误、感染控制不当等。通过具体案例的分析，可以帮助医务人员了解不同风险背后的原因和影响，加深对潜在风险的认识。

通过经验分享的方式，医务人员可以借鉴他人的实践经验，学习如何进行风险识别。经验分享可以包括成功案例和教训，以及在风险识别过程中的关键点和方法。通过听取他人的经验，医务人员可以了解到风险识别的常见问题和应对策略，提高自身的风险识别能力。

在培训中，医疗机构还可以组织小组讨论和互动环节，鼓励医务人员分享自己的看法和观点。通过集思广益，医务人员可以从不同角度和经验中获得启发，提高他们对于风险识别的全面性和准确性。

（二）风险评估方法与工具

在风险评估与管理培训中，医疗机构需要向医务人员传授风险评估的方法和工具，如风险矩阵、层次分析法、故障模式与影响分析等。通过实践演练和案例分析，帮助医务人员掌握这些方法和工具，能够准确地评估风险的危害程度和发生概率。

1.风险矩阵

风险矩阵是一种常用的风险评估工具，通常由两个维度组成：风险的危害程度和风险的发生概率。医务人员可以根据具体情况将不同风险进行分类和定级，从而确定优先处理的风险和采取相应的措施。通过风险矩阵，可以直观地了解各项风险的相对重要性，有助于制定有效的风险管理策略。

2.层次分析法

层次分析法是一种结构化的多标准决策方法，适用于复杂的风险评估场景。该方法通过建立层次结构，将风险因素和评估指标进行逐级划分和比较，最终得出各项指标对于风险的贡献程度。医务人员可以根据层次分析法的原理和步骤，对不同风险进行综合评估，帮助确定优先处理的风险和制定相应的防控策略。

3.故障模式与影响分析（FMEA）

故障模式与影响分析（Failure Mode and Effects Analysis，简称 FMEA）是一种常用的风险评估方法。它通过对潜在故障模式的识别、评估其影响程度和频率，并采取相应的控制措施来减少或消除风险。医务人员可以学习 FMEA 的方法和步骤，将其应用于医疗实践中的风险评估，提高风险管理的效果和安全性。

4.事件树分析

事件树分析是一种定性和定量结合的风险评估方法，主要用于分析事故或突发事件发展的可能路径和结果。通过构建事件树，医务人员可以对不同事件发生的概率和后果进行评估，以及相关的控制措施。这有助于医务人员了解事件发展的逻辑和风险控制的关键点，从而制定相应的预防和应急计划。

在培训中，医疗机构可以通过案例分析和实践演练来帮助医务人员掌握这些方法和工具。通过具体案例的分析，医务人员可以了解不同风险评估方法的适用场景和操作流程。通过实践演练，医务人员可以亲身体验风险评估过程中的挑战和技巧，提高他们的实际操作能力。

在实践中，医务人员还可以根据具体情况结合多个评估方法和工具进行综合评估。不同的方法和工具可以相互补充，提高评估结果的准确性和全面性。医务人员应该根据实际需要和资源情况选择合适的方法和工具，并结合专业知识和经验进行评估。

（三）风险控制策略与措施

在风险评估与管理培训中，医疗机构需要向医务人员介绍常用的风险控制策略和措施，如规章制度的建立、人员培训与管理、设备维护与检修等。通过案例分析和模拟演练，帮助医务人员了解如何制定和实施相应的风险控制策略和措施。

医疗机构可以介绍规章制度的建立与执行。规章制度是风险控制的基础，可以明确工作流程、责任分工和操作规范，为医务人员提供明确的行为准则。通过培训，医务人员可以了解规章制度的重要性，并学习如何参与规章制度的制定与遵守。

医疗机构可以强调人员培训与管理的重要性。风险控制需要具备相应的知识和技能，因此医务人员应接受相关培训，了解风险防控的理论和方法。同时，医疗机构还应加强对医务人员的管理，包括岗位职责的明确、绩效考核和激励机制的建立等，以确保医务人员具备风险防控的能力和责任心。

设备维护与检修也是重要的风险控制措施。医疗设备的正常运行对于提供安全和有效的医疗服务至关重要。培训中可以介绍设备的日常维护方法、定期检修计划和应急维修措施等，帮助医务人员了解如何正确操作和维护设备，及时发现和排除潜在故障风险。

在培训中，通过案例分析和模拟演练，医务人员可以更加深入地理解风险控制策略和措施的应用。通过分析真实案例，医务人员可以学习到成功的风险控制经验和教训。模拟演练可以帮助医务人员亲身体验处理紧急情况和风险事件的过程，增强他们的应对能力和决策能力。

在实践中，医务人员还应根据具体情况制定相应的风险控制策略和措施。每个医疗机构都有其特定的风险和需求，因此需要根据实际情况进行评估和选择。医务人员应结合专业知识和经验，制定并落实适合自身机构的风险控制策略和措施。

（四）风险监测与反馈

在风险评估与管理培训中，医疗机构需要向医务人员介绍风险监测与反馈的方法和流程。通过实践演练和案例分析，帮助医务人员了解如何监测和评估已采取的风险控制措施的效果，并及时对不足之处进行调整和改进。

医疗机构可以介绍风险监测的重要性和必要性。风险监测是持续的过程，旨在追踪和评估已采取的风险控制措施的有效性和可行性。通过定期的风险监测，可以及时发现和识别新的风险，以及评估已有措施的实施情况和效果。

医疗机构可以介绍常用的风险监测方法和工具。例如，可以介绍定量监测和定性监测的方法，如统计分析、问卷调查、设备巡检等。通过学习这些方法和工具，医务人员可以了解如何选择合适的监测方法，并掌握相关数据的收集和分析技巧。

医疗机构还应介绍风险监测的流程和周期。风险监测应该是一个系统性的过程，包括确定监测指标、收集数据、分析结果和制定改进措施等环节。医务人员需要了解每个环节的具体步骤和要求，并遵循规定的流程进行监测工作。

在培训中，通过实践演练和案例分析，医务人员可以更加深入地了解风险监测与反馈的过程和方法。通过参与模拟演练，医务人员可以亲身体验风险监测的操作流程和技巧。通过分析真实案例，医务人员可以学习到成功的风险监测经验和教训。

在实践中，医务人员需要定期评估已采取的风险控制措施的效果，并及时对不足之处进行调整和改进。这可以通过与团队成员的交流和讨论、与患者和家属的沟通，以及相关数据的收集和分析等方式实现。医务人员应积极参与反馈和改进的过程，共同提高风险管理的效果和安全性。

第九章　国有企业医疗机构内部监督与审计

第一节　内部控制体系建设

内部控制是指国有企业医疗机构为实现经营目标，通过组织、程序、方法和措施等手段，合理配置资源、规范业务流程、有效管理风险、防止违法行为，并及时获取相关信息，提供合理保证的一种管理活动。内部控制体系是由各种内部控制要素相互关联、相互作用形成的一种有机整体。

内部控制体系建设是国有企业医疗机构内部监督与审计的基础，它对于保障企业的正常运转、防范风险和提高治理水平具有重要意义。

一、内部控制体系的目标

内部控制体系的目标是保障国有企业医疗机构的正常运作，防范风险和提高治理水平。

（一）保障资产安全

在医疗机构的运作中，资产包括财务资产、设备、药品以及其他重要资源等。资产的安全性是保障企业正常运营和发展的重要基础。

内部控制体系通过建立规范的流程和程序，确保资金的安全。对于国有企业医疗机构来说，资金是企业运作的生命线。通过建立预算管理制度、审批流程和费用报销等相关制度，能够有效监督和控制资金的流动。例如，设立专门的财务部门或财务人员负责资金的收付、核算和监督，确保资金的使用符合规定，并避免出现资金的滥用和挪用。

内部控制体系通过建立健全的设备管理制度，确保设备的安全和有效使用。医疗机构所涉及的设备种类繁多，包括医疗设备、实验室设备、办公设备等。通过建立设备购置和维护的审批程序，对设备进行登记、标识和分类管理，加强设备的维修和保养，确保设备的正常运行和延长使用寿命。同时，加强对设备的监督和检查，防止设备被盗窃、损坏或滥用。

内部控制体系还通过建立合理的药品管理制度，确保药品的安全和合规使用。在医疗机构中，药品是非常重要的资产，直接关系到患者的健康和治疗效果。通过建立药品采购、配送、存储和使用等方面的制度，严格控制药品的来源和品质，规范药品的库存和使用量，并加强药品的监测和追溯，避免药品的滥用、过期或失窃等问题。

（二）提高经济效益和竞争力

内部控制通过规范企业的经营活动，优化资源配置，提高工作效率和生产效益。内部控制体系包括建立规范的流程、审批制度和管理程序等，可以帮助国有企业医疗机构确保各项业务活动按照规定的程序和要求进行。通过优化流程和减少冗余环节，能够提高工作效率，节约时间和成本，从而增加经济效益。例如，在财务管理方面，通过建立预算管理和费用控制制度，合理规划和分配资金，避免资源浪费和资金损失。在人力资源管理方面，通过建立人员招聘、培训和激励机制，提高员工的素质和能力，增强团队的凝聚力和执行力，推动工作效率的提升。

内部控制通过风险评估和控制，能够及时发现和应对潜在的经济风险，保持企业的可持续发展。国有企业医疗机构面临各种内外部的风险，如财务风险、法律风险、安全风险等。通过建立健全的风险评估和控制机制，可以识别关键风险点，并采取相应的控制措施进行管理。这包括制定风险管理策略和政策、加强内部监督和审计、建立应急预案等。通过对风险的及时识别和控制，能够减少经济损失和不利影响，保护企业的利益和声誉。

内部控制还能够提升国有企业医疗机构的竞争力。竞争力是企业在市场中获得优势和长期竞争能力的重要因素。通过建立健全的内部控制体系，可以提高企业的治理水平和透明度，增强企业与投资者、合作伙伴和客户之间的信任关系。同时，内部控制体系也能够促进企业的创新和改进，通过不断优化和调整内部流程和组织结构，提高企业的灵活性和适应能力，更好地满足市场需求。

（三）遵守法律法规和政策要求

通过建立合规性政策和流程，明确各级人员的责任和义务，加强内部监督和审计，可以有效防范违法行为的发生，维护企业的合法权益，避免不必要的法律风险。

建立合规性政策和流程是确保国有企业医疗机构遵守法律法规和政策要求的重要措施。合规性政策是基于国家法律法规和行业规定制定的一系列规章制度，明确了企业在各个方面的合规要求和操作规范。例如，在财务管理方面，建立合规性政策包括会计准则的遵循、财务报告的真实性和准确性等。在人力资源管理方面，建立合规性政策包括劳动法规定的遵守、员工福利待遇的公平合理等。

明确各级人员的责任和义务是确保合规性的关键。国有企业医疗机构需要明确各级人员在合规性方面的职责和权限，建立相应的责任制度和追责机制。高层领导要树立合规意识，确保合规性政策的有效实施；中层管理人员要加强对下级员工的指导和监督，确保他们遵守合规性政策；员工要遵守企业的规章制度，履行个人义务，积极参与合规性培训和教育。

加强内部监督和审计是确保国有企业医疗机构遵守法律法规和政策要求的重要手段。内部监督是通过建立内部审核、检查和评估机制，对企业的各项活动进行监督和评价。内部审计是对企业的财务、运营、合规等方面进行独立的审核和评估，以发现存在的问题和风险。通过内部监督和审计，可以及时发现并纠正不符合法律法规和政策要求的行为，保证企业的合法经营和可持续发展。

二、内部控制体系的原则

内部控制体系的原则是指在构建和实施内部控制体系时应遵循的基本准则和规范。

（一）合理性原则

合理性原则要求内部控制体系应符合国有企业医疗机构的实际情况，合理配置资源。不同的企业具有不同的规模、业务模式和风险特征，因此内部控制体系应根据企业的特点进行定制化设计，以满足企业的实际需求。合理性原则强调内部控制体系的灵活性和适应性，使其能够在不同的环境中发挥最佳效果。

在构建内部控制体系时，首先需要对国有企业医疗机构的情况进行全面了解，包括企业的规模、组织结构、业务模式和风险特征等。通过详细的风险评估和分析，确定关键风险点，并针对性地设计相应的控制策略和措施。合理性原则强调根据企业的实际情况来选择和实施控制措施，避免过度或不足的控制。

合理性原则还要求内部控制体系的设计和实施应考虑成本效益和可行性。在设计控制措施时，需要权衡成本和效益，确保投入的资源和精力能够得到合理的回报。例如，在制定审批流程时，应避免过多的层级和烦琐的程序，以提高工作效率和减少管理成本。同时，还需要考虑控制措施的可行性，即是否能够在现有的组织和技术条件下实施。如果控制措施过于复杂或不符合企业的实际情况，可能会导致无法执行或效果不佳。

合理性原则强调内部控制体系的灵活性和适应性。随着国有企业医疗机构的发展和变化，其业务模式、风险特征等也可能发生变化。因此，内部控制体系需要具备相应的调整和改进机制，及时适应新的情况和需求。这要求企业建立健全的监督和评估机制，通过内部审计、风险评估和持续改进等方式，对内部控制体系进行监控和评价，并根据评估结果进行必要的调整和优化。

（二）全面性原则

全面性原则要求内部控制体系应覆盖国有企业医疗机构的各个环节和方面，包括组织结构、人员管理、财务管理、采购管理、风险管理、信息管理等。该原则强调内部控制体系的整体性和协调性，确保所有关键环节都得到充分的控制和监督，避免出现漏洞和薄弱环节。

组织结构的合理设计和明确的职责分工能够确保各部门和岗位之间的协作和配合。通过建立规范的人事管理制度，包括招聘、培训、绩效评估等，能够确保人员的素质和能力与岗位要求相匹配，提高工作效率和质量。

财务管理方面，需要建立健全的会计制度和财务报告制度，确保财务信息的准确性和真实性。采购管理方面，要建立规范的采购程序和审批流程，确保采购活动的合法性和透明度。通过内部控制体系的有效运行，可以避免财务风险和采购风险对企业造成的损失。

风险管理是通过对潜在风险进行评估和控制，减少风险带来的不利影响。信息管理方面，需要建立健全的信息系统和数据安全措施，确保信息的准确性、完整性和保密性。通过有效的风险管理和信息管理，可以提高企业的决策能力和应对能力，避免因风险和信息泄露而引发的问题和损失。

（三）分工与协作原则

分工与协作原则要求内部控制体系应明确各级人员的责任与职能，加强部门间的协作。不同的岗位和部门应承担不同的责任和职责，并建立相应的配合机制。分工与协作原则强调内部控制体系中各个环节之间的衔接和互动，避免信息断层和责任漏洞，形成一个紧密合作的整体。

分工与协作原则要求明确各级人员的责任与职能。在国有企业医疗机构的内部控制体系中，不同的岗位和部门应承担不同的责任和职责。高层管理人员负责制定战略规划和整体控制策略，中层管理人员负责具体的实施和监督，基层员工负责按照规定的流程和程序进行操作。通过明确各级人员的责任和职能，可以使每个人都清楚自己的工作范围和职责，避免责任模糊和推诿扯皮的情况发生。

分工与协作原则要求建立部门间的协作机制。在国有企业医疗机构的内部控制体系中，各个部门之间存在着紧密的联系和依赖关系。通过建立协调机制和沟通渠道，促进部门之间的信息共享和协作配合。例如，在采购管理方面，财务部门和采购部门需要密切合作，确保采购活动符合预算和合规要求。在风险管理方面，各部门应加强风险信息的交流和共享，形成全面的风险防范体系。通过加强部门间的协作，能够提高工作效率和减少沟通误差，实现整体协同发展。

分工与协作原则还要求建立有效的信息传递和沟通机制。内部控制体系需要确保信息的流动畅通，以支持决策的科学性和准确性。国有企业医疗机构可以通过定期召开会议、组织工作交流和分享经验等方式，促进部门之间的信息共享和互动。同时，建立有效的沟通工具和平台，如内部网站、电子邮件和即时通信工具等，方便信息的传递和沟通。通过有效的信息传递和沟通，能够提高部门间的协作效率和决策的准确性。

（四）审计和监督原则

审计和监督原则要求内部控制体系应建立健全的审计和监督机制，及时发现问题并纠正。通过内部审计和监督，可以对内部控制体系的实施情况进行评估和检查，发现潜在的问题和风险，并采取相应的纠正和改进措施。审计和监督原则强调内部控制体系的持续性和动态性，使其能够不断适应变化的环境和需求。

内部审计是对内部控制体系的有效性和合规性进行评估和检查，以发现潜在问题和不足之处，并提出改进建议。通过内部审计，国有企业医疗机构可以及时了解内部控制体系的运行情况，发现存在的问题和风险，并采取相应的纠正措施。内部审计应独立于被审计对象，具备专业知识和技能，能够客观、公正地对内部控制体系进行评估和检查。

内部监督是对内部控制体系的执行情况进行监督和评价，确保各项控制措施的落实和有效性。国有企业医疗机构应建立相应的内部监督机构或职能部门，负责监督和评价内部控制体系的运行情况，并及时报告发现的问题和改进意见。内部监督应具备独立性和权威性，能够有效推动内部控制体系的持续改进。

内部控制体系需要根据内外部环境的变化和需求的变化，不断进行评估和改进。国有企业医疗机构应定期进行内部控制体系的自我评估和检查，识别存在的问题和不足，并采取相应的改进措施。通过持续改进机制，能够使内部控制体系与企业的目标和需求保持一致，并随时适应变化的环境和风险。

三、内部控制体系的内容

内部控制体系的内容是指在构建和实施内部控制体系时所包含的要素和内容。

（一）控制环境

控制环境是内部控制体系的重要组成部分，它包括组织结构、人员素质、价值观念等方面。通过营造良好的企业文化和道德风险，建立健全的管理制度和规范，提高员工的责任感和自律性。同时，确保企业的领导层对内部控制的重视和支持，为内部控制提供良好的氛围和支持。

1.组织结构

合理的组织结构能够明确各级人员的职责和权限，建立清晰的权责关系。适当的分工和协作有助于确保内部控制体系的有效实施。例如，国有企业医疗机构可以建立科学的部门设置和岗位职责，明确各个部门和岗位在内部控制中的角色和责任，避免责任模糊和信息断层。

2.人员素质

员工的素质和能力是内部控制体系有效运行的基础。国有企业医疗机构应注重员工的专业知识和职业道德素养的培养，提高员工的责任感和自律性。通过合适的培训和绩效管理机制，激励员工不断学习和提升自身素质，增强内部控制体系的执行力度和效果。

3.价值观念和企业文化

健康的企业文化能够塑造良好的道德风险和行为准则，对员工行为进行规范和引导。国有企业医疗机构应明确企业的核心价值观和行为准则，并将其融入内部控制体系中。例如，倡导诚信、专业和公正的价值观念，加强对违法行为和不当行为的惩处，形成正确的行为导向和激励机制。

最后，国有企业医疗机构的领导层应树立内部控制的重要性，并提供相应的资源和支持。领导层需要积极参与内部控制的设计和实施，确保内部控制体系与企业战略目标和风险承受能力相匹配。同时，领导层还应建立有效的沟通渠道，与员工保持良好的互动和沟通，促进内部控制体系的全面实施和改进。

（二）控制活动

控制活动是内部控制体系中的核心内容，它包括控制政策和程序的设计、内部审批流程、岗位职责分工等。通过制定合理的控制政策和程序，规范业务流程和行为准则，确保各项活动按照规定的程序和要求进行。同时，加强内部审批流程和岗位职责分工，明确各级人员的职责和权限，避免权力滥用和失误发生。

国有企业医疗机构应根据业务特点和风险情况，制定相应的控制政策和程序，规范各项活动的进行。这包括建立适当的内部控制流程、审批制度和文件管理制度，确保各项业务活动按照规定的程序和要求进行。控制政策和程序应具备可操作性和有效性，能够指导员工正确执行业务活动，防范风险和错误的发生。

内部审批流程是确保各项决策和行动符合规定的重要环节。国有企业医疗机构应建立健全的内部审批制度和流程，明确各级人员的审批权限和职责，避免权力滥用和失误发生。通过严格的内部审批流程，可以保证决策的合法性和准确性，提高工作效率和质量。

国有企业医疗机构应明确各个岗位的职责和权限，确保每个岗位的工作范围和职责清晰明确。通过明确岗位职责分工，能够有效地防止岗位之间的职责重叠或职责漏洞，避免重要决策或操作环节被忽视或延误。同时，岗位职责分工也有助于提高员工的责任感和自律性，促进工作的顺利进行。

（三）信息与沟通

信息与沟通需要建立完善的信息系统。国有企业医疗机构应建立合理的会计信息系统和财务报告制度，确保财务信息的准确、及时和可靠。通过规范的会计制度和财务报告制度，能够提供正确的财务信息，为管理层决策提供可靠的依据。同时，还应建立健全的内部报告制度，确保各级管理人员及时了解和掌握企业的经营情况和风险状况。

信息与沟通需要加强内外部的沟通和交流。内部沟通包括领导与员工之间、部门之间的信息传递和共享。国有企业医疗机构应建立有效的沟通渠道，如定期召开会议、组织工作交流和分享经验等方式，促进内部员工之间的互动和沟通。同时，还应加强与外部利益相关者的沟通，如股东、监管机构、患者等，及时了解他们的需求和关切，提高企业与外界的互动和合作。

信息与沟通还需要确保信息的安全和保密。国有企业医疗机构应建立健全的信息安全管理制度和措施，保护企业的敏感信息和商业秘密。通过合适的技术手段和安全措施，如网络防火墙、数据加密、访问权限控制等，确保信息的机密性和完整性，防止信息泄露和不当使用。

四、内部控制体系的建设步骤

内部控制体系的建设是一个系统性的过程，需要经过一系列的步骤和阶段。

（一）确定建设目标和范围

内部控制体系的建设是一个系统性的过程，需要按照一定的步骤进行。其中，第一步是确定建设目标和范围。

在确定建设目标时，需要明确内部控制体系建设的目的和期望达到的效果。这可以根据企业的具体情况来确定，例如，提高财务管理的准确性和可靠性、加强风险管理能力、改进流程效率等。建设目标应与企业战略目标相一致，并针对企业面临的风险和问题进行定位。

还需要确定建设的范围，即涉及的业务流程、部门和岗位。这需要考虑企业的规模、业务特点、风险情况等因素。一般来说，重点关注财务管理、采购管理、人力资源管理等关键业务流程，并涵盖与之相关的各级部门和岗位。通过明确建设的范围，可以避免过度扩大或缩小内部控制体系的覆盖范围，从而提高建设的针对性和有效性。

确定建设目标和范围的过程需要综合考虑企业的实际情况和需求，并与相关利益相关者进行沟通和协商。这包括企业的管理层、内部审计机构、监管机构等。通过明确建设的目标和范围，可以为后续的内部控制体系的设计和实施提供明确的方向和指导。

（二）建立项目组和领导机构

在这一步骤中，需要确定项目组的成员和职责分工，建立项目计划和时间表，并明确领导机构对于内部控制体系建设的重视和支持。

项目组是负责内部控制体系建设的核心团队，由具有相关专业知识和经验的成员组成。项目组的成员可以来自不同部门或职能，包括内部审计、风险管理、财务等方面的专业人员。项目组应根据建设目标和范围，确定各成员的职责和分工，确保项目的顺利进行。同时，项目组还需要与相关部门和岗位进行有效的沟通和协调，以便获取必要的信息和资源。

领导机构负责提供对内部控制体系建设的指导和支持，确保项目得到必要的资源和关注。领导机构可以包括高级管理层、内部审计委员会等决策层面的机构或个人。领导机构应明确对内部控制体系建设的重视程度，并提供必要的决策支持和资源保障。领导机构还需要与项目组保持良好的沟通和协作，及时解决问题和提供指导。

在建立项目组和领导机构的过程中，还需要制定项目计划和时间表。项目计划应包括内部控制体系建设的详细步骤、工作内容、时间安排等。通过制定明确的项目计划和时间表，可以有效地组织和管理内部控制体系建设的各项工作，确保按计划完成。

最后，项目组和领导机构之间应建立良好的合作机制。项目组需要及时向领导机构报告工作进展情况，并寻求领导机构的意见和支持。领导机构要关注项目组的需求和困难，为其提供必要的支持和资源。通过良好的合作机制，可以确保内部控制体系建设得到高效推进和顺利实施。

（三）进行风险评估和分析

通过对国有企业医疗机构内部和外部的风险进行评估和分析，可以确定关键风险点，并了解其对企业的影响程度。在这一步骤中，可以借助专业的风险评估工具和方法，如SWOT分析、风险矩阵等，对风险进行量化和排序。

1.进行内部风险

内部风险是指由企业内部因素引起的风险，如管理不善、员工失职、操作错误等。国有企业医疗机构可以通过内部审计、流程分析等方式，对各个业务流程和部门进行风险评估。评估过程中可以使用SWOT分析法，即分析企业的优势（Strengths）、劣势（Weaknesses）、机会（Opportunities）和威胁（Threats），从而识别出潜在的内部风险点。

2.进行外部风险

外部风险是指由外部环境因素引起的风险，如市场竞争、法律法规变化、自然灾害等。国有企业医疗机构可以通过市场调研、行业分析等方式，对外部环境进行风险评估。评估过程中可以使用 PESTEL 分析法，即分析政治（Political）、经济（Economic）、社会（Social）、技术（Technological）、环境（Environmental）和法律（Legal）等方面的因素，从而识别出潜在的外部风险点。

在评估和分析完内部和外部风险后，还需要对风险进行量化和排序。可以使用风险矩阵法，将风险按照概率和影响程度进行评估，确定其优先级和处理优先顺序。通过量化和排序，可以帮助国有企业医疗机构更好地了解各个风险的重要性，有针对性地制定相应的控制措施和应对策略。

（四）设计控制策略和措施

在风险评估和分析的基础上，根据国有企业医疗机构的实际情况，设计相应的控制策略和措施。这包括制定内部控制政策、程序和规范，明确各级人员的职责和权限，建立审批流程和岗位职责分工，以及制定合适的监督和纠正措施等。

国有企业医疗机构需要根据风险评估的结果，制定适用于自身的内部控制政策、程序和规范。这些政策、程序和规范应涵盖关键业务流程和风险点，明确工作的要求和执行的标准，确保各项活动按照规定的程序和要求进行。例如，可以制定财务管理手册、采购管理规定、安全操作规程等，对相关的业务流程和行为进行规范和指导。

国有企业医疗机构应明确各级人员的职责和权限，确保各个环节的责任分工清晰明确。通过明确职责和权限，可以避免权力滥用和职责漏洞，保证工作的顺利进行。例如，可以制定岗位职责说明书、授权矩阵等，明确各级人员在决策和操作方面的权限范围。

国有企业医疗机构应建立合理的审批流程，确保重要决策和行动经过相应的审批程序。还需要明确各个岗位的职责和分工，确保各项活动得到适当的执行和监督。通过建立审批流程和岗位职责分工，可以提高决策和执行的规范性和准确性。

国有企业医疗机构应建立健全的监督和纠正机制，确保内部控制策略和措施的有效实施。这包括建立内部审计机制、定期进行风险评估和检查、加强对内部控制的监督和评价等。同时建立纠正措施，及时发现和纠正内部控制存在的问题和缺陷。

（五）实施内部控制体系

在设计完控制策略和措施之后，需要将其付诸实施。这包括组织内部培训和宣传、建立内部控制档案、调整工作流程、落实岗位职责和权限等。

1.组织内部培训和宣传

为了确保内部控制体系的有效实施，国有企业医疗机构应组织相关培训和宣传活动，提高员工对内部控制的认识和理解。培训内容可以包括内部控制政策、程序和规范的解读，内部控制意识的培养，风险管理和纠正措施的学习等。通过培训和宣传，可以提高员工对内部控制的重要性的认知，并激发他们参与和支持内部控制体系建设的积极性。

2.建立内部控制档案

国有企业医疗机构应建立相应的内部控制档案，包括相关的政策、程序、流程和记录等。这些档案应以电子或纸质形式保存，便于查询和审查。内部控制档案的建立可以帮助国有企业医疗机构监督和管理内部控制体系的实施情况，为内部审计和监督提供依据。

3.调整工作流程

为了顺利执行内部控制策略和措施，国有企业医疗机构可能需要调整和优化现有的工作流程。这包括重新设计相关流程、明确各个环节的职责和权限、制定标准操作规程等。通过调整工作流程，可以确保控制措施的有效实施，并提高工作效率和质量。

4.落实岗位职责和权限

在内部控制体系的实施过程中，国有企业医疗机构应落实各个岗位的职责和权限，明确各级人员在决策和操作方面的权限范围。同时，要加强内部沟通和协作，确保各个岗位之间的配合和协调。只有通过落实岗位职责和权限，加强内部沟通和协作，才能确保内部控制体系的顺利运行。

（六）建立内部审计和监督机制

为了确保内部控制体系的有效性和持续性，国有企业医疗机构需要建立健全的内部审计和监督机制。这包括制定内部审计计划和程序、明确内部审计的职责和权限，以及建立内部监督机构对内部控制体系的执行情况进行监督和评价。

1.制定内部审计计划和程序

内部审计是指通过独立的审计部门或人员对企业的内部控制体系进行评估和检查。国有企业医疗机构应制定内部审计计划，明确内部审计的频次、范围和内容。同时，还需要制定相应的审计程序，包括审计方法、抽样技术、数据分析等，以便开展有效的内部审计工作。通过内部审计，可以发现内部控制存在的问题和风险，并提出改进和纠正措施。

2.明确内部审计的职责和权限

国有企业医疗机构应明确内部审计的职责和权限，确保内部审计的独立性和客观性。

内部审计部门或人员应有权对企业的各个部门和岗位进行审计，包括财务、采购、人力资源等方面。同时，还应有权访问相关信息和记录，以便开展有效的审计工作。

3.建立内部监督机构

内部监督机构是负责对内部控制体系的执行情况进行监督和评价的机构。国有企业医疗机构可以设立内部审计委员会或类似的机构，负责监督和评价内部控制体系的执行情况，并向高级管理层报告审计结果和建议。内部监督机构应独立于被审计的部门和岗位，并具备相应的权威和能力。

4.开展定期的内部审计和检查

国有企业医疗机构应按照内部审计计划，定期对内部控制体系进行审计和检查。审计工作应包括对关键业务流程、风险点和控制措施的评估和测试，发现问题和风险，并提出相应的纠正和改进措施。通过定期的内部审计和检查，可以不断改进和完善内部控制体系，提高其有效性和持续性。

（七）持续改进和优化

内部控制体系的建设是一个持续改进和优化的过程。在实施内部控制体系之后，国有企业医疗机构需要根据实际效果和反馈，及时调整和完善控制策略和措施，以确保内部控制体系的有效性和持续性。

通过定期的内部审计、检查和评估，国有企业医疗机构可以对内部控制体系的执行情况进行全面监督和评价。这包括对关键业务流程、风险点和控制措施的评估和测试，发现问题和风险，并提出相应的纠正和改进措施。同时，还可以借助外部专业机构的力量，进行第三方评估和认证，以获取更客观、独立的意见和建议。

一旦发现内部控制体系存在的问题和风险，国有企业医疗机构应采取相应的纠正和改进措施。这可能涉及流程的调整、岗位职责的明确、培训的加强等方面。同时，还需要建立问题追踪和改进措施的跟踪机制，确保问题得到有效解决，并能够从中吸取教训和经验。

随着企业环境和风险的变化，国有企业医疗机构需要不断优化内部控制体系，使其适应新的挑战和需求。这可能涉及控制策略和措施的调整、流程的优化、技术的更新等方面。为了实现持续优化，可以借鉴最佳实践，参考行业标准和指南，与同行企业进行经验交流，以提升内部控制体系的效能和效果。

国有企业医疗机构还应鼓励员工积极参与内部控制体系的改进和优化，建立学习型组织的文化氛围。通过收集员工的意见和建议，以及定期的反馈和总结，可以不断改进和完善内部控制体系，提高其适应性和灵活性。

通过以上步骤的建设，国有企业医疗机构可以逐步完善其内部控制体系，提高企业的管理水平和风险防控能力。同时，内部控制体系的建设也需要与外部监管机构的要求相结合，形成相互配合、相互促进的监管格局。

第二节 监督与检查机制

国有企业医疗机构内部监督与检查的目的是为了保障医疗机构的正常运行，维护员工和患者的合法权益，预防和打击腐败行为，提高医疗服务质量，增强机构的透明度和规范性。通过监督与检查，可以及时发现问题和风险，采取相应的措施加以解决，确保医疗机构的健康发展。

一、监督与检查的主体和方式

监督与检查是国有企业医疗机构内部运行的重要环节，它能够确保医疗机构的规范运作，提高服务质量，保障员工和患者的权益。

（一）监督与检查的主体

1.企业领导

作为国有企业医疗机构的最高管理者，企业领导在监督与检查中扮演着重要角色。他们应该对医疗机构的运营情况进行全面监督和管理，确保医疗机构遵守相关法律法规，履行职责，提供优质服务。

2.纪检监察机关

纪检监察机关负责对国有企业医疗机构内部的廉洁自律情况进行监督。他们通过巡视、检查、调查等方式，发现并处理违纪违法问题，预防和打击腐败现象，维护企业的纪律和形象。

3.审计机关

审计机关负责对国有企业医疗机构的财务状况和经营情况进行审计。他们通过审核财务报表、检查账目、核对资金使用等方式，确保医疗机构的财务活动合法、规范和透明。

4.内部监察机构

国有企业医疗机构可以设立内部监察机构，负责对医疗机构内部各个环节进行监督与检查。他们通过定期或不定期的内部审查、抽查、监测等方式，确保医疗机构的运行符合规定，发现并纠正问题。

5.员工和患者

作为医疗机构的服务对象，员工和患者在一定程度上也可以参与到监督与检查中。他们可以提供意见、建议和举报，帮助监督和改进医疗机构的运营情况。

（二）监督与检查的方式

1.定期检查

定期检查是指按照一定时间周期进行的例行检查。例如，每年或每季度进行一次全面的检查，以了解医疗机构的基本运行情况。定期检查一般由企业领导或内部监察机构负责，通过审核文件、考核数据、实地调研等方式，了解医疗机构的运营状况。

2.专项检查

专项检查是根据特定问题或任务需求进行的检查。例如，针对医疗机构的某个环节存在问题或风险，可以组织专项检查来解决。专项检查一般由纪检监察机关、审计机关等负责，通过深入调查、核实数据、听取意见等方式，查明问题并提出整改措施。

3.不定期检查

不定期检查是在出现突发事件或异常情况时进行的紧急检查。例如，发生严重事故、投诉集中、涉及违规行为等情况时，需要立即组织不定期检查。不定期检查一般由企业领导、内部监察机构等负责，通过调查取证、听取相关人员陈述等方式，尽快了解问题并采取应对措施。

4.外部协助

在监督与检查过程中，国有企业医疗机构还可以借助外部力量提供协助。例如，聘请第三方机构或专家进行评估、审查医疗机构的运营情况；接受社会公众、媒体等的监督和舆论压力。外部协助可以增加监督与检查的客观性和公正性。

二、监督与检查的内容

（一）组织管理

组织管理是国有企业医疗机构内部监督与检查的重要内容之一。它涉及医疗机构的组织架构、岗位设置和人员配备等方面，旨在确保医疗机构的组织管理合理、科学、符合要求。

监督与检查人员需要审查医疗机构的组织结构图。组织结构图是医疗机构各个部门和岗位之间关系的图形表示。通过审查组织结构图，可以了解医疗机构的职能划分和层级关系是否合理。例如，是否设立了相应的行政管理部门、医疗服务部门、后勤支持部门等，各部门之间的协调配合是否顺畅。

监督与检查人员还需要审查医疗机构的职责分工。职责分工是指各个岗位和部门在医疗机构内部所承担的具体任务和职责。通过审查职责分工，可以评估医疗机构内部工作流程是否合理。例如，医务人员是否清楚自己的工作职责、是否存在职责模糊或职责交叉的情况。

监督与检查人员还需要审查医疗机构的人员配备情况。人员配备是指医疗机构是否拥有足够数量和合适资质的人员来完成各项工作任务。监督与检查人员可以通过审核人员编制、岗位聘任等文件资料，了解医疗机构的人员配备是否符合相关法律法规和规章制度的要求。例如，医务人员是否具备相应的执业资格证书，行政管理人员是否具备相应的管理经验和能力。

在进行组织管理的监督与检查过程中，可以到医疗机构现场进行实地调研，观察和了解医疗机构的运作情况，验证文件资料的真实性和准确性；与医疗机构的管理人员和工作人员进行沟通和交流，了解他们对组织管理的理解和执行情况，发现潜在问题和风险；将医疗机构的组织管理与同行业或同类医疗机构进行比较分析，发现差距和不足，并提出改进建议。

（二）财务管理

财务管理涵盖了医疗机构的财务收支情况、资金使用是否规范、财务报表是否真实可靠等方面，旨在确保医疗机构的财务活动合法、规范和透明。

监督与检查人员需要对医疗机构的财务账目进行审核。财务账目是记录医疗机构财务活动的重要文件，包括资金流入流出、收支明细、会计凭证等。通过对财务账目的审核，可以评估医疗机构的资金使用是否符合相关法律法规和规章制度的要求，是否存在违规行为或漏洞。

监督与检查人员还需要对医疗机构的财务报表进行审核。财务报表是医疗机构向外界披露财务状况的重要工具，如资产负债表、利润表、现金流量表等。通过对财务报表的审核，可以判断医疗机构的财务状况是否真实可靠，是否存在虚假陈述或财务造假行为。

监督与检查人员还需要审查医疗机构的财务审计报告。财务审计是对医疗机构财务状况和财务报表进行独立审查的过程，以评估其合规性和准确性。通过对财务审计报告的审查，可以了解医疗机构是否按照相关法律法规和会计准则进行财务管理，是否存在审计意见或建议。

在进行财务管理的监督与检查过程中，可以到医疗机构现场进行实地核查，比对财务账目和实际情况，验证财务信息的准确性和一致性；委托专业机构进行财务审计，对医疗机构的财务状况和财务报表进行独立审查，确保财务活动合法、规范和透明。

（三）用药安全

用药安全涵盖了医疗机构的药品采购、存储和使用等方面，旨在确保医疗机构的用药活动合规、规范和安全。

监督与检查人员需要检查医疗机构的药品采购情况。药品采购是医疗机构用药活动的起点，监督与检查人员需要核实医疗机构是否按照相关规定进行采购，包括药品的来源渠道、供应商资质、采购合同的签订等。同时，还需审查采购记录，确保采购过程合法、透明、符合规定。

监督与检查人员需要检查医疗机构的药品存储情况。药品存储涉及药品的储存环境、温湿度控制、库存管理等。监督与检查人员需要检查医疗机构的药品储存设施是否符合规定，例如药品柜、冷藏设备等；还需核实药品存放区域的清洁卫生、防潮通风等情况，以确保药品的质量和安全性。

监督与检查人员还需要检查医疗机构的药品使用情况。药品使用涉及医疗机构内部的配药、发药、用药等环节。监督与检查人员可以通过检查医疗机构的药品配送流程、用药记录、处方审核等，确保药品使用符合规定和标准。还需核实医疗机构是否存在药品滥用、超剂量使用等违规行为。

在进行用药安全的监督与检查过程中，可以委托专业机构对医疗机构的药品进行抽检，检验药品的质量和合规性；与医疗机构的药剂师、药库管理员等进行沟通和交流，了解他们对药品采购、存储和使用的理解和执行情况，从而发现潜在问题和风险。

（四）员工权益保障

员工权益保障涵盖了医疗机构是否按照法律法规和相关政策规定，合理保障员工的劳动权益、社会保险等方面的情况。

监督与检查人员需要审查医疗机构的员工档案。员工档案是记录员工基本信息、工作经历、培训记录等的文件，包括劳动合同、个人身份证明、健康体检报告等。通过审查员工档案，可以评估医疗机构是否按照相关规定建立和完善员工档案，是否存在违规操作或信息不准确的情况。

监督与检查人员还需要审核医疗机构的工资福利记录。工资福利记录是记录员工工资、奖金、津贴、福利待遇等的文件，包括工资发放记录、年终奖发放记录、社会保险缴纳记录等。通过审核工资福利记录，可以评估医疗机构是否按照相关法律法规和劳动合同约定，合理给予员工工资待遇和福利保障。

在进行员工权益保障的监督与检查过程中，可以通过对医疗机构的相关数据进行分析，如工资总额、福利待遇比例、社保缴纳比例等，评估员工权益保障的合理性和完整性；与社保部门进行联合核对，核实医疗机构的社保缴纳情况和个人账户明细，确保社保权益的真实性和完整性。

（五）安全管理

安全管理涵盖了医疗机构的安全生产管理和环境卫生管理等方面，确保医疗机构的工作环境安全、患者员工身体健康和预防事故的发生。

监督与检查人员需要检查医疗机构的安全生产管理情况。安全生产管理是指医疗机构对各项工作进行合理规划、科学组织和有效控制，以防止和减少事故的发生。监督与检查人员可以审查医疗机构的安全生产制度、安全操作规程、应急预案等文件，评估其完备性和执行情况。同时，还需核实医疗机构是否开展安全培训和演练活动，提高员工的安全意识和应急能力。

监督与检查人员还需要检查医疗机构的环境卫生管理情况。环境卫生管理是指医疗机构对工作场所和设施进行清洁、消毒和垃圾处理等工作，保持良好的工作环境和卫生状态。监督与检查人员可以检查医疗机构的卫生清洁记录、消毒材料使用情况等，确保环境卫生符合相关标准和要求。

监督与检查人员还需要检查医疗机构的安全设施和器材是否符合要求。例如，消防设施是否完善、电气设备是否正常运行、应急设备是否齐备等。通过检查这些安全设施和器材，可以确保医疗机构在面对突发事件时能够及时采取适当的措施，保障员工和患者的安全。

在进行安全管理的监督与检查过程中，通过对医疗机构的相关数据进行分析，如事故统计、环境卫生检测结果等，评估安全管理的合规性和效果；组织安全培训和演练活动，提高员工的安全意识和应急能力。监督与检查人员可以参与培训和演练活动，评估其质量和有效性；与相关部门和专业机构进行合作与协调，共同推动安全管理工作的开展。例如，与消防部门、环保部门等进行联合检查和指导，提供专业支持和建议。

（六）信息管理

信息管理涵盖了医疗机构的电子病历管理、信息系统安全和数据备份等方面，确保医疗机构的信息管理符合相关要求，防止信息泄露和滥用。

电子病历是医疗机构存储患者病历信息的电子化形式。监督与检查人员需要核实医疗机构是否建立了完善的电子病历管理制度，包括电子病历的录入、存储、访问权限等方面。同时，还需核实电子病历的安全性和准确性，确保患者病历信息的保密和完整性。

信息系统安全是指医疗机构采取的各种技术和管理措施，以保护信息系统免受未经授权的访问、使用、修改或破坏。监督与检查人员可以审查医疗机构的信息系统安全政策、访问控制措施、密码管理等，确保信息系统的安全性和可靠性。

数据备份是指将重要数据进行复制并储存到其他介质中，以防止数据丢失或损坏。监督与检查人员可以检查医疗机构的数据备份策略、备份频率、备份介质等，确保数据备份的及时性和有效性。

在进行信息管理的监督与检查过程中，可以对医疗机构的数据备份进行恢复测试，验证备份数据的完整性和可用性；组织相关人员参加信息安全培训，提高员工对信息安全的认识和意识，减少信息泄露的风险；确保医疗机构对患者的个人隐私信息进行保护，遵守相关法律法规和隐私保护政策。

第三节 内部审计与风险评估

一、内部审计的概念与意义

内部审计是指由国有企业医疗机构内部设立的专门机构或部门，对该机构的财务、运营和管理活动进行全面的监督、评估和审查的一种管理手段。其目的是通过独立的、客观的审计活动，提供关于企业治理、风险管理和控制过程的可靠信息，为企业决策和改进提供依据。

内部审计在国有企业医疗机构中具有以下重要意义。

（一）发现问题与风险

内部审计可以通过对财务活动的审查，发现潜在的财务问题。国有企业医疗机构涉及大量的资金流动和财务操作，而财务问题往往是造成损失的主要原因之一。通过内部审计，可以检查和核实财务记录的准确性和合规性，发现并纠正可能存在的财务错误、漏洞和舞弊行为，从而防止损失的发生。

内部审计还可以审查运营活动，发现潜在的运营问题。国有企业医疗机构的运营涉及诊疗服务、药品采购、设备维护等多个方面，如果管理不善或存在违规行为，会导致服务质量下降、资源浪费和声誉受损等问题。通过内部审计，可以对运营流程进行全面评估，发现并纠正存在的问题，提高运营效率和服务质量，保障患者的权益。

内部审计还可以审查管理活动，发现潜在的管理问题。国有企业医疗机构的管理涉及人力资源、内部控制、合规监管等多个方面，如果管理不当或存在腐败行为，会导致员工流失、内部混乱和法律风险增加等问题。通过内部审计，可以评估和改进企业的内部控制体系和管理流程，减少管理漏洞和风险，提高管理效能和合规性，确保企业运行的稳定性和可持续发展。

（二）改进管理与控制

内部审计可以评估企业的内部控制体系。内部控制是指为了达到企业目标而制定的一系列措施和程序，以确保财务报告的可靠性、资源的有效利用和法律合规等方面的目标得以实现。通过内部审计，可以对企业的内部控制体系进行全面的评估，包括制度设计、职责分配、权限控制等方面的检查和测试。评估结果可以发现内部控制存在的不足和薄弱环节，并提供改进建议，从而加强风险管理和内部控制的有效性。

内部审计可以改进企业的管理流程。管理流程是企业各项工作的具体操作步骤和程序，它直接关系到工作效率和规范性。通过内部审计，可以对企业的管理流程进行全面的审查和评估，包括流程设计、执行情况、数据准确性等方面的检查和验证。审计结果可以发现管理流程中存在的问题和瑕疵，并提供改进意见，从而优化工作流程，提高效率和规范性。

内部审计还可以推动管理创新和技术应用。随着科技的发展和医疗行业的变革，国有企业医疗机构需要不断引入新的管理方法和技术手段，提升管理水平和竞争力。通过内部审计，可以对管理创新和技术应用进行评估和推动，发现并推广先进的管理经验和技术解决方案，促进企业的转型升级和可持续发展。

（三）提供可靠信息

内部审计可以提供关于企业治理的可靠信息。企业治理是指企业如何管理和控制自身，确保利益相关者的权益得到保护，实现长期的稳定发展。通过内部审计，可以评估企业的治理结构、内部控制体系和合规情况等方面，发现潜在的问题和风险，并提供相应的改进建议。决策者可以根据审计报告和意见，了解企业治理的优势和不足，制定相应的治理策略和措施，提高企业的管理水平和竞争力。

内部审计可以提供关于风险管理的可靠信息。风险管理是指企业识别、分析和应对各种风险的过程，以降低风险带来的损失和影响。通过内部审计，可以评估企业的风险管理体系、风险识别和风险评估的准确性和全面性，发现潜在的风险和漏洞，并提供改进建议。决策者可以根据审计报告和意见，了解企业面临的风险情况，制定相应的风险管理策略和措施，保障企业的可持续发展。

内部审计还可以提供关于绩效评估的可靠信息。绩效评估是指对企业各项活动和目标达成情况进行评价和分析，以判断企业的运营状况和效益水平。通过内部审计，可以评估企业的绩效评估体系、绩效目标的制定和测量方法等方面，发现绩效评估存在的问题和不足，并提供改进建议。决策者可以根据审计报告和意见，了解企业的绩效表现，调整战略和目标，优化资源配置，提高企业的经济效益和社会影响力。

二、风险评估的概念与实施方法

风险评估是指对国有企业医疗机构面临的各种风险进行系统的识别、分析和评估，以便及时采取相应的风险管理和控制措施。其目的是预测和应对可能发生的风险事件，降低风险带来的损失和影响。

风险评估在国有企业医疗机构中可以采用以下方法。

（一）风险识别

风险识别是风险评估的第一步，通过对企业各个环节的调查和分析，确定可能存在的风险点和风险来源。

1.进行风险清单编制

风险清单是对可能存在的风险点进行罗列和分类，为风险识别提供基础。可以根据国有企业医疗机构的特点和经验，建立一个风险清单模板，包括财务风险、运营风险、法律风险等方面的内容。然后，在实际操作中，根据企业的具体情况和需求，逐项填写和完善风险清单。

2.开展风险辨识工作坊

风险辨识工作坊是一个集思广益、共同讨论的过程，可以汇集不同部门和层级的人员，利用专业知识和经验，共同识别和分析潜在的风险。在工作坊中，可以通过头脑风暴、SWOT 分析等方法，鼓励与会人员提出可能存在的风险点和风险来源，并进行讨论和评估。

3.进行现场观察和数据收集

通过实地观察和数据收集，可以获取更具体和准确的信息，识别风险点和风险来源。可以派遣内部人员或专业团队到各个部门进行观察和访谈，了解业务流程、操作规范和现有控制措施等情况。同时，还可以收集相关的统计数据、报表和文件，对企业的运营情况和内部控制状况进行分析和评估。

4.借助外部资源和专家咨询

国有企业医疗机构可以依托外部资源和专家咨询，进行风险识别工作。可以邀请行业专家、顾问公司或相关机构进行风险评估，利用他们的专业知识和经验，识别潜在的风险点和风险来源，并提供相应的建议和意见。

5.总结和归纳风险识别结果

根据以上的调查和分析，将风险点和风险来源进行总结和归纳，形成风险识别的报告或清单。这份报告或清单应该包括风险的描述、可能的影响和发生概率等信息，为后续的风险分析和评估提供基础。

（二）风险分析

风险分析是风险评估的重要环节之一，通过对已经识别出的风险进行分析，包括风险的概率、影响程度和紧急程度等方面的评估。

1.风险的概率

风险的概率是指特定风险事件发生的可能性大小。在风险分析中，可以采用定性和定量两种方式对风险概率进行评估。定性评估基于专家判断和经验，通过描述词如“高概率”“中等概率”“低概率”来表达风险的发生概率。定量评估则利用统计数据和模型，进行数值化的风险概率计算，例如使用历史数据或概率模型。通过评估风险的概率，可以了解风险事件发生的可能性，从而为后续的风险管理和控制提供依据。

2.风险的影响程度

风险的影响程度是指风险事件发生后对国有企业医疗机构造成的影响程度。同样，可以采用定性和定量两种方式对风险影响程度进行评估。定性评估通过描述词如“高影响”“中等影响”“低影响”来表达风险的影响程度。定量评估则基于指标、数据和模型，进行数值化的风险影响程度计算。通过评估风险的影响程度，可以了解风险事件对企业各方面的影响，从而确定应对风险的优先级和策略。

3.风险的紧急程度

风险的紧急程度是指需要采取措施应对风险的时间紧迫程度。对于不同的风险，可能存在着不同的紧急程度。在风险分析中，可以根据风险的特点和实际情况，评估风险的紧急程度。例如，某些风险可能需要立即采取行动，而其他风险则可以适当延迟处理。通过评估风险的紧急程度，可以合理安排风险管理和控制的时间和资源，确保及时有效地应对风险。

4.风险的综合等级和优先级

在风险分析完成后，可以综合考虑风险的概率、影响程度和紧急程度等因素，对风险进行综合评估，确定风险的综合等级和优先级。通过综合评估，可以确定应对风险的重要性和紧迫性，为制定相应的风险管理策略和措施提供依据。

（三）风险评估

风险评估是风险管理的关键步骤之一，通过综合考虑各项指标，对已识别的风险进行评估和排序，确定应对风险的优先级和策略。

1.收集相关数据和信息

为了对风险进行评估，需要收集与风险相关的数据和信息。这些信息可以包括风险的概率、影响程度、紧急程度等方面的数据，以及与风险相关的统计数据、历史记录和专业知识等。通过收集充分的数据和信息，可以提供评估风险所需的基础。

2.制定评估指标和方法

在风险评估过程中，需要确定一些评估指标和方法，用于对风险进行量化或定性的评估。评估指标可以根据具体情况和需求确定，例如风险发生的概率、可能的影响程度、紧急程度等。评估方法可以包括定量评估和定性评估两种方式，根据可获得的数据和信息的不同选择相应的方法。定量评估可以使用数学模型和统计方法，将风险转化为数字化的评估结果；定性评估则基于专家判断和经验，使用描述性词语对风险进行评估。

3.进行风险评估和排序

根据收集到的数据、制定的指标和方法，对每个已识别的风险进行评估。对于定量评估，可以将相关数据代入模型或统计方法中进行计算，得出数值化的评估结果。对于定性评估，可以根据评估指标和方法，综合考虑各项因素进行主观评估。评估结果可以是数字化的分数或描述性的词语。然后，根据评估结果，对风险进行排序，确定风险的优先级。

4.制定应对风险的策略和措施

根据风险的优先级，制定相应的应对策略和措施。对于高优先级的风险，需要采取紧急的措施来降低其发生概率或影响程度；对于中等优先级的风险，可以制定相应的管理和控制措施来减轻其影响；对于低优先级的风险，则可以采取较为灵活的措施或监测措施。同时，还应该考虑风险的持续监测和评估，以确保风险管理和控制的有效性。

（四）风险管理

风险管理是在风险评估的基础上，采取相应的措施和手段来降低风险的发生概率和影响程度，确保国有企业医疗机构的稳健运营和可持续发展。

1.制定风险管理政策和指导方针

风险管理政策是对国有企业医疗机构风险管理的总体要求和原则进行规定，指导方针则是具体的操作指南和要求。通过制定风险管理政策和指导方针，可以为风险管理工作提供明确的框架和目标，确保风险管理与企业的战略和目标相一致。

2.建立完善的风险管理体系和流程

风险管理体系是指通过明确的组织结构、职责分工和流程规范，确保风险管理能够有效地开展。在国有企业医疗机构中，可以建立专门的风险管理部门或委员会，并明确各级管理人员和员工的风险管理职责。同时，还应建立风险识别、风险评估、风险控制和风险监测等环节的具体流程，确保风险管理工作的有序进行。

3.实施风险控制措施

风险控制是指通过采取相应的措施和手段，降低风险的发生概率和影响程度。在国有企业医疗机构中，可以采取多种措施来控制风险，例如建立内部控制制度、加强合规管理、优化流程和操作规范等。还可以采用保险、转移风险、灾备和应急预案等方式来应对风险事件的可能性和影响。

4.开展风险培训和意识提升

风险管理需要全员参与和共同努力，因此，国有企业医疗机构应加强风险培训和意识提升工作。通过培训，可以向员工普及风险管理的基本知识和技能，提高其风险意识和应对能力。还可以定期组织风险管理的宣传活动，提高员工对风险管理的重要性和紧迫性的认识。

5.建立风险监测和反馈机制

风险管理是一个持续的过程，需要不断监测和评估风险的变化和效果。国有企业医疗机构可以建立定期的风险监测和反馈机制，通过数据分析、绩效评估和内部审计等手段，及时发现风险的新动态和问题，并采取相应的改进措施。

三、内部审计与风险评估的关系

内部审计和风险评估是企业风险管理体系中两个重要的组成部分，它们在识别、评估和管理风险方面起着不可或缺的作用。内部审计与风险评估在国有企业医疗机构中是相辅相成的，两者之间存在密切的关系。

内部审计为风险评估提供了重要的数据和信息支持。内部审计是对企业内部控制和运营情况的全面审查和评估，通过对流程、制度和操作的检查和测试，发现潜在的问题和薄弱环节。这些审计结果可以为风险评估提供丰富的实证数据和信息，帮助评估人员更全面地了解企业面临的各种风险，从而准确地评估风险的概率、影响和紧急程度。

内部审计在风险评估中发挥了识别和诊断风险的作用。内部审计通过对企业各个环节的调查和分析，识别可能存在的风险点和风险来源。审计人员通过具体的审计工作，深入了解企业的运营和管理情况，发现潜在的风险隐患。这些风险识别的结果为风险评估提供了基础，帮助评估人员对已经识别的风险进行分析和评估。

内部审计能够评估和改进企业的内部控制体系和管理流程，为风险评估提供了依据。

内部控制是企业为了达到目标而制定的一系列措施和程序，以确保财务报告的可靠性、资源的有效利用和法律合规等方面的目标得以实现。通过内部审计，可以对企业的内部控制体系进行全面的评估，包括制度设计、职责分配、权限控制等方面的检查和测试。评估结果可以发现内部控制存在的不足和薄弱环节，并提供改进建议，从而加强风险管理和内部控制的有效性。

内部审计能够提供对风险管理措施的审计和监督。风险管理是指通过采取相应的措施和手段，降低风险的发生概率和影响程度。内部审计可以对风险管理措施的执行情况和效果进行审计和监督，确保这些措施得到有效实施并取得预期的效果。审计人员可以通过对风险管理措施的评估，发现潜在的问题和改进空间，并提供相应的建议和意见，促进风险管理工作的不断改进。

最后，内部审计与风险评估之间存在着相互反馈和循环的关系。内部审计为风险评估提供数据和信息支持，帮助评估人员更全面地了解风险情况；而风险评估的结果又可以为内部审计提供参考和依据，使其在后续的审计工作中更加关注和重视与风险相关的事项。这种相互反馈和循环的关系可以促进内部审计和风险评估的有效衔接，使企业能够全面、系统地进行风险管理。

第四节　违规违纪处理与问责

一、违规违纪行为的范围

违规违纪行为是指国有企业医疗机构内部人员在工作中违反法律法规、违背职业道德或者违反组织纪律的行为。这些行为严重影响了医疗机构的正常运转和社会信任度，必须依法进行处理和问责。

（一）贪污受贿

贪污受贿是指医疗机构内部人员利用职务之便，通过索取、收受贿赂、非法占有公共财物等手段获取私利的行为。这种行为不仅损害了医疗机构的利益，还严重侵害了患者的权益和社会公共利益。

（二）挪用公款

挪用公款是指医疗机构内部人员将本应用于医疗服务和发展的公共资金非法挪用到其他用途或者个人账户上。这种行为造成了公共财产的流失，损害了医疗机构的财务稳定性和患者权益。

（三）滥用职权

滥用职权是指医疗机构内部人员在行使职权时超越了法定权限，违背了职责范围和工作程序，以个人意志为依据进行决策或者处理事务。这种行为严重损害了医疗机构的公正性和公信力，扭曲了公共资源的分配。

（四）徇私舞弊

徇私舞弊是指医疗机构内部人员在履行职责过程中违反规章制度，为亲友、关系人或者其他特定人员提供不当利益，谋取私利的行为。这种行为不仅违背了职业道德，还破坏了医疗服务的公正性和公平性。

（五）虚报冒领

虚报冒领是指医疗机构内部人员故意虚构或者夸大项目或者费用，以获取不应得到的医疗费用报销或者冒领医疗补贴等福利待遇。这种行为造成了医保基金的浪费和滥用，削弱了医疗资源的合理配置和社会公平。

（六）不作为乱作为

不作为乱作为是指医疗机构内部人员在履行职责中不按照法定程序、规章制度和工作要求进行工作，导致工作任务未能按时、按质完成或者产生其他严重后果。这种行为严重影响了医疗机构的正常运转和服务质量。

以上仅列举了违规违纪行为的一部分范围，实际上还存在其他违反法律法规、违背职业道德或者违反组织纪律的行为。国有企业医疗机构应当建立健全内部监督机制和审计体系，加强对违规违纪行为的预防和查处，确保医疗机构的健康发展和社会信任度的提升。

二、违规违纪行为的处理程序

违规违纪行为的处理程序是指国有企业医疗机构对发现的违规违纪行为进行处理和处罚的具体步骤和程序。建立完善的处理程序可以确保处理工作的公正、透明和规范性，维护医疗机构的权威性和职业道德。

（一）立案调查

当国有企业医疗机构发现或接到举报关于违规违纪行为的情况时，应当及时立案调查。立案调查是依法展开的第一步，目的是核实事实、收集证据，确定是否存在违规违纪行为，并确定相关责任人。

（二）事实核实

在立案调查的基础上，国有企业医疗机构应当进行事实核实，采取各种方式获取相关证据材料，包括询问相关当事人、调取相关文件资料、审查财务账目等。通过充分搜集证据，确保对违规违纪行为的认定准确和客观。

（三）听证辩护

在事实核实的基础上，国有企业医疗机构应当给予被处理人机会进行听证辩护。被处理人有权利陈述自己的观点、申辩其行为的合理性，提供相关证据和材料进行辩护。听证辩护过程应当公正、公平，确保被处理人的合法权益。

（四）处罚决定

根据事实核实和听证辩护的结果，国有企业医疗机构应当依法做出处罚决定。处罚决定应当具体明确违规违纪行为的性质、情节以及相应的处罚措施。处罚措施可以包括警告、记过、记大过、降职、撤职、开除等。处罚决定应当符合相关法律法规和内部规定的规定，并在规定的程序下执行。

（五）申诉复核

对于不服国有企业医疗机构的处罚决定的人员，有权利提出申诉请求，并要求进行复核。国有企业医疗机构应当按照规定程序接受申诉请求，重新审查案件，确认处理结果的合理性和合法性。申诉复核的结果将成为最终决定。

（六）监督检查

国有企业医疗机构应当建立健全监督检查机制，加强对处理程序的监督和检查。通过定期或不定期的内部检查和外部评估，确保处理程序的公正、透明和规范性，并及时纠正和改进工作中的不足之处。

违规违纪行为的处理程序应当依法进行，遵循公正、公平、透明和合规的原则。国有企业医疗机构应当加强对处理程序的宣传和培训，提高相关人员对处理程序的认知和遵守程度，推动医疗机构的规范化管理和廉洁治理。

三、违规违纪行为的问责措施

违规违纪行为的问责措施是指国有企业医疗机构对直接责任人或者管理责任人进行追究责任，并采取相应的纪律处分或者行政处罚的措施。建立健全的问责机制可以有效地遏制违规违纪行为，维护医疗机构的权威性和职业道德。

（一）通报批评

对于一般性、轻微的违规违纪行为，国有企业医疗机构可以通过通报批评的方式进行问责。通报批评可以通过内部通知、公开声明等形式，对相关责任人进行警示教育，提醒其改正错误，以起到警诫作用。

（二）诫勉谈话

诫勉谈话是对违规违纪行为较为严重但不构成纪律处分的情况下采取的一种问责措施。国有企业医疗机构可以组织领导人员或者专门人员对责任人进行诫勉谈话，要求其认识错误、深刻反思，并承诺今后不再犯类似错误。

（三）组织调整

对于违规违纪行为严重、影响较大的责任人，国有企业医疗机构可以采取组织调整的措施进行问责。组织调整可以包括岗位调整、职务降级等，以限制其权力和影响力，避免其再次犯错或者继续损害医疗机构的利益。

（四）降职减薪

对于负有重大责任的违规违纪行为，国有企业医疗机构可以采取降职减薪的纪律处分措施进行问责。通过降低责任人的职位和工资待遇，使其感受到实质性的惩罚和警示，以起到震慑作用，并促使其认识错误并改正。

（五）撤职开除

对于涉及贪污受贿、滥用职权等严重违法犯罪行为或者严重损害医疗机构利益的违规违纪行为，国有企业医疗机构应当坚决采取撤职开除的纪律处分措施进行问责。撤职开除是对责任人最严厉的惩处，可以通过解除劳动合同、取消职务等方式实施，使其为自己的错误行为付出沉重代价。

国有企业医疗机构在进行问责时应当依法依规操作，确保程序公正、透明。同时，问责措施的选择应当根据违规违纪行为的性质、情节和影响程度来确定，既要体现惩治的力度，也要符合法律法规和政策规定。建立健全的问责机制，加强对违规违纪行为的预防和查处，有助于维护医疗机构的权威性和廉洁形象。

第十章 国有企业医疗机构外部监管与合规评估

第一节 政府监管与执法机构

一、监管职责

政府监管与执法机构在国有企业医疗机构外部监管与合规评估中的主要职责如下。

（一）监督管理

监督管理的目标是确保国有企业医疗机构依法经营和合规运行，以保障公众的健康权益。

在日常监督管理过程中，政府监管与执法机构需要关注医疗机构的多个方面，包括经营状况、服务质量、安全措施等。他们会通过不同的方式和手段来监测和评估医疗机构的运营情况，确保其符合相关的法律法规和管理要求。

政府监管与执法机构还会建立监测和评估机制，收集和分析医疗机构的运营数据。通过收集医疗机构的经营数据、服务质量指标等信息，他们可以对医疗机构的运营情况进行定量评估，并与相关标准进行比对和分析，发现问题和改进的空间。

政府监管与执法机构还会依托信息化技术，建立医疗机构的档案和数据库。他们可以通过建立全面、准确的医疗机构档案，对医疗机构的历史记录、资质证书等进行管理和审查。同时，他们还可以通过建立医疗机构数据库，收集医疗机构的信息并进行综合分析，为监管提供科学依据。

（二）执法检查

执法检查通常由政府监管与执法机构派遣专业人员组成的检查团队负责进行。这些专业人员具备医疗、卫生、药品等相关领域的专业知识和经验，能够对医疗机构的资质证书、人员资质、药品设备等方面进行全面的检查和评估。

在执法检查过程中，政府监管与执法机构会对医疗机构的各个方面进行审查，包括但不限于以下几个方面。

1.资质证书

检查医疗机构是否具有合法有效的经营许可证、医疗机构执业许可证等相关证书，并核实证书的真实性和合规性。

2.人员资质

核查医疗机构的医生、护士、技术人员等从业人员的执业资格和培训情况，确保其具备相应的专业知识和技能。

3.设备设施

检查医疗机构的医疗设备、器械、药品等是否符合相关标准和要求，包括设备的安全性、有效性、维护情况等。

4.安全措施

审查医疗机构的安全管理制度和措施，包括卫生消毒、医废处理、突发事件应急预案等，以确保医疗机构的环境和操作安全。

如果在执法检查中发现医疗机构存在违规行为或不符合要求的情况，政府监管与执法机构将采取相应的执法措施。通过执法检查和相应的执法措施，政府监管与执法机构能够推动医疗机构改进和合规经营。

二、监管方式

政府监管与执法机构在国有企业医疗机构外部监管与合规评估中采取多种监管方式，包括如下。

（一）制定法律法规和规章制度

政府监管与执法机构在国有企业医疗机构的监管中，通过制定法律法规和规章制度来明确医疗机构的运营要求和管理标准。这些法律法规和规章制度起到了规范和约束医疗机构行为的作用，为监管提供了具体的依据。

制定法律法规是政府监管与执法机构的一项重要职责。他们根据国家的法律框架和卫生健康领域的特点，制定相关的法律法规，明确了医疗机构的经营要求和管理标准。这些法律法规可以包括有关医疗机构设立、经营许可、人员资质、服务质量、药品采购和使用等方面的规定。通过制定法律法规，政府监管与执法机构能够对医疗机构的行为进行规范和约束，确保其依法经营和合规运行。

除了法律法规，政府监管与执法机构还会制定一系列规章制度，进一步细化和明确医疗机构的管理要求。这些规章制度通常由政府部门、卫生健康行政部门或专业协会等组织制定，并经过公开征求意见和程序审批后正式实施。规章制度可以包括对医疗机构资质认定、设备设施管理、药品使用和管理、服务质量监督等方面的具体要求。通过制定规章制度，政府监管与执法机构能够进一步明确医疗机构的管理标准，提高监管的操作性和针对性。

（二）发布监管指导意见

政府监管与执法机构在对国有企业医疗机构进行监管时，通过发布监管指导意见来向医疗机构传达监管要求和政策导向。这些指导意见起到了引导和协助医疗机构合规经营的作用。

监管指导意见是政府监管与执法机构根据法律法规和政策要求，针对医疗机构特定领域或问题所发布的指导性文件。这些指导意见通常由相关部门、专家学者等组织编制，结合实际情况提出具体的管理要求和操作建议。通过发布监管指导意见，政府监管与执法机构可以向医疗机构明确表达监管要求，帮助其理解和遵守相关规定。

在监管指导意见中，政府监管与执法机构会详细说明医疗机构在运营管理、服务质量、安全措施等方面的具体要求。他们会提供相应的管理方法、标准和指标，以及实施过程中可能遇到的问题和解决方案。通过这些指导意见，医疗机构能够更好地理解监管要求，了解如何合规经营，并根据指导意见进行改进和调整。

监管指导意见通常会针对医疗机构的不同类型、规模和特点，提供个性化的管理建议。例如，对于大型综合医院和社区卫生服务中心，可能会有不同的指导意见和管理要求。政府监管与执法机构还会根据行业发展趋势和政策导向，及时更新和完善监管指导意见，以适应不断变化的环境和需求。

除了发布监管指导意见，政府监管与执法机构还会通过其他方式与医疗机构进行沟通和交流。他们可以组织培训和研讨会，邀请医疗机构的管理人员和专业人员参与，分享最新的监管政策和经验。政府监管与执法机构还会建立定期沟通和反馈机制，接受医疗机构的意见和建议，并及时解答其疑问。

三、监管措施

政府监管与执法机构在国有企业医疗机构外部监管与合规评估中采取一系列监管措施，包括如下。

（一）提供技术指导和培训

政府监管与执法机构在对国有企业医疗机构的监管中，通过提供技术指导和培训来帮助医疗机构提升管理水平和服务质量。这些措施旨在向医疗机构传授先进的管理经验和技术知识，促使其实施科学、规范的运营管理。

政府监管与执法机构会组织专家进行技术指导。他们会邀请行业内的专家学者，根据医疗机构的需求和问题，提供针对性的指导和建议。专家可以就医疗机构的管理体系、质量控制、风险防范等方面进行深入解读，并给出相应的改进建议。通过专家的指导，医疗机构可以了解最新的管理理念和方法，为其发展和改进提供参考。

政府监管与执法机构会举办培训活动。他们会组织针对医疗机构管理人员和工作人员的培训班或研讨会，以提升其管理能力和专业素养。培训内容可以涵盖医疗机构的法律法规、质量管理、风险控制、卫生安全等方面的知识和技能。通过培训活动，医疗机构的管理人员和工作人员可以不断学习和更新知识，提高自身的业务水平和素质。

政府监管与执法机构还会向医疗机构提供相关的指导文件和参考资料。他们会编制和发布一系列的技术规范、操作指南、管理手册等，为医疗机构提供具体的实施指导。这些指导文件包括医疗机构的各个方面，如质量管理、药品使用、感染防控、医疗设备维护等，帮助医疗机构建立科学有效的管理体系。

通过提供技术指导和培训，政府监管与执法机构能够帮助国有企业医疗机构提升管理水平和服务质量。医疗机构可以借助专家的经验和知识，改进管理体系和流程，提高医疗服务的效率和质量。同时，培训活动也能够激发医疗机构人员的学习热情，增强其专业能力和责任意识。

（二）纠正违法行为

政府监管与执法机构在对国有企业医疗机构的监管中，对于发现的违规行为采取纠正措施。这些措施旨在促使医疗机构改正错误，依法经营，并维护公众的健康权益。

对于一些违规行为较为轻微或初犯的情况，政府监管与执法机构可能会给予医疗机构口头或书面警告。警告通常是提醒医疗机构意识到问题的严重性，并要求其及时整改，避免再次发生类似的违规行为。

如果医疗机构的违规行为较为严重或造成了一定的损害，政府监管与执法机构可以根据法律法规的规定，对医疗机构处以罚款。罚款数额根据违规行为的性质、严重程度和影响范围等因素进行评估，目的是通过经济制裁来惩戒和警示医疗机构。

在极端情况下，政府监管与执法机构可能会对严重违规的医疗机构采取吊销许可证的措施。这意味着医疗机构将无法继续经营，直到整改问题并重新获得相关的许可证。

除了上述纠正措施，政府监管与执法机构还可以采取其他适当的措施，如限制医疗机构的业务范围、暂停资金拨款等，以促使医疗机构改正错误并依法运营。

在进行纠正措施时，政府监管与执法机构必须遵守法律程序和规定，确保纠正措施的合法性和公正性。他们会在处理过程中充分听取医疗机构的申辩和解释，依法依规进行调查核实，并向医疗机构明确指出违规行为的事实和依据。

政府监管与执法机构也鼓励公众积极参与，通过投诉举报渠道向其提供有关违规行为的线索。这些举报将被认真调查和核实，并根据情况采取相应的纠正措施。

第二节 行业协会与组织

行业协会与组织是由同一行业或领域内的企事业单位自愿组成的、非营利性的社会团体。它们的成员通常是该行业或领域内的主要企事业单位，旨在代表和维护该行业或领域的共同利益，促进行业的健康发展和合规运营。

一、行业协会与组织的职责和功能

行业协会与组织承担着以下主要职责和功能。

（一）代表和维护会员的利益

行业协会与组织作为会员的代表，承担着代表和维护会员的利益的重要职责。作为一个非营利性的社会团体，行业协会与组织的使命是促进行业内企事业单位的共同利益，并为他们提供合适的支持和保障。

行业协会与组织通过代表会员向政府和其他相关方提出建议和诉求，以维护会员的合法权益。在国有企业医疗机构外部监管与合规评估中，行业协会与组织可以通过与政府的沟通和协商，反映行业内的问题和需求，推动政策和法规的改善和完善。例如，当国家制定新的医疗服务管理政策时，行业协会与组织可以就政策内容提出意见和建议，确保政策的合理性和可行性，维护会员的利益。

行业协会与组织还可以为会员提供法律、咨询和信息服务，以帮助他们解决各种问题并维护自身权益。行业协会与组织通常具备一定的专业知识和资源，在法律、政策、市场动态等方面具有较高的专业水平。他们可以及时向会员提供行业内最新的政策法规信息，帮助会员了解并遵守相关规定，从而降低合规风险。行业协会与组织还可以提供咨询服务，为会员解决实际问题，如经营管理、财务税务、人力资源等方面的困难。

行业协会与组织还可以通过举办培训和交流活动提升会员的专业素养和技能水平，促进行业内的经验分享和合作。这些培训和交流活动可以包括学术研讨会、专题讲座、行业展览会等，旨在提高会员的专业知识和技能，并提供一个互相学习和交流的平台。通过这些活动，会员可以共同面对行业内的挑战和机遇，加强合作，共同推动行业的发展。

（二）开展培训和交流活动

行业协会与组织在国有企业医疗机构的外部监管与合规评估中，通过组织开展培训和交流活动，提升会员的专业素养和技能水平，并促进行业内的经验分享和合作。这是他们的重要职责之一。

行业协会与组织可以根据行业的需求和发展趋势，组织开展专业培训活动。这些培训活动可以涵盖多个方面，如医疗管理、新技术应用、质量控制等。通过邀请行业内的专家学者或相关机构的代表进行讲座、研讨或实地考察等形式，会员可以获得最新的知识和技能，提高自身的专业素养。

行业协会与组织还可以组织会员间的经验分享和案例研究活动。这些活动为会员提供了一个互相学习和借鉴的平台，可以通过交流自己的成功经验和挑战，共同解决问题并推动行业的发展。行业协会与组织还可以组织行业内的优秀企事业单位进行现场观摩和学习，以借鉴其先进的管理经验和运营模式。

行业协会与组织还可以组织行业内的大型会议、论坛或展览，为会员提供一个广泛交流和合作的平台。通过参与这些活动，会员可以了解行业的最新动态、发展趋势和机遇，与其他企事业单位进行商务洽谈和合作。这种跨机构的合作有助于促进行业的整体发展和创新。

行业协会与组织还可以通过建立专业委员会、研究中心或工作组等形式，推动行业内的专业交流和技术合作。这些组织可以聚集行业内的专家学者和企事业单位的代表，共同研究和解决行业面临的重要问题，推动技术创新和成果转化。

（三）监督和引导行业发展

行业协会与组织在国有企业医疗机构的外部监管与合规评估中，承担着监督和引导行业发展的重要责任。他们通过对行业内的企事业单位进行监督和指导，确保其遵守法律法规、行业标准和规范，促进行业的良性竞争和可持续发展。

行业协会与组织通过建立行业自律机制，对会员进行监督，确保其遵守法律法规和行业规定。他们可以制定行业行为准则和道德规范，要求会员严格遵守，并对违反行为进行惩戒和纠正。通过监督行为的合规性，可以维护整个行业的形象和声誉，防止不正当竞争和违法行为的发生。

行业协会与组织还可以对会员进行定期的评估和审核，检查其是否符合相关标准和规范。通过对国有企业医疗机构的合规性评估，可以发现问题并提出改进措施，确保其运营符合法律法规和行业要求。这种评估和审核可以是定期的或不定期的，以确保监管的全面性和有效性。

二、行业协会与组织在国有企业医疗机构外部监管与合规评估中的作用

（一）制定行业标准和规范

行业协会与组织在国有企业医疗机构的外部监管与合规评估中，通过制定行业标准

和规范，发挥着重要作用。他们可以制定适用于国有企业医疗机构的行业标准和规范，包括管理、服务、安全等方面的要求，以引导和规范国有企业医疗机构的运营。

行业标准和规范对国有企业医疗机构具有指导性的作用。行业协会与组织可以依托自身的专业知识和经验，结合国家政策和法规，制定适用于国有企业医疗机构的行业标准和规范。这些标准和规范可以涉及管理体系建设、服务质量保障、安全措施落实等方面的要求。通过明确的标准和规范，国有企业医疗机构能够更好地了解和遵守相关要求，提高整体运营水平和服务质量。

行业标准和规范有助于提升国有企业医疗机构的合规性。行业协会与组织可以根据法律法规和行业要求，制定具体的合规标准和规范，要求国有企业医疗机构遵守相关法律法规，履行社会责任。这些标准和规范涉及医疗服务的质量、安全、隐私保护等方面，旨在确保医疗机构的合法运营，并保障患者的权益。通过遵守合规标准和规范，国有企业医疗机构能够降低合规风险，提升社会信任度。

行业标准和规范还可以推动国有企业医疗机构的改进和创新。行业协会与组织可以根据市场需求和技术发展趋势，不断修订和更新行业标准和规范，引导国有企业医疗机构进行管理和服务的优化。例如，在数字化医疗领域，行业协会与组织可以制定相关的标准和规范，推动国有企业医疗机构实施电子病历、远程诊疗等先进的数字化技术，提高医疗服务的效率和质量。

（二）监督和评估医疗机构的合规情况

行业协会与组织在国有企业医疗机构的外部监管与合规评估中，承担着监督和评估医疗机构的合规情况的重要职责。他们通过对国有企业医疗机构的监督和评估，检查其是否符合行业标准和规范，发现问题并提出改进措施。

行业协会与组织可以制定评估指标和方法，对国有企业医疗机构进行定期的合规评估。这些评估指标和方法可以包括医疗服务质量、安全管理、人员素质、设施设备等方面的要求。通过对医疗机构的各项指标进行评估，可以客观地了解其合规情况，发现存在的问题和不足之处。

行业协会与组织可以派出专业的评估团队或委托第三方机构，对国有企业医疗机构进行实地考察和评估。评估团队会对医疗机构的各个环节进行检查，包括管理制度、服务流程、设施设备、医疗质量控制等。他们会与医疗机构的管理人员和员工进行交流，并查阅相关的文件和记录。通过实地考察和评估，可以直观地了解医疗机构的运营情况，并发现问题。

针对评估过程中发现的问题，行业协会与组织会提出相应的改进意见和建议。他们可以与医疗机构的管理人员和专业人员进行沟通，共同探讨解决问题的方法和措施。这些建议和改进措施可能涉及管理制度的完善、服务流程的优化、安全管理的加强等方面。通过积极的沟通和合作，可以促使医疗机构改进并提升合规水平。

行业协会与组织还可以组织经验交流和学习活动，推动国有企业医疗机构之间的合作和学习。他们可以组织行业内的先进医疗机构与其他医疗机构分享自己的成功经验和做法，以及在合规方面的经验教训。通过互相学习和借鉴，可以促进医疗机构之间的良性竞争和合作，提高整体合规水平。

（三）促进信息交流和经验分享

行业协会与组织可以组织国有企业医疗机构之间的信息交流和经验分享活动，以促进彼此之间的学习和借鉴，提高整体运营水平。

行业协会与组织可以组织国有企业医疗机构之间的经验分享和案例研究活动。这些活动为医疗机构提供了一个平台，可以分享成功的经验和做法，同时也可以共同探讨遇到的挑战和问题，并寻求解决方案。通过经验分享和案例研究，国有企业医疗机构可以借鉴和学习其他机构的成功经验，提升自身的管理水平和服务质量。

行业协会与组织还可以组织国有企业医疗机构之间的现场观摩和学习活动。这些活动可以让医疗机构的管理人员和专业人员实地参观和学习其他机构的先进管理经验和运营模式。通过亲身体验和交流，国有企业医疗机构可以发现自身存在的问题和不足之处，并从其他机构的优点中汲取经验，推动自身的改进和发展。

行业协会与组织还可以建立专业委员会、研究中心或工作组等机制，促进国有企业医疗机构之间的专业交流和技术合作。这些机制可以聚集行业内的专家学者和企事业单位的代表，共同研究和解决行业面临的重要问题。通过定期的会议、研讨会和工作坊等形式，国有企业医疗机构可以与其他机构进行深入的专业交流和合作，推动技术创新和成果转化。

（四）代表行业利益与政府沟通

行业协会与组织可以反映行业内的问题和需求，推动政策和法规的改善和完善，以维护行业的利益和促进行业的健康发展。

行业协会与组织可以通过与政府部门的定期沟通，向政府官员反映行业内的问题和需求。他们可以就行业发展面临的困难、政策限制、法律法规的不合理之处等方面向政府提出建议和诉求。通过这种沟通渠道，行业协会与组织能够将行业的声音传递给政府，并争取政府的支持和理解。

行业协会与组织可以参与政府制定和修订相关政策和法规的过程，提供专业意见和建议。政府在制定政策和法规时，通常会征求行业协会与组织的意见和建议。行业协会与组织可以借此机会提出自己的观点和建议，指出现有政策的不足之处，并提出相应的改进方案。通过积极参与政策制定过程，行业协会与组织可以发挥自身专业知识和影响力，推动政策的合理性和可行性。

行业协会与组织还可以通过撰写建议书、提交意见反馈等方式，向政府提出具体的政策和法规改进建议。他们可以对现有政策的具体条款和实施细节提出修改意见，或者针对行业内的新兴问题和挑战，提出相应的政策建议。这种积极参与和反馈的方式，有助于引起政府的重视，并促使政府及时调整和完善相关政策和法规。

第三节 第三方合规评估与认证

第三方合规评估与认证是指由具备资质和专业能力的第三方机构对国有企业医疗机构进行合规性评估，并根据评估结果颁发认证证书。

国有企业医疗机构作为公共服务提供者，其运营活动涉及大量的医疗资源、医疗行为和医疗安全等方面的问题。为了确保国有企业医疗机构能够按照法律法规要求开展工作，提供优质的医疗服务，第三方合规评估成为必要的手段。

第三方合规评估能够从独立、客观的角度出发，对国有企业医疗机构的管理制度、医疗流程、医疗质量等方面进行全面的评估和检查，帮助国有企业医疗机构发现问题、改进不足，并及时采取措施加以纠正。通过第三方合规评估，可以提高国有企业医疗机构的管理水平和服务质量，增强其合规运营能力。

一、第三方合规评估与认证的步骤

（一）申请评估

在进行医疗机构的评估过程中，医疗机构需要向第三方机构提交评估申请，并提供相关的基本信息和资料。这一步骤对于评估的顺利进行起着至关重要的作用。

医疗机构需要填写评估申请表格，该表格通常由第三方机构提供。在填写表格时，医疗机构应提供准确、详尽的基本信息，包括但不限于医疗机构的名称、类型、注册信息、法人代表等。还需要提供医疗机构的联系方式，以便第三方机构能够与其进行沟通和协调。

除了基本信息，医疗机构还需提供一系列的资料，以支持评估的进行。这些资料可能涉及医疗机构的运营情况、管理制度、人员组织结构、设备设施等方面的内容。例如，医疗机构可以提供有关医院规模、床位数、科室设置、医疗技术水平等方面的信息。还可以提供医疗机构的质量管理体系、安全管理体系等相关文件和证明材料。这些资料将有助于第三方机构对医疗机构进行全面、客观的评估。

在提交评估申请时，医疗机构需要确保提供的信息和资料真实可靠，并按照第三方机构的要求进行整理和归档。同时，医疗机构还应密切关注第三方机构的评估要求和时间安排，以便及时准备相关材料并按时提交申请。

（二）初步评估

在医疗机构的评估过程中，第三方机构会对医疗机构进行初步评估。这一阶段的评估主要是对医疗机构的基本情况进行核实和了解，以确保评估的准确性和可靠性。

初步评估的内容通常包括对医疗机构的注册信息进行核查。第三方机构将与相关政府部门或权威机构进行联系，核实医疗机构的注册信息是否真实有效。这包括医疗机构的名称、类型、经营范围等基本信息。通过核实注册信息，第三方机构可以确定医疗机构的合法性和资质，并为后续的评估工作提供依据。

除了注册信息的核实，初步评估还可能涉及对医疗机构的运营情况的了解。第三方机构可能会要求医疗机构提供运营数据、财务报表等相关资料，以评估医疗机构的财务状况和经营能力。也可能会对医疗机构的管理制度和人员组织结构进行初步的了解，以确保医疗机构的管理体系健全、人员配备合理。

初步评估的目的是确保评估的准确性和可靠性。通过核实医疗机构的基本信息和运营情况，第三方机构能够对医疗机构有一个初步的了解，为后续的评估工作提供依据。同时，初步评估也是对医疗机构是否符合评估要求的初步筛查，有助于排除不合格的申请，并节约评估资源。

（三）现场调查

在医疗机构的评估过程中，第三方机构会组织专业团队进行实地调查，以深入了解医疗机构的运营情况和管理水平。这一阶段的现场调查是评估工作的核心环节，通过对医疗机构的实际情况进行观察和了解，能够更全面、客观地评估医疗机构的质量和服务水平。现场调查通常包括以下几个方面的内容。

1.医疗设施和设备

专业团队将对医疗机构的设施和设备进行检查和评估。他们会考察医院的建筑结构、卫生条件、消防安全等方面，并检查医疗设备的完好性和使用情况。通过这样的调查，可以评估医疗机构是否具备提供安全、高效医疗服务的基本条件。

2.医疗流程和服务质量

专业团队将观察医疗机构的工作流程和服务流程，了解医生、护士和其他医务人员的工作方式和配合程度。他们还会与患者进行交流，了解患者对医疗机构的满意度和服务质量的评价。通过这样的调查，可以评估医疗机构的服务质量和患者体验。

3.管理制度和人员组织

专业团队将对医疗机构的管理制度和人员组织进行考察。他们会了解医疗机构的管理流程、岗位设置、人员配备等情况，并对医疗机构的管理水平和团队合作能力进行评估。通过这样的调查，可以评估医疗机构的管理水平和运营能力。

4.质量控制和安全管理

专业团队还将对医疗机构的质量控制和安全管理情况进行考察。他们会检查医疗机构的质量管理体系、感染控制措施、药物管理制度等，并评估医疗机构的质量控制和安全管理水平。

现场调查是评估工作的重要环节，通过直接观察和了解医疗机构的实际情况，能够更准确地评估医疗机构的质量和服务水平。在调查过程中，专业团队将根据评估标准和指南，进行全面、客观的评估，并记录调查结果和发现的问题。这些调查结果将为评估报告的编写提供重要依据，同时也为医疗机构提供改进和提升的建议。

（四）文件审核

在医疗机构的评估过程中，第三方机构会对医疗机构的相关文件进行审核。这一阶段的文件审核是评估工作的重要环节，通过对医疗机构的管理制度、工作程序、档案记录等文件的审核，能够了解医疗机构的管理水平和运营情况，为评估结果提供依据。

1.管理制度

第三方机构将对医疗机构的各项管理制度进行审核，包括质量管理制度、安全管理制度、人员管理制度等。他们会检查这些管理制度是否健全、符合法规要求，并与医疗机构的实际情况相匹配。通过审核，可以评估医疗机构的管理水平和规范程度。

2.工作程序

专业团队将对医疗机构的工作程序进行审核，包括临床操作规范、医疗流程、护理操作规范等。他们会检查这些工作程序是否科学、合理，并与医疗机构的实际情况相适应。通过审核，可以评估医疗机构的工作效率和临床操作的安全性。

3.档案记录

第三方机构将对医疗机构的档案记录进行审核，包括患者病历、药物使用记录、手术记录等。他们会检查这些档案记录是否完整、准确，并符合相关法规和标准要求。通过审核，可以评估医疗机构的档案管理水平和信息安全性。

通过对医疗机构的相关文件进行审核，能够客观地了解医疗机构的管理水平和运营情况。在审核过程中，专业团队将参考相关法规、标准和指南，对文件内容的合规性、完整性和可操作性进行评估，并记录审核结果和发现的问题。这些审核结果将为评估报告的编写提供重要依据，并为医疗机构提供改进和提升的建议。

（五）数据分析

在医疗机构的评估过程中，第三方机构会对医疗机构的运营数据进行分析，以评估其质量管理和服务水平。这一阶段的数据分析是评估工作的关键环节，通过对医疗机构的数据进行综合分析，能够客观、科学地评估医疗机构的绩效和潜在问题。

1.质量指标分析

第三方机构将对医疗机构的质量指标进行分析，例如手术并发症率、感染控制率、门急诊等候时间等。他们会比较医疗机构的指标数据与行业标准或同类医疗机构的数据进行对比，评估医疗机构在质量管理方面的表现。

2.患者满意度调查

专业团队可能还会进行患者满意度调查，并对调查结果进行分析。他们会收集患者对医疗机构的评价和反馈，了解患者对医疗机构服务的满意度和期望。通过分析患者满意度数据，可以评估医疗机构的服务水平和改进空间。

3.数据趋势分析

第三方机构会对医疗机构的运营数据进行趋势分析，了解医疗机构的发展情况和变化趋势。他们会分析医疗机构的年度、季度或月度数据，比较不同时间段的数据差异，并评估医疗机构在经营管理方面的稳定性和可持续性。

通过对医疗机构的运营数据进行综合分析，能够客观地评估医疗机构的绩效和潜在问题。在数据分析过程中，专业团队将运用统计学和数据挖掘等方法，对数据进行加工和分析，并制定相应的数据指标和评估模型。这些分析结果将为评估报告的编写提供重要依据，并为医疗机构提供改进和提升的建议。

（六）编写评估报告

在医疗机构的评估过程中，第三方机构根据评估结果会编写评估报告。这份评估报告是评估工作的总结和归纳，通过详细说明医疗机构的合规性和提出改进建议，为医疗机构的进一步发展和提升提供指导。评估报告通常包括以下几个主要内容。

1.评估目的和范围

报告会首先明确评估的目的和范围，介绍评估工作的背景和目标。这有助于读者了解评估的目的和重要性，对报告内容形成正确的预期。

2.医疗机构基本情况

报告会详细介绍医疗机构的基本情况，包括医疗机构的名称、类型、注册信息等。同时，还会简要描述医疗机构的规模、科室设置、人员组织结构等，以便读者对医疗机构有一个全面的了解。

3.评估结果

报告会根据评估的各个环节和数据分析的结果，对医疗机构进行评价和分析。它将详细说明医疗机构在质量管理、服务水平、安全管理等方面的表现，并与相关法规、标准或同类医疗机构进行对比。通过评估结果，可以了解医疗机构的优势和不足之处。

4.合规性评价

报告会对医疗机构的合规性进行评价，包括对医疗机构的管理制度、工作程序、档案记录等进行审核和分析。它将指出医疗机构是否符合相关法规和标准要求，是否具备良好的合规体系和操作规范。

5.改进建议

报告会根据评估结果提出改进建议，帮助医疗机构解决问题、提升服务质量和管理水平。这些建议可能涉及质量管理、安全管理、人员培训等方面的内容，旨在为医疗机构的发展提供有益的指导。

6.结论和建议

报告会对整个评估工作进行总结和归纳，给出明确的结论和建议。它将强调医疗机构的优势和潜在风险，并提供具体的行动计划和改进措施。这有助于医疗机构针对评估结果采取有效的改进措施，提升服务质量和管理水平。

评估报告是医疗机构评估工作的重要成果之一，它既是对医疗机构现状的客观呈现，也是为医疗机构发展提供指导和建议的重要依据。通过编写评估报告，第三方机构能够将评估结果传达给医疗机构，并促使其采取相应的改进措施，不断提升自身的质量管理和服务水平。

（七）颁发认证证书

评估合格的医疗机构将获得第三方机构颁发的合规认证证书，作为其运营合规的标志。这一阶段是评估工作的最终结果，通过颁发认证证书，第三方机构向医疗机构和公众确认医疗机构已达到一定的质量标准和服务水平。颁发认证证书的过程通常包括以下步骤。

1.评估结果确认

在完成评估工作后，第三方机构会对评估结果进行确认。他们会仔细审查评估报告、数据分析和文件审核等相关资料，确保评估过程的准确性和可靠性。只有在评估结果合格的情况下，才会进入下一步的认证证书颁发环节。

2.认证证书设计

第三方机构将根据评估结果和医疗机构的基本信息，设计认证证书的样式和内容。认证证书通常包括医疗机构的名称、认证机构的名称、认证时间、认证标准等。也可能包括认证证书的有效期限和相关附注。

3.认证证书颁发

第三方机构将正式颁发认证证书给评估合格的医疗机构。颁发过程可能包括正式的颁奖仪式或简单的颁发文件，取决于具体情况和双方的约定。认证证书将被授予医疗机构作为其运营合规的标志，用以展示其质量管理和服务水平的认可。

认证证书的颁发是医疗机构评估工作的最终成果，它不仅是对医疗机构的认可和鼓励，也是向公众传达医疗机构质量和服务的保障。通过认证证书，医疗机构能够展示自身的优势、提升市场竞争力，并增强患者和社会对其信任度。

二、第三方合规评估与认证的影响

第三方合规评估对国有企业医疗机构产生了积极的影响。

（一）促进医疗机构的规范化建设

第三方合规评估与认证对于促进医疗机构的规范化建设具有重要影响。通过强化医疗机构的自我管理意识，它推动了规范化建设和内部管理水平的提升。

第三方合规评估使得医疗机构更加注重规范化建设。在评估过程中，第三方机构会对医疗机构的各个环节进行全面的审核和评估，包括医疗服务流程、医疗设施设备、医疗人员资质等方面。这种外部的审查和评估能够帮助医疗机构发现自身存在的问题和风险，引起其对规范化建设的重视和关注。医疗机构会意识到规范化建设是提高服务质量、保障患者权益的基础，从而主动采取措施改进和完善自身的运作模式和管理制度。

第三方合规评估促使医疗机构加强内部管理和制度建设。评估过程中，第三方机构会对医疗机构的管理制度、政策规定以及内部流程等进行细致的审查。通过这种审查和评估，医疗机构可以了解到自身管理的薄弱环节和存在的问题，从而激发其加强内部管理、完善制度建设的意识。医疗机构会积极开展内部培训和交流，提高员工的业务水平和管理能力，进一步推动规范化建设。

第三方合规评估还对医疗机构的信誉和竞争力产生积极影响。社会对医疗质量和安全的要求不断提高，选择经过第三方合规评估认证的医疗机构成了患者的首选。通过参与合规评估并取得认证，医疗机构能够提升自身的品牌形象和公信力，吸引更多的患者前来就医。同时，合规认证也是医疗机构在市场竞争中的一种优势，能够与其他机构形成差异化，提高其竞争力和市场份额。

（二）增强监管的透明度和公正性

第三方合规评估增加了监管的透明度。传统的监管方式通常由政府或行业自身进行，容易存在信息不对称和监管不透明的问题。而第三方合规评估机构作为独立的第三方，具备专业的能力和经验，能够对医疗机构进行全面的审核和评估，并将评估结果向社会公开。这种公开透明的评估过程使得监管更加可见，激发了医疗机构提高规范化建设的积极性，同时也让患者和社会公众能够了解医疗机构的真实情况，增加了监管的公信力。

第三方合规评估减少了人为干预和利益冲突。传统的监管方式往往存在着监管者与被监管者之间的利益关系和利益冲突，导致监管结果可能受到影响甚至被操纵。而第三方合规评估机构作为独立的第三方，不受任何利益干扰，能够客观、公正地对医疗机构进行评估和认证。这种独立性保证了评估结果的客观性，减少了监管过程中的不当行为和人为干预，提高了监管的公正性。

第三方合规评估机构具备专业的能力和经验，能够提供更加科学和全面的监管服务。这些机构通常由一支拥有丰富专业知识和经验的团队组成，能够对医疗机构的各个环节进行细致的审核和评估。他们不仅关注医疗机构的符合性，还着重于医疗质量、安全管理等方面的评估，从而提供更加科学和全面的监管服务。这样的评估结果有助于发现和解决医疗机构存在的问题和风险，推动医疗机构规范化建设的持续改进。

（三）推动医疗行业的良性竞争

通过帮助医疗机构发现问题并及时改进，它促进了医疗机构之间的竞争，推动了整个行业的提升和发展。

第三方合规评估揭示了医疗机构存在的问题和不足之处。在评估过程中，第三方机构会对医疗机构的各个环节进行全面的审核和评估，包括医疗服务流程、设施设备、医护人员资质等方面。通过评估结果的反馈和指导，医疗机构能够了解自身存在的问题，并及时采取措施进行改进和完善。这种持续的改进和提升为医疗机构之间的竞争提供了动力和契机。

第三方合规评估鼓励医疗机构进行创新和提高服务质量。评估结果的公开透明性激发了医疗机构之间的比较和学习，促使它们积极寻求改进和创新。医疗机构将会积极引进先进的技术和设备，提升医疗服务的质量和效果。他们也会加强内部培训和人才引进，提高医护人员的专业水平和服务态度。这种良性竞争推动了整个行业的提升和发展。

第三方合规评估提供了一个公正的衡量标准，促使医疗机构追求卓越。通过参与合规评估并取得认证，医疗机构能够获得外部权威机构的认可，增加其在市场上的竞争力。这激励医疗机构不断提高自身的综合实力，争取更好的评价和认可。医疗机构将会积极倾听患者的需求和反馈，改进服务流程和提升服务体验，为患者提供更好的医疗服务。

第四节　监管与合规政策解读

一、监管政策解读

国有企业医疗机构的监管政策旨在加强对其运营、管理和服务质量的监督，确保其按照法律法规和相关政策要求开展工作。以下是一些关键的监管政策。

（一）医疗机构准入制度

医疗机构准入制度是国家对医疗机构进行审批和准入的一项重要制度安排。根据该制度，国有企业医疗机构必须获得相关部门的批准后方可正式开展业务。

该制度的目的在于确保医疗机构具备相应的资质和能力，以提高医疗服务的质量和水平。医疗机构准入制度要求医疗机构满足一定的设施、技术、人员等方面的条件，以确保其能够提供安全、有效、合理的医疗服务。这包括医疗机构的基础设施、医疗设备、专业技术人员等方面的要求。通过准入制度的审批程序，可以筛选出具备良好服务能力和管理水平的医疗机构。

医疗机构准入制度的实施对于国有企业医疗机构具有重要意义。它可以促进医疗机构的规范化建设。通过准入制度的要求，医疗机构需要达到一定的标准和要求，从而推动其规范化的发展，提高服务质量和水平；准入制度可以增强医疗机构的竞争力。只有具备一定条件和资质的医疗机构才能获得准入，这可以有效地提升医疗机构的竞争力，推动其在市场中取得更好的发展。

（二）资质认定与评审

资质认定与评审是国家对国有企业医疗机构进行的一项重要监管措施，旨在确保医疗机构具备专业水平和高质量的服务能力。这方面的监管政策要求医疗机构进行医院等级评定和医师职称评审等。

医院等级评定是指对医疗机构的综合实力和管理水平进行评估和认定。通过医院等级评定，可以对医疗机构的规模、设备、技术人员、服务质量等方面进行全面评估，并给予相应的等级认定。这不仅可以激励医疗机构提升自身的发展水平，还可以为公众提供参考，选择更优质的医疗服务。

医师职称评审是对医疗机构医师的专业水平和学术能力进行评估和认证。医师职称评审一般包括医师资格认定、职称晋升等环节。医疗机构需要严格按照相关的评审标准和程序，评估医师的专业知识、技术能力、临床经验等方面的情况，确保医师的专业水平符合要求。这有助于提高医师的素质和责任心，提升医疗机构的整体服务水平。

资质认定与评审可以推动医疗机构的专业化发展。通过资质认定与评审，医疗机构需要不断提升自身的技术水平、管理能力和服务质量，以满足认定和评审的标准要求。资质认定与评审还可以提高医疗机构的公信力和市场竞争力。拥有较高等级的医院和具备高职称的医师往往会受到更多患者的信赖和选择，为医疗机构带来更多的发展机遇。

（三）人员管理与考核

监管政策要求医疗机构对医务人员进行管理和考核，以提高管理水平和服务质量。

人员管理方面，监管政策要求医疗机构注重医务人员的职业道德建设。这包括加强医务人员的职业操守、医疗伦理教育和道德规范培训，提高医务人员的职业素养和专业道德水平。通过严格遵守职业道德准则，医务人员能够更好地履行职责，提供高质量的医疗服务。

继续教育培训也是人员管理的重要环节。监管政策要求医疗机构为医务人员提供定期的继续教育培训机会，以更新知识、掌握最新的医疗技术和治疗方法。医疗领域的知识和技术不断发展，持续的学习和培训可以帮助医务人员保持专业素养，并提供更有效的医疗服务。

工作绩效考核是人员管理的重要手段之一。监管政策要求医疗机构建立科学合理的绩效考核体系，对医务人员的工作表现和贡献进行评估。通过绩效考核，可以激励医务人员提高工作效率和服务质量，推动医疗机构向着卓越和优质发展。

人员管理与考核可以提高医疗机构的管理水平。通过加强对医务人员的管理和培训，医疗机构能够更好地调动医务人员的积极性和创造力，提升整体管理水平和运营效果。人员管理与考核可以提高医疗机构的服务质量。医务人员是医疗服务的关键，通过加强人员管理和考核，医疗机构可以确保医务人员具备专业素养和责任心，提供高质量、安全可靠的医疗服务。

二、合规评估政策解读

合规评估政策是指对国有企业医疗机构的合规性进行评估和监督的政策安排。以下是一些关键的合规评估政策。

（一）合规培训与宣传

合规培训与宣传是合规评估政策的重要组成部分。为了提高国有企业医疗机构的合规意识和能力，监管政策要求医疗机构开展合规培训和宣传活动。

合规培训是向医务人员普及法律法规和政策要求，使其了解并掌握相关法律法规、行业规范和政策文件。通过培训，医务人员可以了解自身工作中需要遵守的合规要求，如医疗行为准则、药品管理规定、患者隐私保护等。这有助于提高医务人员的合规意识，避免违法违规行为的发生。

合规培训也包括对合规管理制度、流程和标准的培训。医疗机构需要建立健全的合规管理体系，明确各项工作的流程和标准，并向医务人员进行培训，使其熟悉和掌握合规管理的要求和操作方法。这有助于规范医务人员的行为举止，保证医疗服务的合规性和安全性。

合规宣传是通过多种形式向医务人员传达合规理念和要求的活动。宣传可以通过会议、讲座、培训材料、内部通知等方式进行，将合规知识和实践案例传达给医务人员，提高他们对合规工作的认识和重视程度。宣传还可以借助媒体、网站、社交平台等渠道，向公众传递医疗机构的合规承诺和努力，增强公众对医疗机构的信任感。

（二）惩戒与奖励机制

为了强化国有企业医疗机构的合规意识和规范行为，监管政策建立了相应的惩戒与奖励机制。

惩戒机制是针对违规行为的处罚措施。当国有企业医疗机构存在违法违规行为时，监管部门将依法采取相应的处罚措施，如罚款、责令整改、吊销许可证等。这有助于对违规行为进行打击和警示，促使医疗机构自觉遵守法律法规和相关政策，加强合规管理，提升服务质量和安全水平。

奖励机制是针对合规行为的激励措施。当国有企业医疗机构在合规方面表现良好、取得显著成绩时，监管部门将给予相应的奖励和荣誉称号。这可以鼓励医疗机构进一步加强合规意识，积极推动合规工作的开展，形成良好的合规氛围和文化。通过奖励机制，也可以向公众传递医疗机构的合规承诺和努力，增强公众对医疗机构的信任和认可。

第十一章　国有企业医疗机构人力合规风险防控的管理体系建设

第一节 风险管理框架与流程设计

一、风险管理框架

（一）理念与目标

风险管理框架的首要任务是明确理念与目标，为机构提供明确的指导和目标。

国有企业医疗机构需要树立风险管理的重要性，并将其融入组织文化中。风险管理不仅仅是为了遵守法律法规，更是为了保障患者权益和提升医疗质量。只有通过有效的风险管理，才能减少合规风险的发生，降低患者投诉和医疗事故的风险，建立机构的良好声誉。

明确的目标对于风险管理框架的制定和实施至关重要。国有企业医疗机构应该确立具体的目标，例如降低违规行为的发生率、提升员工合规意识、完善内部控制体系等。这些目标应与机构的整体战略和使命相一致，并且可量化、可衡量，以便进行有效的监测和评估。

建立明确的理念与目标，可以为国有企业医疗机构提供指导，引领机构在风险管理方面取得积极成果。同时，这也需要领导层的支持和承诺，以确保风险管理框架的有效实施，并将其纳入机构的日常运营中。只有全员参与、持续改进，才能建立起健康稳定的人力合规风险防控管理体系。

（二）组织结构

在国有企业医疗机构的人力合规风险防控中，建立适应企业特点的风险管理组织结构是关键。这样的组织结构可以有效地协调各个部门和岗位之间的合作，推动风险管理工作的顺利进行。

一种常见的做法是设立专门的风险管理部门或委员会。该部门或委员会应由专业人士组成，负责制定、执行和监督风险管理策略与措施。他们需要具备丰富的风险管理知识和经验，能够针对国有企业医疗机构的特点和需求进行定制化的管理。

风险管理部门或委员会应该与其他部门密切合作，形成有效的沟通和协作机制。他们可以与人力资源部门、法务部门、内审部门等进行紧密配合，共同推动风险管理工作的开展。还可以与外部专业机构或顾问合作，获取更全面的风险管理支持和咨询。

在组织结构中，应明确各级管理者的责任和职责。他们需要充分认识到风险管理的重要性，并将其纳入到日常工作中。管理者应积极参与风险管理决策和制定，确保风险管理的有效执行，并及时调整和改进措施。

组织结构还需要建立良好的反馈机制和绩效评估体系。这样可以及时了解风险管理工作的进展情况，并对工作成果进行评估和奖惩。通过持续的监督和改进，可以确保风险管理体系的有效运行，并不断提升整个机构的合规水平。

（三）政策与法规

国有企业医疗机构在人力合规风险防控中必须严格遵守相关的政策与法规，这些政策与法规是保障患者权益、维护社会秩序的重要依据。风险管理框架需要将这些政策与法规纳入考虑范围，并确保机构内部的合规执行。

国家卫生健康委员会颁布的规章制度对于国有企业医疗机构具有指导性和约束力。这些规章制度涵盖了从医疗质量管理、医疗服务行为规范到人力资源管理等方面的内容。国有企业医疗机构应该深入学习和理解这些规章制度，并将其纳入到风险管理框架中。通过明确政策要求，可以引导机构的风险管理工作朝着合规方向发展。

各级政府发布的相关文件也对国有企业医疗机构的风险管理起到重要的指导作用。这些文件可能包括关于医疗安全、信息安全、劳动合同、劳动保障等方面的规定。国有企业医疗机构需要密切关注这些文件的发布和更新，并及时调整自身的风险管理策略与措施。

在风险管理框架中，国有企业医疗机构应确保机构内部的合规执行。这包括建立健全的内部控制体系，明确各个岗位的职责和权限，加强员工的培训和教育，建立相应的制度和流程，以确保政策和法规的落实。还应建立有效的监督机制，对违反政策和法规的行为进行及时发现、纠正和处理，防止合规风险的发生。

二、流程设计

（一）风险管理流程

国有企业医疗机构的风险管理流程是确保人力合规风险防控有效进行的重要环节。该流程包括以下环节：风险识别、风险评估、风险控制、风险应急与处置、风险监测与改进。这些环节按照一定顺序进行，并形成闭环，以实现持续不断的风险管理。

1.风险识别阶段

在这个阶段，国有企业医疗机构需要系统地识别潜在的合规风险。可以通过风险排查、问题反馈、数据分析等手段，全面梳理机构内部和外部可能存在的风险点。还可以借鉴相关行业的经验和教训，对可能出现的风险进行预警。

2.风险评估阶段

在这个阶段，国有企业医疗机构需要对识别出的风险进行评估，确定其严重性和优先级。可以使用风险矩阵、风险评分模型等工具，将不同的风险进行分类和排序，以便于后续的风险控制和应急处置。

3.风险控制阶段

在这个阶段，国有企业医疗机构需要制定具体的控制措施，以减少合规风险的发生。这包括建立规范的制度和流程、加强员工培训和教育、提供必要的资源和技术支持等。同时，还需要明确责任和权限，确保各项控制措施的有效执行。

4.风险应急与处置阶段

在这个阶段，国有企业医疗机构需要制定应急预案，以应对风险事件的发生。应急预案应包括明确的应对措施、责任分工和沟通机制，以便能够迅速、有效地应对和处理风险事件。还需要建立风险事件报告和反馈机制，及时了解风险的发生情况，并采取相应的处置措施。

5.风险监测与改进阶段

在这个阶段，国有企业医疗机构需要建立监测和评估机制，持续跟踪风险管理的效果和问题。可以通过定期的风险监测、内部审计、外部评估等手段，评估风险管理的成果和不足之处。根据评估结果，及时调整和改进风险管理策略和措施，以保持风险管理的有效性和适应性。

（二）沟通与培训流程

为了确保国有企业医疗机构的风险管理体系能够有效运行，建立一个良好的沟通与培训流程是至关重要的。这一流程包括内部沟通、外部沟通以及员工培训等方面，旨在提高员工对风险管理的认知和理解。

1.内部沟通

内部沟通是保障风险管理顺利进行的重要环节。国有企业医疗机构可以通过定期召开会议、组织工作交流和分享经验等方式，促进各个部门之间的沟通和合作。这样可以及时传递风险管理的相关信息，分享最佳实践和成功案例，加强团队协作意识。还可以设立专门的沟通渠道，例如风险管理网站、内部论坛等，以便员工能够随时获取相关资讯并提出问题和建议。

2.外部沟通

外部沟通是国有企业医疗机构与外界交流和合作的重要手段。机构可以积极参与行业协会、学术会议和专业培训等活动，了解最新的风险管理趋势和实践经验。同时，与其他机构进行交流和合作，共同解决风险管理中的共性问题，互相借鉴和学习。

3.员工培训

员工培训是提高员工对风险管理认知和理解的重要途径。国有企业医疗机构可以制定培训计划，根据不同岗位和职责，开展相关培训课程。这些培训内容可以包括风险管理的基本概念、法律法规的要求、风险识别和评估的方法、应急预案的制定等。培训形式可以多样化，如线上培训、面对面培训、专家讲座等。通过培训，可以提高员工的风险意识和能力，使其能够主动参与到风险管理工作中。

（三）监督与检查流程

为了确保国有企业医疗机构的风险管理体系得以有效实施，建立监督与检查流程是对各项风险管理工作进行监督和检查，及时发现问题并提出改进措施，以确保风险管理的有效性和合规性。

国有企业医疗机构可以设立专门的监察部门或委员会，负责对风险管理工作进行监督和检查。该部门或委员会应由专业人士组成，具备丰富的风险管理知识和经验。他们应该熟悉相关的政策与法规，了解行业最佳实践，并能够对风险管理的各个环节进行全面评估。

通过定期的检查，对国有企业医疗机构的风险管理工作进行全面审查。这可以包括审核制度和流程的完善性、控制措施的执行情况、风险事件的处理和反馈等方面。检查可以通过抽样调查、文件审查、现场检查等方式进行，以确保风险管理的有效实施。

除了定期检查，还可以进行不定期的抽查。通过随机选取样本，对特定领域或特定岗位的风险管理情况进行抽查，发现潜在问题并及时纠正。这可以提高风险管理的全面性和针对性，确保各个环节都能得到适当的关注和监督。

监督部门或委员会应及时向相关部门和管理者反馈监督结果，并提出改进措施和建议。这需要建立一个良好的反馈机制，确保监督结果能够被及时传达给相关人员，并促使他们采取相应的行动。同时，也要鼓励各级管理者和员工积极参与改进工作，推动风险管理体系不断优化和完善。

第二节 组织架构与职责分工

一个良好的组织架构和明确的职责分工，能够有效地促进各部门之间的协作与配合，提高整体工作效率，确保人力合规风险得到及时、全面地防范和控制。

一、组织架构设计

（一）总体原则

国有企业医疗机构人力合规风险防控的管理体系建设的组织架构设计应遵循以下总体原则。

1.紧密结合企业实际

在设计组织架构时，需要紧密结合企业实际情况，充分考虑企业的规模、业务特点以及法律法规的要求。

根据企业规模确定组织架构的层级和职能划分。大型医疗机构可能需要设立多个部门或者分支机构来负责不同的工作内容，而小型医疗机构则可以简化组织架构，减少层级和职能的划分。根据医疗机构的规模，可以确定各个部门的设置和职能范围，确保每个部门都能够有效地履行其职责。

考虑医疗机构的业务特点，将组织架构与业务流程相结合。不同类型的医疗机构可能具有不同的业务特点，如综合医院、专科医院等。针对这些特点，可以根据各部门的职能和工作内容进行合理的划分和安排，确保各项工作有序进行。例如，综合医院可能需要设立临床科室、药剂科、医技科等部门，而专科医院可能需要设立相应的专科科室。

最后，必须符合法律法规的要求。医疗机构是涉及人身健康和生命安全的特殊行业，其组织架构设计必须符合相关的法律法规，确保医疗机构的运作合法合规。例如，根据《中华人民共和国卫生法》的规定，医疗机构必须设立医务部门、护理部门等职能部门，并明确各部门的职责范围。

2.分工明确、层级清晰

在国有企业医疗机构人力合规风险防控的管理体系建设中，分工明确、层级清晰的组织架构设计可以确保各部门的职责和权限明确，层级关系清晰明了，从而促进各部门之间的沟通顺畅，工作流程畅通无阻。

通过明确各部门的职责和权限，可以避免工作重叠和职责不清的情况发生。每个部门都应明确自己的工作职责范围，并与其他部门进行协调配合，形成合理的工作划分和衔接。例如，人力资源部门负责招聘、培训和薪酬福利等工作，法务部门负责处理法律事务，内部审计部门负责对人力合规风险进行审计和评估等。通过明确职责和权限，可以确保各部门之间工作的高效协同。

清晰的层级关系能够提高工作效率和决策效果。合理的层级关系可以确保信息传递的快速和准确，使得决策能够迅速下达并得到执行。各级管理人员应明确自己的职责和权限，及时与下级沟通并指导工作。同时，下级部门也应及时向上级报告工作进展和问题，以便上级能够提供支持和指导。通过清晰的层级关系，可以保证决策的迅速执行和问题的及时解决。

顺畅的沟通渠道是分工明确、层级清晰的重要保障。各部门之间应建立良好的沟通机制和信息共享平台，确保信息的流通和沟通的畅通无阻。例如，可以定期召开跨部门会议，交流工作进展和问题，协商解决方案；可以建立内部网络平台或者使用专业的沟通工具，方便各部门之间的即时交流和信息共享。通过顺畅的沟通渠道，可以加强各部门之间的合作与配合，推动整体工作的高效进行。

3.协调配合、高效运作

在国有企业医疗机构人力合规风险防控的管理体系建设中，协调配合和高效运作是组织架构设计的重要目标。通过注重各部门之间的协调配合，可以避免工作重叠和职责不清的情况发生，确保整体工作的高效运作。

注重协调配合可以避免工作重叠和资源浪费。不同部门之间可能存在相似的工作内容，如果缺乏协调配合，可能会导致工作重复、信息不畅通等问题。因此，在组织架构设计中，应当明确各部门之间的工作边界和职责范围，避免工作重叠和资源浪费。同时，建立跨部门的沟通渠道和协作机制，促进各部门之间的信息共享和互动交流，实现协同工作。

注重协调配合可以提高整体工作效率。不同部门之间的协调配合能够有效地提高工作效率，避免出现工作滞后或者断层的情况。例如，人力资源部门需要与法务部门协作，确保招聘过程合规；内部审计部门需要与各部门协作，进行人力合规风险的审计和评估。通过建立协调配合机制，能够及时解决问题、推动工作进展，提高整体工作效率。

注重协调配合还可以加强信息共享和知识传递。不同部门之间的协调配合有助于实现信息的流通和共享。各部门之间应建立有效的信息交流渠道，及时共享相关数据和信息，以便更好地了解工作情况、识别潜在风险，并采取相应的措施进行防控。协调配合还有助于知识的传递与积累，在各部门之间分享经验和最佳实践，提高整体的专业水平和综合素质。

（二）基本原则

根据医疗机构的特点和需求，国有企业医疗机构人力合规风险防控的管理体系建设的组织架构设计应遵循以下基本原则。

1.领导核心

在国有企业医疗机构人力合规风险防控的管理体系建设中，设立一个专门负责人力合规风险防控工作的领导核心是基本原则之一。这个领导核心由高级管理人员担任，具备丰富的管理经验和专业知识，负责制定和组织实施人力合规风险防控的政策、规章制度和工作计划。

领导核心应具备较高的职位和权威，能够在企业内部产生影响力和号召力，使得人力合规风险防控成为企业的重要议题和战略目标。同时，由于领导核心具备丰富的管理经验和专业知识，能够更好地理解和把握人力合规风险防控的要求和挑战，制定相应的政策和措施。

领导核心可以起到沟通桥梁和协调者的作用，促进各部门之间的合作与配合。他们可以组织召开跨部门会议、制定工作计划和目标，确保各部门在人力合规风险防控方面的工作有序进行。领导核心还能够对各部门的工作进行监督和评估，及时发现问题并提出解决方案，推动整体工作的顺利进行。

通过向企业高层汇报，领导核心能够及时传递工作信息和反馈情况，让高层管理层了解人力合规风险防控的实际情况，并提供必要的支持和资源。同时，高层管理层也可以根据汇报的情况，对人力合规风险防控的工作进行评估和决策，为其提供战略指导和资源保障。

2.功能部门

根据工作需要，设立相应的功能部门也是基本原则之一。这些功能部门包括人力资源部门、法务部门、内部审计部门等，各个功能部门负责相关的工作内容，并通过协调配合来实现整体工作的有序进行。

除了上述功能部门，根据医疗机构的具体情况和需求，还可以设立其他相关的功能部门，如信息管理部门、监察部门等，以满足不同工作领域的需求。这些功能部门之间应当密切协作、互相配合，共同推动人力合规风险防控工作的开展，实现整体工作的有序进行。

二、职责分工

（一）人力资源部门

在国有企业医疗机构人力合规风险防控的管理体系建设中，人力资源部门负责人力资源管理相关的工作，包括招聘、培训、薪酬福利、劳动关系等方面，确保人力资源合规运作。

人力资源部门负责招聘与选拔工作。他们负责制定并执行招聘政策和程序，确保招聘过程公正、透明，并符合法律法规的要求。他们需要与各部门合作，了解各个岗位的需求，制定岗位描述和招聘标准，招募和选择适合的人才，以确保医疗机构的人员配置合规。

人力资源部门负责培训与发展工作。他们需要进行人力资源规划，根据医疗机构的战略目标和业务需求，制定培训计划和方案。他们还负责开展内部培训和外部培训，提升员工的专业能力和素质水平。他们还负责员工绩效评估和职业发展规划，为员工提供发展机会和晋升途径。

人力资源部门负责薪酬福利管理。他们制定并执行薪酬政策，确保薪资的合理性和公平性。他们还负责福利待遇的管理，包括社会保险、员工福利、劳动关系等方面。他们需要了解相关法律法规，确保薪酬福利的合规运作，并及时进行调整和优化。

人力资源部门还负责劳动关系的管理。他们与工会组织进行合作，处理劳动争议和纠纷，维护劳动关系的稳定。他们需要了解劳动法律法规，确保医疗机构的劳动合同、劳动纪律等方面的合规性。

（二）法务部门

在国有企业医疗机构人力合规风险防控的管理体系建设中，法务部门负责处理医疗机构的法律事务，包括合同审查、法律咨询、纠纷处理等方面。

法务部门负责合同审查与起草工作。他们对医疗机构与各类合作伙伴签订的合同进行审查，确保合同内容符合法律法规的要求，保护医疗机构的合法权益。同时，他们也负责起草医疗机构自己的合同模板和标准条款，以确保合同的一致性和合规性。

法务部门负责法律咨询与风险评估工作。他们提供法律咨询服务，为医疗机构的各个部门提供专业的法律意见和建议，指导他们在日常工作中遵守法律法规。他们还负责对医疗机构的各项经营活动进行法律风险评估，识别潜在的合规风险，并提供相应的防范和控制措施。

法务部门负责纠纷处理与诉讼管理。他们协助医疗机构处理与合作伙伴、员工或患者等相关方之间的纠纷，通过协商、调解等方式解决争议。在必要时，他们也负责代表医疗机构参与诉讼活动，维护医疗机构的合法权益。

法务部门还需要关注法律法规的变化和更新，及时进行法律风险的预警和应对。他们需要与监察部门和政府相关机构保持密切联系，了解最新的法律政策，确保医疗机构的经营活动符合最新的法律要求。

（三）内部审计部门

在国有企业医疗机构人力合规风险防控的管理体系建设中，内部审计部门负责对医疗机构的人力合规风险进行审计和评估，旨在发现问题并提出改进意见，以确保人力合规风险得到有效控制。

内部审计部门负责制定审计计划和方法。他们根据医疗机构的特点和法律法规的要求，制定审计计划，并确定具体的审计方法和程序。他们需要了解医疗机构的运营活动和相关法规，确保审计工作的针对性和全面性。

内部审计部门负责开展人力合规风险的审计和评估工作。他们通过审核文件、调查取证、访谈等方式，检查和评估医疗机构的人力合规风险情况。他们关注医疗机构的各个环节，包括招聘流程、员工培训、薪酬福利管理、劳动关系等方面，以识别潜在的合规风险。

内部审计部门负责发现问题并提出改进意见。他们通过审计工作，发现医疗机构存在的合规风险和问题，并提出相应的改进措施和建议。他们需要与相关部门进行沟通和协商，推动改进措施的落实，确保人力合规风险得到有效控制。

内部审计部门还负责监督和评估改进措施的落实情况。他们跟踪和监测改进措施的执行情况，并进行相应的评估和报告。他们需要及时向领导核心和高层管理层汇报工作进展和存在的问题，为决策提供参考依据。

（四）信息管理部门

在国有企业医疗机构人力合规风险防控的管理体系建设中，信息管理部门负责建立和维护人力合规风险防控的信息管理系统，确保信息的及时、准确和安全。

信息管理部门负责建立信息管理系统。他们根据人力合规风险防控的需求，制定并实施相应的信息管理策略和规程。他们需要了解医疗机构的信息需求和工作流程，设计并建立符合要求的信息管理系统。这个系统包括数据收集、存储、处理和分析等功能，以支持人力合规风险防控工作的开展。

信息管理部门负责信息的采集和整理工作。他们与各部门合作，收集相关的人力合规风险数据和信息。他们需要确保信息的准确性和完整性，对数据进行验证和核实，并进行分类和整理。通过有效的信息采集和整理，能够为人力合规风险的识别和评估提供可靠的数据支持。

信息管理部门负责信息的存储和维护工作。他们确保信息按照规定的安全标准进行存储和备份，以防止信息的丢失和泄露。他们还负责信息的维护和更新，及时删除或归档过期的信息。同时，他们需要建立适当的权限管理机制，确保只有授权人员能够访问敏感信息。

信息管理部门负责信息的传递和共享工作。他们与各部门合作，确保信息在不同部门之间的流通和共享。他们可以建立内部网络平台或使用专业的沟通工具，方便各部门之间的即时交流和信息共享。通过有效的信息传递和共享，能够促进各部门之间的协作与配合，加强整体工作的效率和效果。

（五）监察部门

在国有企业医疗机构人力合规风险防控的管理体系建设中，监察部门负责对医疗机构的人力合规风险进行监督和检查，旨在发现违规行为并及时处理，确保医疗机构的合规运作。

监察部门负责制定监督检查计划和方法。他们根据医疗机构的特点和法律法规的要求，制定监督检查的计划，并确定具体的检查方法和程序。他们需要了解医疗机构的运营活动和相关法规，确保监察工作的针对性和全面性。

监察部门负责开展人力合规风险的监督和检查工作。他们通过审核文件、调查取证、访谈等方式，检查和评估医疗机构的人力合规风险情况。他们关注医疗机构的各个环节，以识别潜在的合规风险。

监察部门负责发现违规行为并及时处理。他们通过监察工作，发现医疗机构存在的合规风险和违规行为，并进行调查和核实。一旦发现违规行为，他们会采取相应的措施，如责令整改、罚款、停职或解雇等，以确保医疗机构的合规运作。

监察部门还负责接受举报和投诉，并进行相应的调查和处理。他们建立有效的举报投诉机制，鼓励员工和相关方向其报告合规问题。他们会对举报和投诉进行认真调查，保护举报人的合法权益，维护医疗机构的声誉和利益。

第三节　监督与反馈机制建设

通过建立有效的监督与反馈机制，可以及时发现和解决潜在的人力合规风险问题，保障医疗机构的正常运行和发展。

一、监督机制建设

（一）监督主体明确

监督机制建设的首要任务是明确监督的主体，即负责对医疗机构人力合规风险进行监督的部门或机构。在这方面，国家卫生健康委员会和地方卫生健康行政部门等部门通常承担监督主体的角色。监督主体应具备权威性和专业性，能够全面了解医疗机构的运行情况，并及时发现人力合规风险问题。

监督主体应当拥有权威性。作为监督机构，其监督行为应受到相关法律法规的支持和约束，并具备决策和执行的权力。国家卫生健康委员会作为全国范围内最高级别的卫生健康管理机构，具备制定和推动医疗机构管理政策的权威性。地方卫生健康行政部门则根据地方实际情况，负责监督本地区的医疗机构合规情况，其监督行为也应当具备一定的权威性。

监督主体应具备专业性。对医疗机构人力合规风险进行监督需要对医疗机构的运行情况、管理制度和相关法律法规有深入了解。监督主体应当配备专业人员，具备医疗卫生领域的专业知识和经验，能够全面、准确地评估医疗机构的合规风险，并提出相应的监督建议和措施。

只有监督主体具备权威性和专业性，才能够有效履行对医疗机构人力合规风险的监督职责。监督主体通过定期检查、抽查、投诉举报等方式，及时发现和纠正医疗机构存在的人力合规问题，推动医疗机构改进管理和加强人力合规意识，从而保障医疗机构的正常运行和患者的安全权益。

（二）监督指标建立

监督机制的核心在于建立科学合理的监督指标体系，以确保医疗机构在人力资源管理、人才培养与选拔、薪酬福利、劳动用工合规等方面的运作符合法律法规和政策要求。为此，监督指标的建立需要经过科学论证和实践验证，并根据实际情况进行调整和完善，以适应医疗机构发展的需要。

监督指标应综合考虑医疗机构的特点和管理需求。不同类型的医疗机构在人力合规风险方面存在差异，因此监督指标需要针对不同类型的医疗机构进行区分。例如，综合医院和社区卫生服务中心在人才培养与选拔、薪酬福利等方面可能存在不同的管理需求，监督指标需要根据实际情况进行具体设计，确保监督的针对性和有效性。

监督指标应涵盖全面的合规要求。监督机制应该关注医疗机构的人力资源管理全过程，包括招聘、培训、绩效评价、激励机制等环节。同时，还应关注医疗机构的劳动用工合规情况，包括劳动合同签订、工时管理、工资支付等方面。监督指标应综合考虑法律法规和政策要求，确保医疗机构在各个环节都符合相关规定。

监督指标应具有可操作性和量化性。监督机制需要明确具体的指标和评价标准，以便监督主体进行检查和评估。指标应具备可操作性，即能够通过数据收集和调查方式获得相关信息，便于监督主体进行实地核查和验证。指标也应具备量化性，即能够通过数据分析和比较来评估医疗机构的合规程度，便于形成客观公正的监督结果。

最后，监督指标的建立需要充分征求各方意见。监督机制的建设是一个复杂的过程，需要广泛征求医疗机构、专家学者、行业协会等各方的意见和建议。通过多方参与和共同协商，可以确保监督指标的科学性和合理性，提高监督机制的透明度和可信度。

二、反馈机制建设

（一）信息收集与整理

反馈机制的建设中，首要任务是及时准确地收集医疗机构的相关信息。可以采取多种方式来收集这些信息，包括建立信息报告制度、设立举报渠道和开展问卷调查等。

建立信息报告制度是一种重要的收集信息的方式。医疗机构可以建立内部的信息报告渠道，鼓励员工主动向监督主体报告人力合规问题和风险。例如，可以设置匿名举报通道，方便员工提供相关线索和意见。监督主体也应当建立外部的信息接收渠道，接受患者、家属或其他利益相关方的投诉和举报。这样可以保障信息的全面性和真实性，为后续的反馈提供有效的依据。

设立举报渠道也是收集信息的一种方式。医疗机构可以在内部设立举报渠道，明确指定专人负责接收和处理举报信息。这样可以为员工提供一个安全、便捷的举报平台，鼓励他们积极参与到人力合规风险的监督中来。医疗机构还可以与监督主体合作，设立独立的举报渠道，接受来自外部的举报和投诉。这样可以增加监督的广度和深度，确保信息的全面收集。

开展问卷调查也是一种重要的信息收集方式。医疗机构可以定期组织员工、患者和其他利益相关方参与问卷调查，了解他们对人力合规情况的认知和评价。通过问卷调查可以获取大量的信息和意见，为反馈提供客观依据。问卷调查还能够促进医疗机构与员工、患者之间的沟通和互动，提高整体的合规意识和质量水平。

（二）问题识别与分析

在反馈机制建设中，收集到的信息需要经过问题识别与分析的阶段。为了有效地进行这一过程，可以考虑设立专门的反馈分析团队，并由专业人员对收集到的信息进行分析和研判。

建立反馈分析团队是必要的。该团队可以由专业人员组成，包括具备医疗管理、法律法规、人力资源等相关背景和专业知识的人员。他们应该具有较强的问题识别和分析能力，能够准确把握医疗机构人力合规风险的特点和变化趋势。团队成员之间还应具备良好的协作和沟通能力，以确保信息的准确性和综合性。

反馈分析团队需要对收集到的信息进行仔细分析。他们应该深入研究每一条反馈信息，了解其中的问题和风险。通过梳理和整理信息，找出其中的共性和重点，形成问题清单和风险评估报告。这样可以帮助监督主体全面了解医疗机构的人力合规情况，及时发现存在的问题，并提供相应的解决方案。

在问题识别与分析过程中，应重点关注涉及人力资源管理、人才培养与选拔、薪酬福利、劳动用工合规等方面的问题。通过对收集到的信息进行分类和归纳，可以发现潜在的违规行为、制度缺陷或管理漏洞。同时，也需要注意不同类型医疗机构之间的差异，因为不同类型的机构可能存在不同的问题和风险。

反馈分析团队应及时提出解决方案。在问题识别和分析的基础上，他们应该制定具体的改进措施和建议，并将其传达给监督主体和医疗机构。这些解决方案可能涉及政策调整、制度完善、培训加强等方面，旨在帮助医疗机构改进管理、加强人力合规意识，从而提升整体合规水平。

（三）反馈与整改

在问题识别与分析的基础上，需要将问题及时反馈给医疗机构，并要求其进行整改。为了实现有效的反馈与整改，可以采取书面报告、会议通知、口头沟通等方式进行反馈。

反馈应当准确明确问题和要求。监督主体应当向医疗机构详细说明发现的人力合规问题，并明确整改的具体要求。通过书面报告或会议通知的形式，将问题以清晰明确的方式传达给医疗机构，确保双方对问题的理解一致。

医疗机构应积极响应并制定整改措施。一旦接收到反馈信息，医疗机构应高度重视，成立相应的工作小组或委员会负责整改工作。他们需要全面分析问题原因，制定具体可行的整改措施，并明确整改时间节点。整改措施应考虑到问题的严重性和紧迫性，确保能够有效解决人力合规问题。

同时，监督主体应跟踪和评估整改情况。监督主体有责任监督医疗机构的整改进展，并确保整改措施的落实和效果。他们可以通过定期回访、抽查或现场检查等方式，对医疗机构的整改情况进行跟踪和评估。如果发现问题仍未得到解决或整改措施不到位，监督主体应及时采取进一步的监督措施，确保问题得到有效解决。

反馈与整改过程中的沟通和合作至关重要。监督主体和医疗机构之间应建立良好的沟通渠道，及时解答疑问，共同商讨解决方案。双方应保持积极合作的态度，共同推动问题的解决和整改工作的顺利进行。

（四）效果评估与总结

在建立反馈机制后，对其效果进行评估和总结是必要的。通过定期开展绩效评估和召开经验交流会议等方式，可以评估反馈机制的实际效果，及时纠正不足，提高机制的有效性和可操作性。

监督主体可以制定相应的评估指标和评价体系，对反馈机制的运行情况进行定量和定性的评估。例如，可以评估医疗机构整改问题的及时性和有效性，评估员工和利益相关方对反馈机制的满意度和参与度等。通过绩效评估，可以客观地了解反馈机制的实际效果，并及时发现存在的问题和不足之处。

监督主体可以定期召集医疗机构的代表、专家学者和相关人员，就反馈机制的运行情况进行深入讨论和经验分享。会议可以围绕反馈的收集、分析、整改等环节展开，总结成功案例和教训，探讨进一步完善反馈机制的思路和方向。通过经验交流，可以促进各方之间的互动和学习，提高反馈机制的效果和质量。

第四节　内外部沟通与协调机制

内外部沟通与协调机制涉及国有企业医疗机构内部不同层级和职能之间的沟通与协作，以及与外部相关利益方之间的沟通与协调。有效的内外部沟通与协调机制可以提高工作效率，优化资源配置，加强风险预警和防控能力，确保医疗机构人力合规风险得到有效管理。

一、内部沟通与协调机制

（一）管理层沟通与协调

国有企业医疗机构的管理层在内部沟通与协调中需要建立良好的沟通渠道和机制，以确保信息的顺畅流动，工作计划和目标的明确传达，并通过有效的沟通手段与下属部门进行交流和协作。

管理层可以定期召开会议来促进内部沟通与协调。这些会议应该设立明确的议程，涵盖重要的决策事项、工作进展报告以及团队成员之间的经验分享等内容。通过会议，管理层可以与各部门负责人面对面地交流，听取意见和建议，并及时解决可能存在的问题。

管理层还应制定明确的工作计划和目标，并将其传达给下属部门。这样可以确保各部门在工作中保持一致的方向和目标，减少摩擦和冲突的发生。同时，管理层应该与各部门保持紧密联系，了解工作进展和遇到的困难，及时提供支持和指导，确保工作按时高效地完成。

管理层还应注重激励和培训员工，提高他们的沟通能力和团队合作意识。可以通过开展培训课程、组织团队建设活动等方式，帮助员工提升沟通技巧、学习解决冲突的方法，并培养团队合作精神。这样可以增强员工之间的互信和协作，推动整个医疗机构的内部沟通与协调。

（二）部门间沟通与协调

建立跨部门工作小组或委员会是一种有效的方式。这些小组或委员会可以由各个部门的代表组成，定期召开会议，分享信息和经验，并解决可能存在的问题。通过这样的沟通平台，不同部门之间可以了解彼此的工作内容、进展情况以及存在的困难，从而更好地进行协作和配合。

内部邮件和内部网站等内部通信工具也是加强部门间沟通和信息交流的重要手段。通过建立统一的内部邮件系统或内部网站，可以方便部门之间进行即时沟通和信息共享。各个部门可以通过邮件或网站发布工作动态、交流问题和解决方案，促进信息流通和知识共享。

定期举办部门间的联席会议也是一种有效的沟通与协调方式。这样的会议可以邀请各个部门的负责人和关键人员参加，共同讨论重要事项、协商解决方案，并确保各个部门在工作中保持一致的方向和目标。会议可以定期召开，也可以根据需要临时召开，以便及时解决可能存在的问题和难题。

（三）员工沟通与协作

在国有企业医疗机构中，定期组织团队建设活动可以有效提高员工之间的沟通和协作能力。这些活动可以包括团队拓展训练、团队合作游戏等，通过互动和合作的方式，增强员工之间的信任感和团队意识。还可以组织员工参加社交活动，如聚餐、运动比赛等，营造轻松愉快的氛围，促进员工之间的交流与互动。

开展针对员工沟通与协作的培训课程也是必要的。通过培训，可以提高员工的沟通技巧、解决冲突的能力，以及团队合作意识。培训可以涵盖有效沟通的基本原则、良好的听取和表达技巧，以及如何在团队中合作共事。通过培训，员工可以提升沟通效果，减少误解和冲突，并更好地协同工作。

利用内部通信工具和社交媒体平台也是促进员工之间交流与互动的有效方式。可以建立内部通讯群或论坛，方便员工之间即时沟通和信息共享。还可以利用企业内部社交媒体平台，鼓励员工分享工作经验、提出问题和解决方案，促进知识的共享和合作。

二、外部沟通与协调机制

（一）政府部门沟通与协调

建立定期的沟通渠道是必要的。国有企业医疗机构可以派出专人负责与政府部门进行联系，并建立稳定的沟通渠道。这些沟通渠道可以包括电话、邮件、会议等方式，用于了解和遵守相关法律法规，及时报告相关情况，以及咨询和解决问题。通过建立稳定的沟通渠道，可以保持与政府部门的密切联系，及时获得政策信息和指导意见。

参加相关会议和培训也是一种促进与政府部门沟通与协调的方式。国有企业医疗机构可以派出代表参加政府部门组织的会议和培训活动，了解最新的政策法规和行业动态，同时，也可以通过会议与政府官员面对面交流，提出问题和解决方案。通过参加会议和培训，可以加深与政府部门的互动和合作，更好地了解并遵守相关要求。

（二）行业协会与组织沟通与协调

参加行业活动和研讨会是促进与行业协会和组织沟通与协调的有效方式。这些活动通常由行业协会和组织组织，旨在提供一个平台，使各个企业能够互相交流和学习。国有企业医疗机构可以派出代表参加这些活动，了解最新的行业发展动态、政策法规变化，同时也可以通过演讲或分享经验的形式，向其他企业展示自己的做法和成果。

与行业协会和组织的沟通与协调还可以通过参与行业研究、编制行业标准等方式来实现。国有企业医疗机构可以积极参与行业相关的研究项目，为行业发展提供专业的意见和建议。也可以参与行业标准的制定过程，共同推动行业的规范化和标准化。

第十二章　国有企业医疗机构人力合规风险防控的信息化建设

第一节　人力合规风险防控信息系统的建设和运行

为了更好地管理和监控人力合规风险，国有企业医疗机构需要进行信息化建设，并建立相应的人力合规风险防控信息系统。

一、人力合规风险防控信息系统的定义与目标

人力合规风险防控信息系统是指通过信息技术手段，对国有企业医疗机构的人力合规风险进行监测、分析、评估和预警，并采取相应的防控措施，以保障医疗机构的合规经营和稳定发展。其主要目标包括：

（一）实现全面覆盖

人力合规风险防控信息系统的目标是实现全面覆盖，将人力合规风险防控工作贯穿于整个医疗机构的运营过程，确保所有环节都能得到有效监控和管理。

在国有企业医疗机构中，人力合规风险防控是一项重要的任务，旨在确保医疗机构的合规经营和稳定发展。而信息化建设和运行则是实现这一目标的关键。通过建立人力合规风险防控信息系统，可以实现以下方面的全面覆盖。

人力合规风险防控信息系统可以覆盖医疗机构的各个部门和岗位。无论是人事部门、财务部门还是临床科室，每个部门和岗位都涉及人力合规风险，需要进行有效的监控和管理。信息系统可以提供相应的功能模块，使得各个部门和岗位能够在系统中记录和处理相关的信息，实现全员参与和全过程管理。

人力合规风险防控信息系统可以覆盖医疗机构的各个环节和流程。从招聘、培训到绩效考核，从合规政策制定到风险评估，每个环节都需要进行人力合规风险的监控和管理。通过信息系统，可以对每个环节进行记录和跟踪，及时发现问题并采取相应的防控措施，确保合规风险得到有效管理。

人力合规风险防控信息系统还可以覆盖医疗机构与外部合作伙伴的关系。医疗机构

在与供应商、合作医生等外部合作伙伴进行合作时，也面临着一定的合规风险。通过信息系统，可以建立相应的合作伙伴管理模块，对合作伙伴的合规情况进行监控和评估，确保合作关系的合规性和稳定性。

最后，人力合规风险防控信息系统还可以覆盖医疗机构的整体运营过程。通过信息系统，可以实现各类数据的快速采集、整理和分析，提高工作效率，降低人力成本。同时，系统还可以建立风险指标体系和模型，对潜在风险进行实时监测和预警，帮助管理层做出合理决策，提高整体合规管理水平。

（二）提高效率

在国有企业医疗机构中，人力合规风险防控需要处理大量的数据和信息。传统的手工方式往往耗时费力，容易出现错误和遗漏，而信息化建设和运行则可以极大地提升工作效率。

信息化手段能够实现数据的快速采集。通过人力合规风险防控信息系统，可以建立各类数据的采集渠道，包括员工档案、培训记录、合规政策等。这些数据可以通过系统直接录入或者与其他系统进行数据对接，实现自动化的数据采集，大大减少了人工收集数据的时间和精力成本。

信息化手段可以实现数据的快速整理和归类。采集到的数据可以通过系统进行自动整理和归类，形成清晰、有序的数据结构。相比手工整理，信息化系统能够更加高效地对数据进行分类、排序和筛选，提供给用户更便捷的数据查询和分析功能。

信息化手段还可以实现数据的快速分析。人力合规风险防控信息系统可以配备强大的数据分析工具和技术，通过对采集到的数据进行深入分析和挖掘，帮助用户发现隐藏的合规风险，并制定相应的防控策略。这种自动化的数据分析过程，不仅提高了分析效率，还减少了主观因素对分析结果的影响，提高了决策的科学性和准确性。

信息化手段还能够减少重复劳动和纠错成本。通过系统自动化的功能，可以避免重复录入和处理同一份数据的情况，避免出现数据不一致和错误的问题。系统也可以提供合理的数据验证机制，避免因数据错误导致的合规风险和损失，进一步降低了人力成本和工作风险。

（三）加强监控与预警

在国有企业医疗机构中，人力合规风险是一个常态存在的问题。为了有效地防范和控制这些风险，需要建立一套科学、全面的监控与预警机制。而信息化建设和运行则为实现这一目标提供了有力支持，具体表现如下。

人力合规风险防控信息系统可以建立风险指标体系。通过分析和评估历史数据和实践经验，可以确定一系列反映人力合规风险的关键指标。这些指标可以包括员工违规行为频率、培训合规率、合规政策执行情况等。建立风险指标体系有助于形成系统性的风险监控框架，明确要关注的重点领域和指标，为后续的风险预警提供依据。

人力合规风险防控信息系统可以建立风险模型。基于建立的风险指标体系，可以利用数据分析工具和技术手段，构建风险模型。通过对历史数据的学习和训练，模型能够识别出不同指标之间的关联性和趋势，预测可能存在的合规风险。这样就可以在风险发生之前进行预警，提前采取相应的应对措施，防止风险进一步扩大。

人力合规风险防控信息系统可以实现实时监测与预警。通过系统收集和整理的数据，可以进行实时监测和分析，及时发现潜在的合规风险。当系统检测到某些指标超过预设的阈值或者出现异常情况时，系统会自动发出预警信号，通知相关责任人进行处理。这样可以使管理层和相关人员能够更加及时地了解风险状况，并采取相应的措施进行干预和纠正。

人力合规风险防控信息系统还可以提供决策支持功能。通过系统提供的数据分析和报表功能，管理层可以获得全面、准确的风险信息，辅助决策制定。系统可以生成各类报表和图表，展示风险状况、趋势变化等关键信息，帮助管理层进行全面的风险评估和决策分析，提供决策的科学性和依据性。

（四）加强沟通与协同

在国有企业医疗机构中，各个部门和岗位都涉及人力合规风险的监控和管理。为了有效地进行合规工作，各部门之间需要进行信息共享、交流和协作。而信息化建设和运行则可以提供支持，具体表现如下。

人力合规风险防控信息系统可以实现信息的共享和传递。通过系统的建立，不同部门之间可以将相关的数据和信息存储在统一的平台上，并设定相应的权限，实现信息的共享与传递。例如，人事部门可以将员工档案和培训记录共享给其他部门，财务部门可以将合规相关的财务数据共享给审计部门。这样，不同部门之间可以更加便捷地获取和共享信息，减少信息孤岛和信息壁垒的存在，提高工作效率和准确性。

人力合规风险防控信息系统可以促进部门之间的协作与协调。通过系统的建立，不同部门可以在系统中进行协作，共同参与人力合规风险的管理和防控。系统可以提供协作功能，例如任务分配、工作流程管理等，帮助不同部门之间进行协同工作。例如，风险评估部门可以将评估结果和建议发送给培训部门，培训部门可以根据评估结果制定相应的培训计划，并在系统中跟踪执行情况。这样，各个部门之间可以更加紧密地协作，形成合力，共同推进人力合规风险的防控工作。

人力合规风险防控信息系统还可以提供实时沟通和反馈机制。通过系统内置的消息和通知功能，可以实现实时的沟通和反馈。不同部门之间可以通过系统发送消息、留言等方式进行沟通，及时解决问题和交流意见。同时，系统也可以提供反馈机制，接收用户的建议和反馈，帮助改进系统的功能和性能。

最后，人力合规风险防控信息系统可以为整体合规管理提供全面的数据支持。各部门通过系统的使用，可以产生大量的数据和信息，这些数据可以用于综合分析和决策制定。管理层可以通过系统提供的报表和分析功能，获得全面、准确的合规数据，进行整体风险评估和决策分析。这样，不同部门之间的沟通和协作更加依靠数据为基础，增强了合规管理的科学性和准确性。

二、人力合规风险防控信息系统的建设要点

（一）系统需求分析

根据国有企业医疗机构的特点和实际需求，明确人力合规风险防控信息系统的功能模块和技术要求，以满足合规管理的需要。

在进行系统需求分析时，需要考虑以下几个方面。

1.人员管理模块

该模块应包括员工档案管理、岗位权限管理、薪酬福利管理等功能。员工档案管理涉及员工基本信息、合同管理、培训记录等内容，可以实现员工信息的维护和查询。岗位权限管理可以根据不同岗位的职责和权限，设定相应的权限限制，确保信息的安全性和保密性。薪酬福利管理涉及工资核算、福利发放等，可与财务系统进行对接，提高工资福利管理的效率和准确性。

2.合规政策管理模块

该模块应包括合规政策的制定、发布、执行和更新等功能。通过系统，可以将合规政策进行统一管理，包括政策的制定流程、审批流程、发布渠道等。同时，还可以设定政策的执行标准和期限，对政策的执行情况进行监控和评估。系统还可以提供政策更新的通知和提醒，确保合规政策的及时更新和落地。

3.培训管理模块

该模块应包括培训计划制定、培训资源管理、培训记录和考核等功能。通过系统，可以制定全面的培训计划，包括培训内容、培训方式、培训对象等，实现培训资源的统一管理和调度。培训记录和考核功能可以记录员工的培训情况和成绩，并与绩效考核等相关模块进行关联，综合评估员工的合规能力和表现。

4.风险评估与预警模块

该模块应包括风险指标体系的建立、数据采集和分析、风险评估报告和预警机制等功能。系统可以根据建立的风险指标体系，设定相应的风险指标和阈值，对采集到的数据进行实时监测和分析。通过风险评估报告和预警机制，可以向相关责任人发送预警信息，提醒其关注潜在的合规风险，并及时采取相应的应对措施。

（二）数据采集与整理

为确保各类数据的准确性和及时性，需要建立数据采集渠道，并对采集到的数据进行整理和归类，以便后续的分析和利用。

数据采集是人力合规风险防控信息系统中至关重要的一环。为了获取准确、完整的数据，需要建立多样化的数据采集渠道，包括但不限于以下几个方面。

1.内部数据采集渠道

可以通过系统内置的表单、界面等方式，要求员工或相关人员输入和提交相应的数据。例如，在员工入职时，可以设置电子表单，要求员工填写基本信息、合同条款等。在培训过程中，可以通过在线学习平台记录员工的培训情况和成绩。这些内部数据采集渠道能够确保数据的准确性和及时性，提供可靠的数据基础。

2.外部数据采集渠道

除了内部数据，还需要从外部渠道获取相关数据，例如政府部门发布的法律法规、政策文件，行业协会发布的行业标准等。可以通过与相关机构建立数据对接机制，实现数据的自动获取和同步更新。这样可以确保系统中的数据与外部环境保持一致，并及时获取最新的合规信息。

还可以考虑其他数据采集方式，如扫描文档、自动化数据导入等，以便更加高效地获取相关数据。

在进行数据采集后，需要对采集到的数据进行整理和归类，以便后续的分析和利用。具体来说，可以进行以下几个方面的工作。

1.数据整理

将采集到的数据按照一定的分类标准进行整理和归档。可以根据数据的性质、来源或业务流程等进行分类，确保数据的有序性和易于管理。例如，将员工档案按照岗位、部门进行归类，将培训记录按照时间、培训类型进行整理。

2.数据清洗

对采集到的数据进行清洗和筛选，剔除重复、错误或无效的数据。可以使用数据清洗工具或编写相应的数据清洗规则，自动或手动地对数据进行清洗和校验，提高数据的质量和准确性。

3.数据标准化

对采集到的数据进行统一的标准化处理，使得不同来源、不同格式的数据能够在系统中进行有效的比较和分析。可以建立统一的数据字典，规范各类数据的命名、格式和单位等，确保数据的一致性和可比性。

（三）数据分析与挖掘

通过使用数据分析工具和技术手段，对采集到的数据进行深入分析和挖掘，以发现隐藏的合规风险，并制定相应的防控措施。

数据分析与挖掘可以帮助国有企业医疗机构更好地理解和把握合规风险的特征和趋势。在进行数据分析与挖掘时，可以考虑以下几个方面。

1.使用合适的数据分析工具和技术

根据实际需要，选择适合的数据分析工具和技术，例如统计分析软件、数据挖掘算法、机器学习模型等。这些工具和技术能够对大量数据进行快速处理和分析，提取出有价值的信息。

2.进行数据清洗和预处理

在进行数据分析前，需要对采集到的数据进行清洗和预处理，剔除异常值、缺失值等干扰因素，并进行数据归一化或标准化，以确保数据的质量和可靠性。这样可以为后续的分析提供准确的数据基础。

3.进行数据探索性分析

通过探索性数据分析，对数据进行可视化和统计描述，发现数据中的规律、趋势或异常情况。可以使用图表、统计指标等方法，对数据进行可视化展示和摘要描述，以更好地理解数据的特征和分布情况。

4.应用数据挖掘技术

利用数据挖掘技术，如聚类分析、分类算法、关联规则挖掘等，挖掘数据中隐藏的合规风险特征和规律。通过这些技术，可以发现不同变量之间的关系，识别出潜在的风险因素，为制定相应的防控措施提供依据。

5.运用机器学习模型

通过建立合适的机器学习模型，利用历史数据进行训练和学习，预测未来可能的合规风险，并为管理层提供决策支持。例如，可以使用分类模型预测员工违规行为的可能性，以便采取相应的预防和监管措施。

6.制定相应的防控措施

根据数据分析和挖掘的结果，明确合规风险的类型、程度和影响因素，并制定相应的防控策略和措施。这些策略和措施可以涉及培训改进、流程优化、监管加强等方面，旨在减少合规风险的发生和影响。

（四）预警与决策支持

基于建立的风险指标体系和模型，系统应建立相应的预警机制，并提供决策支持的功能，以帮助管理层及时做出合理的决策。

预警与决策支持可以帮助国有企业医疗机构及时发现潜在的合规风险，并采取相应的防控措施。在进行预警与决策支持时，可以考虑以下几个方面。

1.建立风险指标体系和模型

根据实际情况和需求，确定一套科学、全面的风险指标体系，涵盖各个关键领域和指标。这些指标可以包括员工违规行为频率、合规政策执行情况、培训合格率等。还需要建立相应的风险模型，通过对历史数据的学习和训练，识别出不同指标之间的关联性和趋势，以预测可能存在的合规风险。

2.建立预警机制

基于建立的风险指标体系和模型，建立预警机制。当系统检测到某些指标超过预设的阈值或者出现异常情况时，系统会自动发出预警信号，并通知相关责任人进行处理。预警可以通过多种方式实现，如系统内部消息、邮件、短信等，以确保信息的及时传达和响应。

3.提供决策支持功能

系统应提供丰富的数据分析和报表功能，以支持管理层进行合规风险的评估和决策。通过系统生成的报表和图表，管理层可以获得全面、准确的合规数据，并进行趋势分析和比较分析。系统还可以提供灵活的查询和筛选功能，帮助管理层快速定位问题和识别重点领域。这样，管理层可以根据系统提供的决策支持，做出科学、全面的决策，制定相应的防控措施。

4.建立预警响应流程

系统应设定明确的预警响应流程，包括预警的接收、分析、回应和跟进。相关责任人需要及时接收到预警信息，并对预警进行分析和评估。在确定预警的严重程度和紧急性后，需要采取相应的回应措施，例如制定应对方案、调整培训计划、加强监管等。还需要进行预警的跟进和追踪，以确保问题得到有效解决和防范。

5.持续优化与改进

建立预警与决策支持机制不是一次性的工作，而是一个持续优化和改进的过程。系统应不断根据实际情况和需求进行更新和改善，包括风险指标的调整、模型的优化、预警机制的完善等，以提高预警的准确性和有效性。

（五）安全保障与权限控制

为确保系统的安全性和可靠性，需要建立相应的安全保障措施和权限控制机制，以防止信息泄露和滥用。

1.建立系统的安全策略和控制措施

根据国有企业医疗机构的需求和实际情况，制定系统的安全策略和控制措施。这包括物理安全、网络安全、数据安全等方面的措施。例如，加强服务器和数据库的物理安全，确保未经授权的人员无法接触到关键设备和数据；采取防火墙、入侵检测系统等网络安全技术，防止未经授权的访问和攻击；对数据进行加密和备份，以保证数据的完整性和可用性。

2.建立权限控制机制

通过权限控制机制，对不同角色的用户进行权限限制，确保用户只能访问和操作其所需的数据和功能。可以根据岗位、部门、职责等因素，设定相应的权限级别和范围。例如，一般员工只能查看自己的档案和培训记录，而管理人员可以查看全体员工的数据，并进行相应的管理操作。权限控制机制还应具备灵活性，允许管理员对权限进行调整和变更，以适应组织结构的变化和业务需求的变动。

3.加强用户身份验证和访问控制

为了确保系统的安全性，需要采取有效的用户身份验证和访问控制措施。例如，使用用户名和密码的方式进行身份验证，或者采用更加安全的双因素身份验证方式；在系统中设定登录失败次数限制，防止暴力破解；对于敏感数据和功能，可以采用特殊的访问控制策略，如审批流程、审计日志等。

4.加强员工的安全意识和培训

除了技术层面的安全措施，还需要加强员工的安全意识和培训。通过定期的安全培训和教育，提高员工对信息安全的重视和认识，防止因员工的疏忽和不当行为导致的安全漏洞。

（六）系统运维与更新

为确保系统的稳定性和性能，需要定期对系统进行维护和更新，修复漏洞，提升系统的稳定性和性能。

1.定期进行系统维护

系统维护包括硬件设备的检查、数据库的优化、系统文件的清理等。定期检查服务器和网络设备的状态，确保其正常运行并及时发现问题；对数据库进行性能优化，清理无效数据，提高数据查询和存储的效率；定期清理系统文件，删除过期日志和临时文件，释放存储空间。

2.及时修复系统漏洞和安全问题

随着技术的发展，系统可能存在各种漏洞和安全问题。为了保证系统的安全性，需要及时跟踪和了解相关的漏洞和安全威胁，并及时进行修复和补丁更新。可以通过订阅安全公告、参加安全论坛等方式获取最新的漏洞信息，并根据供应商提供的补丁和解决方案进行更新和修复。

3.规划系统的升级和更新

随着业务的发展和需求的变化，系统可能需要进行功能升级和更新。在规划系统升级和更新时，需要充分考虑业务需求和技术趋势，确保系统能够满足未来的需求。可以根据实际情况制定相应的升级计划，包括功能改进、界面优化、性能提升等方面的内容。

4.进行系统备份与恢复

定期进行系统数据的备份，以防止数据丢失或损坏的情况发生。备份数据应存储在安全可靠的地方，并进行定期检查和测试，确保备份数据的完整性和可用性。还应建立相应的恢复机制，以便在系统故障或数据丢失时能够及时恢复系统和数据。

5.建立系统监控和日志记录

通过建立系统监控和日志记录机制，可以实时监测系统的运行状态和性能指标，及时发现异常情况并进行处理。可以采用监控工具对系统各个组件进行监控，收集关键指标并生成报警。同时，建立日志记录机制，记录系统的操作日志、错误日志等，以便追踪问题和进行故障排除。

三、人力合规风险防控信息系统的运行机制

（一）系统培训与推广

通过对医疗机构的工作人员进行系统使用培训，提高他们的信息化素养和操作能力。通过内部宣传和推广活动，增强系统的认知度和接受度。

系统培训是确保系统正常使用和发挥效益的重要环节。在进行系统培训时，可以考虑以下几个方面。

1.确定培训内容和对象

根据系统的功能模块和应用场景，确定培训的内容和范围。培训内容可以包括系统的基本操作、数据录入和查询、报表生成和分析等。同时，需要确定培训的对象，例如管理人员、操作人员、系统管理员等，以针对不同岗位和角色的人员提供相应的培训。

2.选择适当的培训方式和形式

根据实际情况和需求，选择适合的培训方式和形式。可以采用集中培训、在线培训、现场辅导等多种方式。还可以利用培训视频、操作手册等辅助材料，帮助学员更好地理解和掌握系统的使用方法和技巧。

3.组织专业的培训师资力量

确保培训的质量和效果，需要组织专业的培训师资力量。培训师应具备系统的专业知识和操作经验，能够针对不同层次和需求的学员提供个性化的培训服务。他们应具备良好的沟通和教学能力，能够清晰地传达培训内容，解答学员的问题，并引导学员进行实际操作和练习。

4.开展内部宣传和推广活动

为了增强系统的认知度和接受度，需要开展内部宣传和推广活动。可以通过组织系统介绍会、发布宣传材料、举办培训研讨会等方式，向全体员工宣传系统的功能和优势。还可以邀请系统的成功案例分享和用户体验分享，以增加用户对系统的信任和认可。

5.建立持续的培训机制和反馈机制

培训工作应是一个持续的过程。建立定期的培训计划，定期对新员工和现有员工进行培训，以更新他们的知识和技能。同时，建立反馈机制，及时收集用户的意见和建议，以便优化培训内容和方式。

（二）风险监测与评估

根据系统收集到的数据，对人力合规风险进行实时监测和评估，以便及时发现和解决问题。

1.建立风险指标体系和预警机制

根据实际情况和需求，建立科学、全面的风险指标体系，涵盖不同领域和指标。这些指标可以包括员工违规行为频率、合规政策执行情况、培训合格率等。同时，根据风险指标的设定，建立相应的预警机制。当系统检测到某些指标超过预设的阈值或者出现异常情况时，系统会自动发出预警信号，并通知相关责任人进行处理。

2.实时监测合规风险

通过系统收集到的数据，对合规风险进行实时监测。可以利用系统内置的数据分析工具和技术，对数据进行实时分析和挖掘，识别出潜在的合规风险。例如，对员工违规行为进行监测，通过数据分析和模式识别，发现异常行为并及时采取相应的防控措施。

3.定期进行风险评估

除了实时监测，还需要定期进行风险评估。可以根据设定的风险指标体系，定期收集和整理相关数据，并进行综合分析和评估。通过风险评估，可以了解各项风险指标的变化趋势和程度，确定哪些风险是较高优先级的，以便采取相应的防控措施。

4.建立风险报告和预警机制

基于风险监测和评估的结果，系统应能够生成风险报告和预警信息。风险报告可以向管理层提供全面、准确的合规风险情况，包括风险趋势、风险等级、风险影响因素等。预警信息可以及时通知相关责任人，提醒他们关注潜在的合规风险，并采取相应的应对措施。

（三）绩效考核与改进

通过系统对人力合规风险防控的全面监测和评估，对相关部门和个人进行绩效考核，并及时改进和完善工作流程。

1.建立绩效考核指标体系

根据人力合规风险防控的目标和要求，建立相应的绩效考核指标体系。这些指标可以包括合规政策执行情况、培训合格率、风险事件处理效果等。绩效考核指标应具备可量化和可衡量性，能够客观地反映各个部门和个人在人力合规风险防控中的表现。

2.进行绩效考核和评估

根据绩效考核指标体系，定期对相关部门和个人进行绩效考核和评估。可以利用系统收集到的数据进行分析和比较，评估各个部门和个人的绩效水平。通过绩效考核，可以识别出优秀的绩效表现和改进空间，并为后续的改进和提升提供依据。

3.制定改进措施和计划

根据绩效考核的结果，制定相应的改进措施和计划。针对存在不足和问题的部门或个人，制定具体的改进目标和行动计划。这些改进措施可以涉及流程优化、培训改进、监管加强等方面，旨在提高人力合规风险防控的效果和水平。

4.推动改进措施的实施

改进措施的实施需要有明确的责任人和时间节点。相关部门和个人应积极参与改进工作，落实改进计划，并持续跟踪改进的效果。还可以利用系统内部通知、会议等方式，加强改进成果的宣传和分享，促进改进经验的复制和推广。

5.持续监测和评估改进效果

需要建立持续的监测和评估机制，对改进效果进行跟踪和评估。通过数据的收集和分析，了解改进措施的有效性和改进目标的实现程度。根据评估结果，及时调整和优化改进措施，以提高人力合规风险防控的效果和绩效水平。

第二节 人力合规风险防控数据的收集和分析

一、人力合规风险防控数据的收集

人力合规风险防控数据的收集是人力合规工作的基础，只有准确、全面地收集到相关数据，才能对人力合规风险进行有效的预测和控制。信息化建设为数据的收集提供了便利和高效性。

（一）数据源的多样性

信息化建设的发展为人力合规风险防控数据的收集提供了更多样化的数据源。在国有企业医疗机构中，通过内部系统、员工档案和考勤系统等多个渠道收集数据，可以全面了解员工的相关信息和工作情况，为风险预警和防控提供更充分的依据。

内部系统是一个重要的数据源。国有企业医疗机构通常会建立自己的信息系统，包括人事管理系统、财务管理系统等。这些系统中存储着大量关于员工的基本信息、岗位职责、薪酬福利等数据。通过对这些数据的收集和整理，可以对员工进行分类和归档，了解不同群体的人力合规风险情况。

员工档案也是重要的数据来源之一。员工档案中记录了员工的详细信息，包括个人资料、教育背景、工作经历、职称聘任等。通过对员工档案的电子化管理和数据提取，可以快速获取员工的相关信息，为人力合规风险的识别和防范提供依据。

考勤系统也是收集数据的重要途径。通过与考勤系统的对接，可以实时获取员工的考勤记录、请假情况等数据。这些数据能够反映员工的工作纪律和出勤状况，从而帮助发现潜在的人力合规风险，例如违规加班、旷工等。

（二）自动化数据收集

信息化建设的进展使得人力合规风险防控数据的自动化收集成为可能。在国有企业医疗机构中，通过与考勤系统的对接等方式，可以实现员工相关数据的自动收集，从而减少了烦琐的人工操作和降低错误率。

与考勤系统的对接是一种常见的自动化数据收集方式。通过与考勤系统的连接，可以实时获取员工的考勤记录、请假情况等数据，无须手动录入。这样不仅提高了数据收集的效率，也减少了因为人工录入而带来的错误和遗漏。

还可以利用其他内部系统的自动化功能来收集数据。例如，在人事管理系统中，可以设置规则和逻辑，自动收集和整理员工的基本信息、薪酬福利等数据。这样可以确保数据的准确性和完整性，并且减少了人工干预所带来的潜在错误。

还可以利用各类传感器和设备进行数据的自动采集。例如，在医院的护士站或手术室安装感应器，可以实时监测和记录医务人员的活动情况，如操作时间、工作强度等。这些数据可以帮助分析工作负荷、风险因素等，为人力合规风险防控提供更准确的依据。

（三）数据质量的提升

信息化建设的发展为人力合规风险防控数据的质量提升提供了有力支持。在国有企业医疗机构中，通过设置合理的规则和逻辑以及实时监测和异常检测，信息化系统可以对数据进行有效的校验和筛选，从而提高数据的质量。

通过设置合理的规则和逻辑来约束数据的录入和处理过程。例如，在系统中设定数据格式、范围和必填项等规则，确保数据的一致性和准确性。还可以制定数据录入和修改的权限和审批流程，避免非授权人员对数据进行随意操作。

信息化系统可以实时监测和异常检测数据的完整性和准确性。通过建立数据监控机制，系统可以对数据进行实时的监测和分析，识别出可能存在的错误和异常情况。例如，系统可以检测重复数据、缺失数据、不合理数据等，并及时发出警示，提醒相关人员进行核查和修正。

信息化系统还可以应用数据清洗和数据挖掘技术来提升数据的质量。数据清洗可以通过自动化的方式对数据进行清理、去重和修复，消除数据中的错误和冗余。数据挖掘技术可以通过对数据的分析和挖掘，发现潜在的规律和异常情况，帮助识别和纠正数据质量问题。

二、人力合规风险防控数据的分析

人力合规风险防控数据的收集只是第一步，真正发挥作用的是对数据的分析和利用。信息化建设为数据的分析提供了强大的支持和工具，使得人力合规风险的预测和防控更加科学和高效。

（一）数据挖掘和模型建立

信息化建设的进展使得人力合规风险防控数据的分析更加科学和高效。在国有企业医疗机构中，通过应用数据挖掘技术，可以挖掘潜在的风险因素和规律，并基于此建立相应的风险预测模型，为人力合规风险的预测和防控提供依据。

数据挖掘技术可以帮助发现潜在的风险因素和规律。通过对大量的历史数据进行分析和挖掘，可以识别出与人力合规风险相关的特征和趋势。例如，可以通过分析员工的考勤记录、投诉举报情况、违规行为等数据，找出与违规风险密切相关的因素，并了解其规律和变化趋势。

基于数据挖掘的结果，可以建立相应的风险预测模型。通过利用历史数据进行模型训练和优化，可以预测出未来可能出现的人力合规风险。这样可以提前采取相应的措施进行防范和化解，减少风险的发生和影响。例如，可以建立风险评估模型，根据员工的个人特征和工作情况，预测其违规风险程度，并制定相应的管理措施。

数据挖掘技术还可以用于异常检测和预警。通过对实时数据的监测和分析，可以及时发现与正常情况不符的异常情况，例如员工的异常行为、考勤异常等。这样可以快速发出预警信号，引起管理者的重视和及时处理，防止风险进一步扩大。

（二）实时监控和预警

信息化建设的发展为人力合规风险防控数据的实时监控和预警提供了有力支持。在国有企业医疗机构中，通过与各类系统的对接，可以实时获取和分析员工的相关数据，并根据设定的预警指标和规则进行实时监控和预警。

通过与投诉举报系统的对接，可以实时获取员工的投诉举报情况。系统可以根据设定的预警指标和规则，监测投诉举报数量的增长趋势、投诉类型的变化等，并在达到预警阈值时发送预警信息。这样可以快速识别和应对潜在的人力合规风险，保护员工权益和医疗机构声誉。

还可以利用其他内部系统的数据进行实时监控和预警。例如，通过与人事管理系统的对接，可以实时获取员工的晋升、聘任等信息，监测是否存在违规的人事操作。同时，通过与财务管理系统的对接，可以实时获取员工的报销、福利发放等信息，及时发现可能存在的财务风险。

（三）决策支持和优化

信息化建设在人力合规风险防控中的决策支持和优化方面发挥着重要作用。通过对数据的分析和比较，信息化系统可以为管理者提供科学的依据和支持，评估不同策略的效果和成本，并提供决策建议。

通过对历史数据和实时数据的分析，信息化系统可以揭示潜在的人力合规风险和趋势。通过对风险因素、违规行为和投诉举报等数据的分析，系统可以识别出影响风险程度的关键因素，帮助管理者了解风险的来源和演变规律。基于这些分析结果，管理者可以制定相应的决策和措施来防范和化解风险。

信息化系统可以进行多个策略的比较和评估。通过模拟和分析不同策略的效果和成本，系统可以为管理者提供决策建议。例如，针对某一类人力合规风险，可以设计多种预防和控制措施，并通过数据模拟和分析来评估每种策略的效果和成本。这样可以帮助管理者选择最佳的策略，并有效地配置资源。

信息化建设还可以优化人力合规风险防控的流程和措施。通过对工作流程的分析和改进，系统可以提供更高效和精确的工作方式。例如，通过自动化的数据收集和分析，减少了烦琐的手工操作和纸质文件的使用，提高了工作效率。同时系统可以根据数据分析结果提出改进建议，帮助管理者优化风险防控策略和措施，提高工作的效果和准确性。

第三节 人力合规风险防控信息化对国有企业医疗机构的影响和效益

随着社会经济的发展和人民生活水平的提高，人们对医疗服务的需求也越来越高。作为国家重要的公共福利领域，国有企业医疗机构承担着保障员工身体健康和提供优质医疗服务的重要责任。然而，由于管理体制、人员素质等因素的限制，国有企业医疗机构在人力合规风险防控方面存在一定的挑战和问题。

一、信息化带来的便捷与效率提升

在国有企业医疗机构中，传统的人力合规风险防控工作主要依赖于人工操作和纸质文件。这种方式不仅工作量大、效率低下，而且容易出错，难以满足现代企业管理对于效率和准确性的要求。随着信息技术的飞速发展，人力合规风险防控的信息化已成为必然趋势。信息化手段的应用不仅改变了传统的工作方式，还为企业带来了便捷和效率的大幅提升。

（一）实现集中管理和快速检索

随着信息技术的深入应用，国有企业医疗机构已经能够通过人力合规风险防控信息系统，将原本分散在各部门和岗位的相关信息资源进行高效整合，构建了一个集中、统一的信息管理平台。这样的平台不仅极大地方便了企业内部对人力合规风险防控信息的统一管理，而且显著提升了信息的检索效率。

现在，无论是企业的管理层还是基层员工，只要通过授权，即可随时通过系统快速检索到所需的各类信息，如员工的基本信息、培训记录、考核情况等。这不仅大大提高了工作效率，同时也有效地避免了传统纸质档案管理中可能出现的遗失、损坏和浪费等问题。

更为重要的是，信息化系统实现了信息的实时更新和共享。这意味着，一旦有新的合规风险信息产生或发生变化，系统能够立即进行更新，并确保所有相关部门和人员都能够及时获取到最新的信息。这不仅保证了信息的时效性，也为企业制定更为准确和有效的风险防控策略提供了有力支持。

（二）提高工作效率

在传统的人力合规风险防控工作中，员工往往需要投入大量的时间和精力来整理、归档和审查大量的纸质文件。这样的工作流程不仅烦琐且易出错，还占用了大量的人力资源，限制了工作效率的提升。

然而，随着信息化手段的应用，这一局面得到了根本性的改变。通过自动化处理，许多原本需要人工完成的工作现在可以由计算机高效完成。例如，利用自动化扫描和识别技术，我们可以将大量的纸质文件迅速转换为电子文档，并且这些电子文档还能够被自动分类和归档，极大地减轻了员工的工作压力。

信息化手段还能够实现审批流程的自动化和简化。在传统的审批流程中，文件需要经过多道人工环节，耗时且易出错。而现在，通过信息化系统，我们可以将审批流程数字化、自动化，大大提高了审批效率和准确性。

信息化系统还能够提供实时数据分析和报告功能，帮助企业更好地了解人力合规风险防控工作的状态和进展，为企业的决策提供有力的数据支持。

（三）带来便捷和效益

在国有企业医疗机构中，人力合规风险防控的信息化不仅仅优化了内部流程，更带来了许多实质性的便捷和效益。其中最显著的一点是，通过信息化手段，企业得以对员工进行全面而深入的管理与考核。

以往，员工的基本信息、培训记录、绩效考核等都需要通过纸质文件来记录和保存，不仅占用了大量的存储空间，而且在查询和整理上也相当不便。而现在，有了人力合规风险防控信息系统，所有的这些数据都可以被系统地录入、分类、储存，并且可以实时更新和查询。这不仅大大提高了数据的准确性和时效性，而且为企业制定和调整人力资源管理策略提供了有力的数据支持。

通过系统内的数据分析工具，企业还可以对员工的工作表现、培训需求等进行深入挖掘和分析，从而为员工提供更个性化的培训和发展计划，增强员工的归属感和工作满意度。

（四）加强与外部机构的沟通和协作

在当前的商业环境中，与外部机构的紧密合作对国有企业医疗机构的发展至关重要。信息化手段在这一方面发挥着不可替代的作用，极大地加强了企业与外部机构的沟通与协作。

通过构建与外部机构的信息共享平台，企业能够实时地获取政策法规、行业动态以及市场竞争情况等关键信息。这些信息为企业决策提供了宝贵的参考，帮助企业及时把握市场脉搏，做出明智的战略选择。

更为重要的是，这一平台为企业与外部机构搭建了一个高效的在线沟通和协作空间。传统的沟通方式，如邮件、电话等，往往受到时间、地点等因素的限制，而信息化手段则打破了这些限制，使得双方可以随时随地进行深入的交流和协作。这不仅提高了工作效率，还有助于建立更加紧密、稳固的合作关系。

二、数据的准确性与可靠性提升

在现代社会，数据的准确性和可靠性对于企业管理和决策起着至关重要的作用。信息化系统的引入和应用使得国有企业医疗机构能够更好地保证数据的准确性和可靠性，从而提高工作效率、降低风险。

（一）数据的全面记录

信息化系统能够实现数据的全面记录。在国有企业医疗机构中，涉及的数据包括员工的健康档案、劳动合同、培训记录等各个方面。传统的纸质档案容易出现遗漏或丢失的情况，导致数据不完整。而通过信息化系统，可以将这些数据进行全面记录和存储，确保数据的完整性。无论是员工的基本信息还是相关证明文件，都可以通过信息化系统进行统一管理，从而避免了数据的遗漏和丢失。

信息化系统还能够实现数据的快速检索和查询。在传统的纸质档案管理中，要找到某个具体的数据需要耗费大量的时间和精力。而通过信息化系统，只需要进行简单的搜索和筛选，就能够迅速找到所需的数据。这不仅提高了数据的检索效率，也方便了用户对数据的查询和使用，进一步提高了工作效率。

信息化系统还能够实现数据的备份和恢复，保障数据的安全性和可靠性。传统的纸质档案容易受到自然灾害或人为因素的影响，导致数据的丢失或损坏。而通过信息化系统，可以将数据进行定期的备份和存储，保证数据的安全性。即使发生意外情况，如硬件故障或数据丢失，也可以通过恢复备份的方式迅速恢复数据，避免了数据的丢失和损坏。

（二）发现数据存在的错误和问题

人力合规风险防控信息化系统通过数据分析和挖掘，可以帮助国有企业医疗机构发现数据中的错误和问题，从而进一步提高数据的准确性和可靠性。

信息化系统可以进行数据的智能分析和挖掘。通过强大的数据分析算法和技术，系统可以深入挖掘数据中的关联关系和规律，发现隐藏在数据背后的问题和风险点。例如，系统可以分析员工的工作时间和工作负荷之间的关系，从而判断是否存在工时超标的情况；系统还可以分析员工的健康数据与工作环境之间的关系，评估工作对员工健康的影响程度。通过这些分析，系统可以及时发现数据中的错误和问题，并提供相应的建议和措施。

信息化系统还可以进行数据的比对和校验，确保数据的准确性和一致性。在国有企业医疗机构中，可能存在多个部门或系统同时维护着相关数据，数据之间可能存在差异和不一致的情况。通过信息化系统，可以将这些数据进行比对和校验，发现数据之间的差异，并及时进行修正和调整，保证数据的准确性和可靠性。

三、人力合规文化的塑造与落地

人力合规风险防控信息化并不仅仅是一种单纯的技术应用，而是与企业的管理理念和文化建设紧密相连的重要过程。信息化手段的引入和应用，不仅为企业带来了一种新的管理工具，更重要的是，它引领并推动了企业人力合规文化的塑造与落地。

（一）共同参与，积极践行

在构建人力合规风险防控信息化的过程中，企业各级管理者和员工的积极参与和配合至关重要。这不仅是对系统功能的使用，更是对其中蕴含的规范、透明和高效理念的认同与实践。这种参与和配合，使得信息化系统不仅仅是一个工具，而是成为企业文化的一部分。

当员工们深入参与系统的使用、提供反馈、分享经验时，他们不仅提升了自身的操作技能，更对系统的价值有了深刻的理解。这种理解和认同，使得企业的管理理念和人力合规文化在员工心中生根发芽，形成一种自觉遵守、共同维护的文化氛围。

在这样的氛围中，员工们愿意主动遵守规章制度，积极参与风险防控工作，共同为企业的稳定发展贡献力量。这种共同参与、积极践行的态度，不仅提高了企业的运营效率，也增强了员工的归属感和责任感。

（二）规章制度的精准制定和有效落实

信息化系统对规章制度的制定与落实提供了强有力的支持，显著提升了企业的管理效率和规范性。在传统管理模式下，规章制度的制定和执行常常受到人为因素的干扰，导致执行不力和监督不足。而信息化系统的引入，使得这一问题得到了根本性的改善。

通过信息化系统，企业可以精准地制定规章制度。系统能够基于大数据分析和实际情况，为规章制度的制定提供科学依据，确保制度的合理性和有效性。同时，系统还支持灵活的规则设置和权限管理，使得规章制度能够根据不同的业务需求进行调整和优化。

信息化系统为规章制度的执行提供了有效保障。通过将规章制度转化为系统操作，系统能够确保每一项制度都能够得到严格的执行和监督。这不仅避免了人为因素对制度执行的影响，还提高了制度执行的效率和准确性。

信息化系统还提供了数据分析和报告功能，帮助管理者及时发现规章制度执行中的问题。通过对数据的深入分析和挖掘，管理者可以了解制度执行的实际情况，及时发现潜在问题，并为规章制度的完善和调整提供有力依据。

（三）数据驱动的绩效激励与提升

信息化系统通过数据分析和绩效考核，为企业提供了一种全新的员工激励方式。这种方式不仅关注员工的物质奖励和惩罚，更注重员工的职业发展和企业价值认同。

信息化系统通过深入分析和评估员工在系统中的操作行为和数据表现，为员工提供了个性化的反馈和建议。这些反馈和建议不仅能够帮助员工发现自己在工作中的不足和提升空间，还能够激发员工的自我提升欲望，促使他们更加努力地工作。

信息化系统将这些分析结果与员工的绩效考核相结合，形成了一种数据驱动的绩效激励机制。通过对比员工的表现和绩效标准，系统能够公正、客观地评估员工的工作成果，并为他们提供相应的奖励和惩罚。这种机制不仅激励了员工自觉遵守规章制度、提高工作效率和质量，还促进了员工之间的公平竞争和合作。

最后，信息化系统通过数据分析和绩效考核，为企业提供了一种更加全面、客观的员工评估方式。这种评估方式不仅能够帮助企业更好地了解员工的能力和潜力，还能够为企业的人才培养和晋升提供更加科学、可靠的依据。

第十三章　国有企业医疗机构人力合规风险防控的国际比较与借鉴

第一节　国际经验与最佳实践

国有企业医疗机构人力合规风险防控是保障员工健康、提高劳动生产率的重要举措。为了借鉴国际经验和最佳实践，以下将从三个方面进行分析。

一、立法与监管

通过建立健全的法律法规体系和有效的监管机制，可以规范国有企业医疗机构的行为，保障员工的权益和安全，减少合规风险的发生。

国际上许多国家都制定了相关的法律法规来监管国有企业医疗机构的人力合规。例如，美国的《安全与健康法》（Occupational Safety and Health Act）确保雇主提供安全和卫生的工作环境，并设立了职业安全与健康管理局（Occupational Safety and Health Administration，简称 OSHA）负责监督和执法。加拿大则制定了《职业安全与健康法》（Occupational Health and Safety Act），明确了雇主在工作场所安全方面的责任和义务。欧盟也通过《欧洲工会委员会指令》（European Works Council Directive）保护工人的权益，要求企业与工会进行协商并提供必要的信息。

这些法律法规不仅明确了国有企业医疗机构在人力合规方面的责任和义务，还设立了相应的监管机构进行监督和执法。这些监管机构负责监测国有企业医疗机构的合规情况，对违规行为进行处罚，并提供相关指导和支持。例如，美国的 OSHA 负责制定和执行职业安全与健康标准，并对违反标准的企业进行处罚。加拿大的省级劳动部门负责监管工作场所的安全和卫生，对违规行为进行处罚并提供培训和咨询服务。这些监管机构起到了重要的监督和引导作用，促使国有企业医疗机构加强人力合规风险防控。

一些国家还建立了社会组织和机构来监督国有企业医疗机构的人力合规。例如，英国的“健康与安全执行局”（Health and Safety Executive）负责监督和推动各类工作场所的安全，包括国有企业医疗机构。该机构通过开展检查、调查和宣传活动，提高企业和员工对安全和健康的意识，减少事故和职业病的发生。澳大利亚的“国家职业安全与健康委员会”（National Occupational Health and Safety Commission）则通过与雇主、工会和政府的合作，制定和执行相关政策和标准，确保国有企业医疗机构的人力合规。

在我国，虽然已经建立了一些法律法规来规范国有企业医疗机构的人力合规，如《劳动法》、《职业病防治法》等，但还存在着一些问题。一方面，一些法律法规的具体规定还不够完善，没有针对性地考虑到国有企业医疗机构的特殊情况。另一方面，监管机构的执法力度和能力也需要进一步加强，以确保法律法规的有效执行。因此，我国可以借鉴国际经验，在立法与监管方面进行改进和完善。

二、培训与教育

通过提供相关培训和教育，可以提高从业人员对人力合规风险的认识和应对能力，进而减少合规风险的发生。

培训与教育应该包括对从业人员的专业知识和技能的培养。国有企业医疗机构从业人员需要具备扎实的医学知识和技术，了解各类职业病的防控措施，以及紧急救护等相关技能。通过定期进行专业培训和继续教育，可以保持从业人员的专业素养，提高其在工作中的能力和水平。

培训与教育还应该强调合规意识的培养。国有企业医疗机构从业人员需要清楚了解法律法规、政策标准等相关规定，遵守行业的伦理道德和职业操守，确保工作过程中的合规性。通过开展合规培训和教育活动，可以帮助从业人员树立正确的价值观和职业道德，增强他们对合规风险的敏感性和认识。

培训与教育还应该注重实践操作和案例分析。通过模拟实际工作场景，进行实地演练和技能培训，可以提高从业人员在紧急情况下的应变能力和处理能力。同时，通过分析国内外的典型案例，总结经验教训，可以帮助从业人员更好地了解和应对各类合规风险。

在国际上，一些国家已经采取了一系列的措施来加强国有企业医疗机构的培训与教育。例如，日本推行“职业健康管理体系”，旨在通过提供相关培训和认证，帮助企业建立健全的职业健康管理制度。德国则实施《健康与安全保护法》，要求雇主为员工提供必要的培训和教育，确保他们了解并遵守相关规定。这些做法可以为我国国有企业医疗机构提供借鉴，加强从业人员的专业素养和合规意识。

在我国，应该加强对国有企业医疗机构从业人员的培训与教育。一方面，可以通过建立健全的培训体系和课程体系，为从业人员提供系统化的专业知识和技能培养。另一方面，可以加强对合规意识的培养，通过开展合规培训和教育活动，提高从业人员对合规风险的认识和防范能力。

三、合作与共享

通过建立合作机制和共享资源，可以加强国有企业医疗机构的合规能力，提高整体风险防控水平。

国际上一些国家通过建立合作机制，加强国有企业医疗机构的人力合规风险防控。例如，澳大利亚建立了“国家职业安全与健康委员会”（National Occupational Health and Safety Commission），该机构通过与雇主、工会和政府的合作，共同制定和执行相关政策和标准。这种合作机制可以促进信息的共享和资源的整合，使各方共同参与人力合规风险防控，形成合力，提高国有企业医疗机构的整体合规水平。

国际上还存在一些资源共享的机制，为国有企业医疗机构提供支持和协助。例如，新加坡设立了“劳动力发展局”（Workforce Development Agency），该机构提供培训和咨询服务，帮助企业提升人力合规能力。一些国际组织和非营利机构也提供相关的资源和指导，如国际劳工组织（ILO）、世界卫生组织（WHO）等。通过与这些机构合作，国有企业医疗机构可以获取最新的行业信息和专业知识，借鉴国际经验和最佳实践，提高人力合规风险防控能力。

在我国，应该加强合作与共享，一方面，可以建立多方合作的机制，包括政府、企业、工会等各利益相关方，共同参与人力合规风险防控工作。政府可以提供政策支持和监管指导，企业可以共享经验和资源，工会可以代表员工维护权益。另一方面，可以加强与国际组织、非营利机构的合作，共享他们在人力合规领域的研究成果和专业知识。通过开展合作研究、交流访问等活动，可以促进国内外的经验交流和学习，提高国有企业医疗机构的整体合规水平。

第二节　国际标准与指南

一、ISO 9001 质量管理体系

ISO 9001 质量管理体系是国际标准化组织（ISO）制定的一项质量管理标准，适用于各种类型的组织，包括医疗机构。ISO 9001 以顾客满意为核心，要求组织建立和实施一套质量管理体系，以持续改进组织的绩效。在国有企业医疗机构中，实施 ISO 9001 可

以帮助提高医疗服务的质量和安全，预防和控制人力合规风险。

（一）ISO 9001 的原则

ISO 9001 质量管理体系基于一些核心原则，这些原则对于国有企业医疗机构在人力合规风险防控方面具有重要意义。

1.客户导向

客户导向是一种管理理念，它将顾客需求置于首位，旨在确保医疗机构的服务能够满足顾客的期望和需求。在当今竞争激烈的医疗行业，客户导向已经成为一个关键的成功因素。

客户导向要求医疗机构积极倾听和了解顾客的需求。这意味着医疗机构应该与顾客进行有效的沟通，收集他们的反馈和建议，并及时做出调整。通过与顾客保持紧密联系，医疗机构可以更好地了解他们的期望和需求，从而提供更加个性化和精细化的服务。

客户导向还要求医疗机构不断提升服务质量。医疗机构应该致力于提供安全、高效和优质的医疗服务，以满足顾客的期望。这包括提供现代化的设施和设备，培训专业的医护人员，优化流程和服务，以便顾客能够得到最佳的医疗体验。

客户导向也强调持续改进。医疗机构应该不断关注顾客的反馈和评价，找出存在的问题并采取相应的措施进行改进。通过持续改进，医疗机构可以提高顾客满意度，增强顾客忠诚度，并获得更多的口碑推荐。

客户导向还需要医疗机构建立良好的服务文化。这意味着每位员工都应该以顾客为中心，时刻关注顾客的需求和期望。医疗机构应该培养员工的服务意识，提供相关的培训和支持，使他们能够主动地提供卓越的服务。

2.领导力

领导层的承诺和参与对于确保质量目标的实现至关重要，并且他们需要提供必要的资源和支持。

领导层应该明确并积极地传达质量目标和价值观。他们需要向组织成员清晰地阐述质量的重要性，并激发他们对质量的共同理解和认同。通过有效的沟通和教育，领导层可以确保全体员工对质量管理体系的重要性有清晰的认知，从而增强他们的积极性和责任感。

领导层需要为质量管理体系提供必要的资源和支持。这包括人力、物力和技术等方面的资源投入。领导层应该理解并满足质量管理所需的各种资源需求，以确保质量目标得以顺利实现。他们还需要提供培训和发展机会，以提升组织成员的专业素养和技能水平，为质量管理体系的运行提供坚实的基础。

领导层应该树立榜样，以身作则。他们需要以积极的态度和行动示范质量管理的核心价值观，如持续改进、客户导向和团队合作等。领导层的行为对于组织成员的影响至关重要，他们的诚信、坚定和勇气将激励全体员工积极参与质量管理活动，并推动组织朝着卓越的方向发展。

最后，领导层应该建立并维护一个开放和支持的工作环境。他们需要鼓励员工提出问题、提供建议，并主动倾听他们的意见和反馈。领导层应该构建一个相互尊重和信任的氛围，使每个人都能够充分发挥自己的潜力和创造力，为质量管理体系的不断改进做出贡献。

3.过程方法

过程方法是一种管理理念，它将工作活动看作是一个连续的过程，并通过确定和管理相关过程来实现组织的目标。这种方法强调了对整个过程的全面把控和持续改进。

过程方法要求组织对工作活动进行全面的审视和分析，将其划分为各个相互关联的过程。每个过程都有明确的输入、输出、活动和控制点，形成一个清晰的工作流程。这种方式使组织能够更好地理解工作活动的本质和价值链，从而更好地规划和管理相关的工作过程。

过程方法注重对过程的管理和持续改进。组织应该建立相应的过程指标和评估体系，监控和衡量各个过程的绩效。通过数据的分析和反馈，组织可以及时发现问题和瓶颈，并采取相应的措施进行纠正和改进。这种持续改进的循环可以帮助组织不断提升过程的效率和质量，提高组织整体的绩效。

过程方法还强调团队的合作和协同。在过程方法中，不同部门和岗位之间的密切合作是关键。通过建立跨职能的团队和流程，组织可以实现信息的共享和沟通的畅通，减少信息断层和协作问题。这样可以提高工作效率，缩短周期时间，并增强组织对市场变化的敏捷性。

4.不断改进

不断改进是一个质量管理体系中至关重要的概念，它通过持续监控和评估，寻求改进机会，并采取相应的措施，确保质量管理体系的不断提高。

持续监控是实现不断改进的基础。组织应该建立有效的监控机制，通过收集和分析数据、进行内部审核和检查等手段，对各个方面的质量绩效进行评估。这有助于发现问题和瓶颈，并及时采取纠正措施，以防止类似问题再次发生。

寻求改进机会是推动不断改进的核心。组织应该鼓励员工提出改进意见和建议，并积极参与问题解决的过程。组织可以通过市场调研、顾客反馈和竞争对手的学习等方式，获取外部的改进灵感和借鉴经验。通过不断寻找和利用改进机会，组织可以提高工作效率、优化流程，并不断提升产品和服务的质量。

采取相应的措施是实现改进的关键。一旦发现改进机会，组织应该迅速行动，并制定具体的改进计划。这可能涉及培训和发展员工的技能，改善设备和工艺，优化流程和组织结构等方面的措施。通过有针对性地采取措施，组织可以推动改进的实施，并确保其取得预期的效果。

不断改进需要建立一种持续学习和创新的文化。组织应该鼓励员工参与学习和培训，提升他们的专业素养和技能水平。同时，组织还应该鼓励员工尝试新的方法和创新的思维，为改进和创新提供支持和鼓励。这种文化将促使组织不断寻求改进，持续提高质量管理体系的效能。

（二）ISO 9001 的应用

在国有企业医疗机构中，实施 ISO 9001 可以带来以下一些好处和效益。

1.提高医疗服务的质量和安全

ISO 9001 要求医疗机构建立质量管理体系，明确质量方针和目标。通过制定相关的政策、程序和指南，医疗机构能够确保医疗服务的质量和安全性得到有效管理和控制。这包括确保医疗设备和设施的良好维护和管理，规范医疗操作流程，培训和管理医务人员等。

ISO 9001 强调持续改进的理念。医疗机构应该通过监测和分析数据，收集顾客反馈和意见，识别问题和改进机会，并采取相应的纠正和预防措施。这种持续改进的追求有助于医疗机构不断提升医疗服务的质量和安全性，以满足顾客的需求和期望。

2.提高组织绩效

ISO 9001 要求医疗机构建立和实施质量管理体系。这包括制定质量方针和目标，明确工作流程和责任分配，以及采取措施进行过程控制和监测。通过质量管理体系的建立和运行，医疗机构可以提高工作效率、减少错误和浪费，从而提高组织的绩效。

ISO 9001 强调持续改进的理念。医疗机构应该不断寻找改进机会，并采取相应的措施进行改进。这可能涉及流程优化、技术升级、员工培训等方面的改进措施。通过持续改进，医疗机构可以提高工作质量、满足顾客需求，进一步提高组织的绩效和竞争力。

3.增强顾客信任和满意度

ISO 9001 要求医疗机构建立质量管理体系，明确质量方针和目标。这表明医疗机构对于提供高质量的医疗服务有着明确的承诺。通过实施 ISO 9001 标准，医疗机构能够有效地管理和控制医疗服务的质量，从而提高顾客对其的信任。

ISO 9001 强调顾客导向的理念。医疗机构应该积极倾听和了解顾客的需求和期望，并将其纳入到质量管理体系中。通过提供符合顾客需求的个性化服务，医疗机构能够提高顾客的满意度，并树立良好的口碑。顾客满意度的提升将带来更多的重复业务和口碑推荐，为医疗机构的持续发展提供坚实的基础。

ISO 9001 要求医疗机构进行内部审核和管理评审。通过内部审核，医疗机构可以对质量管理体系的有效性进行评估，并发现潜在的问题和改进机会。管理评审则可以帮助医疗机构确保组织的资源和能力与顾客需求相匹配。通过内部审核和管理评审，医疗机构可以提高工作效率、优化流程，并更好地满足顾客的期望，从而增强顾客的信任和满意度。

二、ISO 45001 职业健康安全管理体系

ISO 45001 职业健康安全管理体系是国际标准化组织（ISO）制定的一项职业健康安全管理标准，旨在帮助组织建立和维护一个健康、安全的工作环境，保护员工免受工作相关伤害和疾病的危害。在国有企业医疗机构中，实施 ISO 45001 可以有效预防和控制医疗人力合规风险，确保医务人员的职业健康和安全。

（一）ISO 45001 的原则

1.领导承诺

ISO 45001 强调了领导承诺的原则，这意味着组织的领导层需要积极表现出对职业健康安全的承诺，并为实施和维护职业健康安全管理体系提供资源和支持。

领导层需要明确表示对职业健康安全的重视，并将其纳入组织的核心价值观和目标之中。他们应该通过宣言、政策或其他适当的方式，向全体员工传达其对职业健康安全的承诺。这种领导层的明确表态将为整个组织营造一个积极的职业健康安全文化。

领导层应该为实施和维护职业健康安全管理体系提供必要的资源和支持。这包括资金、人力、培训和设备等方面的资源投入。领导层应该认识到职业健康安全是一项重要的投资，为此应提供足够的预算和资源，以确保管理体系的有效运行和改进。

领导层需要在制定战略和目标时考虑职业健康安全的因素。他们应该确保职业健康安全的目标与组织的战略目标相一致，并将其纳入到整体的绩效评估和奖励机制中。这将激励全体员工积极参与职业健康安全管理，提高组织的职业健康安全绩效。

最后，领导层应该通过示范和榜样行为来引领职业健康安全文化。他们需要以身作则，遵守职业健康安全政策和程序，积极参与职业健康安全活动，并鼓励员工主动报告和解决职业健康安全问题。领导层的积极参与将增强员工对职业健康安全的认同感和责

任感，促进整个组织的职业健康安全文化的形成。

2.参与员工

ISO 45001 强调了员工参与的原则，认为员工参与是职业健康安全管理体系成功运行的关键。员工应该被鼓励和赋予参与决策和改进过程的权力，并且应该拥有相应的培训和沟通渠道。

员工应该被视为职业健康安全管理的主要参与者。他们了解自己的工作环境和操作流程，并可能面临潜在的危险和风险。因此，他们应该被鼓励积极参与制定、评估和改进职业健康安全政策、程序和措施。员工参与的意见和建议应该得到重视，并纳入到决策过程中。

建立有效的沟通渠道对于员工参与至关重要。组织应该确保员工有权利和机会表达他们对职业健康安全的关注和问题，并提供适当的反馈和回应。这可以通过定期的团队会议、匿名报告机制、安全建议箱等方式实现。有效的沟通渠道将促进员工的积极参与和合作，从而提高职业健康安全管理的效果。

员工参与需要得到领导层的支持和鼓励。领导层应该建立一种开放和信任的工作环境，鼓励员工参与职业健康安全管理，并认可他们的贡献和努力。这将增强员工对职业健康安全的责任感和归属感，并激发他们更好地参与职业健康安全活动。

3.风险管理

风险管理是 ISO 45001 中的一个重要原则，要求组织进行全面的风险评估，识别和评估与工作相关的危险，并采取适当的控制措施以减少职业健康安全风险。

组织应该进行全面的风险评估，以确定与工作相关的潜在危险。这可能涉及对工作场所、工作流程、设备和材料等方面进行详细的调查和分析。通过全面的风险评估，组织可以识别出存在的危险因素，并了解其对员工职业健康和安全的潜在影响。

组织需要对已识别的危险进行评估，确定其严重性和可能性。通过评估危险的严重性和可能性，组织可以确定哪些危险具有更高的优先级，需要优先处理。这将帮助组织合理分配资源，并采取相应的控制措施来降低职业健康安全风险。

组织应该采取适当的控制措施来减少职业健康安全风险。这包括采取预防性和防护性措施来降低危险的发生概率和影响程度。例如，可以通过工程控制、行政控制和个人防护装备等方式来减少风险的存在和暴露。组织还应该建立有效的应急预案，以应对突发事件和事故，并最大限度地减少损害。

4.不断改进

组织应该建立一个持续改进的文化，将其作为每个员工的责任和义务。通过培养员工的意识和参与度，组织可以促使他们积极发现和报告职业健康安全问题，并提出改进建议。这种持续改进的文化将有助于不断推动职业健康安全管理体系的发展和提高。

组织应该建立有效的指标和评估体系，用于监测和衡量职业健康安全绩效。这些指标可以包括事故率、疾病率、工伤统计、培训覆盖率等。通过定期收集和分析这些数据，组织可以及时发现问题和趋势，并采取相应的纠正和预防措施。

最后，持续改进需要建立一个闭环的循环。组织应该将改进机会和行动计划纳入到管理体系中，并确保它们得到落实和跟踪。改进的过程应该是持续的、系统化的，并需要充分的沟通和协作。只有通过不断的改进，组织才能逐步提高职业健康安全管理的效果和绩效。

（二）ISO 45001 的应用

在国有企业医疗机构中，实施 ISO 45001 可以带来以下一些好处和效益。

1.预防和控制职业健康安全风险

ISO 45001 的应用可以帮助医疗机构预防和控制职业健康安全风险，通过全面的风险评估和采取相应的控制措施来保护医务人员的职业健康和安全。

医疗机构应该进行全面的风险评估，识别与工作相关的危险和风险。这包括对工作环境、工作流程、设备和材料等方面进行详细的调查和分析。通过全面的风险评估，医疗机构可以确定存在的潜在危险，并了解其对医务人员职业健康和安全的潜在影响。

医疗机构需要采取适当的控制措施来减少职业健康安全风险。这包括预防性和防护性措施，以降低危险的发生概率和影响程度。例如，医疗机构可以通过工程控制，如改善设备和工作站的设计，确保医疗设施的安全性；采取行政控制，如建立清晰的操作规范和流程，提供必要的培训和教育；以及提供个人防护装备，如口罩、手套和防护服等。这些措施将有助于降低医务人员的职业健康安全风险。

医疗机构应该建立有效的监测和检查机制，定期评估和监测职业健康安全绩效。通过收集和分析相关数据，医疗机构可以了解风险的变化趋势和影响程度，并及时采取纠正措施。这种持续的监测和检查机制有助于确保医疗机构的职业健康安全管理体系的有效运行和改进。

2.增强员工参与和意识

ISO 45001 的应用可以帮助医疗机构增强员工参与和意识，通过培训和沟通来提高员工的职业健康安全意识和参与度。

医疗机构可以通过培训来提高员工的职业健康安全意识。培训可以涵盖职业健康安全标准、操作规程、危险识别和控制等方面的内容。通过培训，员工将了解职业健康安全的重要性，认识到潜在的危险和风险，并学习如何采取相应的措施保护自己和他人的安全。

医疗机构可以通过设立安全小组或委员会等方式，鼓励员工参与职业健康安全管理体系的运行和改进。这些小组或委员会可以由员工自愿参与，并负责协助制定和实施安全政策、规程和培训计划。员工的积极参与将为医疗机构带来更多的专业知识和经验，促进整体的职业健康安全管理效果的提升。

医疗机构应该建立一种持续学习和改进的文化。组织应该鼓励员工不断学习和更新职业健康安全知识，并提供相应的培训和学习机会。医疗机构还可以开展经验分享和案例分析，以加深员工对职业健康安全的理解和认识。

3.满足法律法规要求

ISO 45001 的应用要求医疗机构遵守适用的职业健康安全法律法规，以确保符合相关的法律和法规要求。

医疗机构需要了解并识别适用于其业务的职业健康安全法律法规。这包括国家、地区和行业层面的法规要求。医疗机构应该对相关的法律法规进行调研和分析，并确定其对组织的影响和适用性。

医疗机构需要确保其职业健康安全管理体系符合适用的法律法规要求。这意味着医疗机构需要根据法规要求制定和实施相应的政策、程序和措施。例如，医疗机构可能需要制定安全操作规程、应急预案、工作场所布局等，并确保员工按照相关法规执行相关的工作要求。

医疗机构需要建立监测和评估机制，以确保其符合适用的法律法规要求。这包括对职业健康安全政策和程序的有效性进行监测，对操作的合规性进行评估，并及时纠正不符合法规要求的问题。医疗机构还需要建立相应的记录和文档管理系统，以便能够提供相关的法规合规证明。

最后，医疗机构需要保持对职业健康安全法律法规的更新和跟踪。由于法规会不断变化和更新，医疗机构应该保持与法规的接轨，并及时调整其职业健康安全管理体系以满足新的要求。这可以通过定期的法规审查、参与行业组织和专业协会等方式实现。

三、国际劳工组织（ILO）的相关指南

国际劳工组织（ILO）是联合国的专门机构，致力于推动全球劳动标准和就业问题的改善。ILO 制定了许多与人力合规风险防控相关的指南，包括关于防止职业病的指南、关于职业健康安全管理系统的指南等。这些指南为国有企业医疗机构提供了一些建议和

指导，如何预防和控制医务人员职业病风险、建立职业安全与健康管理系统等。

（一）关于防止职业病的指南

关于防止职业病的指南提供了一套方法和步骤，用于识别和评估潜在的职业病风险，并采取相应的措施进行预防和控制。该指南强调制定职业健康安全政策，确保组织对职业病的承诺和目标得到明确。

医疗机构需要进行职业病风险评估，包括对可能存在的化学物质、生物性因素、物理因素等进行评估。这可以通过收集有关工作环境、工作任务和员工接触情况的数据来实现。评估结果将帮助机构确定存在的职业病风险，并制定相应的控制措施。

通过培训和教育，医疗机构可以提高医务人员的职业病风险意识，并掌握正确使用个人防护装备的知识和技能。员工应该被告知如何辨认和处理可能的危险物质，以及采取预防措施以减少职业病风险的方法。

建立健全的职业病监测和记录系统，有助于及时发现问题并采取相应的纠正措施。监测可以包括定期体检、职业病病例报告和职业病危害评价。记录系统可以帮助医疗机构追踪职业病风险管理的有效性，并为后续改进提供依据。

医疗机构还应该建立一个职业病预防和控制计划，明确具体的预防和控制措施，并确保其执行和监督。这包括通过工程控制、个人防护装备、安全操作规程等方式来减少职业病风险的暴露。

（二）关于职业健康安全管理系统的指南

关于职业健康安全管理系统的指南强调制定明确的政策。医疗机构应该制定一份明确的职业健康安全政策，以确保组织对职业健康安全的承诺和目标得到明确，并得到员工的理解和支持。

医疗机构需要制定计划和程序来实施职业健康安全管理系统。这包括确定目标、制定战略、规划资源和确定责任等。通过制定详细的计划和程序，医疗机构可以确保职业健康安全措施得以有效地实施和执行。

接下来，医疗机构应该根据制定的政策和计划，积极实施职业健康安全措施。这包括提供必要的培训和教育，确保员工了解职业健康安全的重要性，并掌握正确的操作方法和个人防护措施。医疗机构还应建立一个监测和评估体系，用于跟踪职业健康安全绩效，并及时发现问题并采取纠正措施。

除了上述指南，ILO 还提供了其他相关资源，如《国际劳工标准》等。这些资源为医疗机构提供了更广泛的背景和参考资料，帮助他们更好地理解和应对人力合规风险。

国有企业医疗机构可以根据自身情况，参考这些 ILO 的指南和资源，制定适合自己的职业病防控措施和职业安全与健康管理系统。同时，也应与员工进行密切合作，加强培训和教育，提高医务人员的职业病风险意识，共同营造一个安全健康的工作环境。

第三节 跨国公司合规要求

随着全球化的加速发展，越来越多的企业跨越国界，在不同国家开展业务。在不同国家经营的跨国公司需要面对各个国家不同的法律法规和合规要求，因此，建立一套全面的跨国公司合规体系成了必要之举。

跨国公司合规要求涉及多个方面，包括但不限于财务合规、税务合规等。以下是一些常见的跨国公司合规要求。

一、财务合规

随着全球化的推进，跨国公司在不同国家经营业务，必须遵守各个国家的财务合规要求。财务合规是指企业按照法律法规和会计准则的要求，及时、准确地记录和报告财务信息，以保证财务数据的可靠性和透明度。

（一）财务报告要求

跨国公司在不同国家开展业务时，需要根据各个国家的会计准则和财务报告要求编制财务报表。这些财务报表是企业向投资者、监管机构和其他利益相关方提供关于其财务状况和经营绩效的重要信息。以下是一些常见的财务报告要求。

1.会计准则选择

不同国家采用不同的会计准则，如美国的公认会计原则（US GAAP）、国际财务报告准则（IFRS）和中国的企业会计准则（CAS）。跨国公司在编制财务报表时，需要根据所在国家的要求选择适用的会计准则，并确保报表符合相关的会计规定。

2.报表类型和内容

不同国家要求的财务报表类型和内容也有所不同。常见的财务报表包括资产负债表、利润表、现金流量表和股东权益变动表。一些国家还要求跨国公司提交特定的财务报表，如税务申报表、增值税报告等。跨国公司需要了解并遵守当地法律法规和监管机构的要求，准确编制并及时提交相应的财务报表。

3.报告频度和期限

各个国家要求的财务报告频度和期限也不尽相同。一般而言，跨国公司需要按照年度编制年度财务报告，并在规定的期限内向相关机构提交。有些国家还要求跨国公司进行季度或半年度的财务报告披露。企业需要严格按照要求的时间节点准备和提交财务报表，以避免违规行为和可能的罚款或处罚。

4.审计和核查

财务报告往往需要经过独立审计师的审计和核查，以确保其真实性和准确性。审计师将评估企业财务报表的合规性和准确性，并发表审计意见。跨国公司需要选择合适的审计师并确保审计工作按时完成，以满足当地法律法规和监管机构的要求。

5.报表语言和格式

由于不同国家使用不同的语言和报表格式，跨国公司在编制财务报表时需要确保报表内容清晰明了，并符合当地的语言和格式要求。这有助于信息的准确传达和理解，提高报表的可读性和可比性。

（二）审计要求

跨国公司在不同国家开展业务时，需要接受独立审计师对其财务报表进行审计。审计的目的是评估财务报表的真实性、准确性和合规性，并向利益相关方提供一个可信的意见。以下是一些常见的审计要求。

1.审计师资质和注册

在许多国家，审计机构必须获得特定的注册和许可，以便对企业进行审计。这些注册和许可通常由国家的监管机构或专门的职业组织颁发。跨国公司需要选择合格并符合当地要求的审计师或审计机构来执行审计工作。

2.审计程序和方法

审计过程涉及对企业的财务记录、内部控制和业务活动进行检查和评估。审计师会根据国际审计准则或当地审计准则制定审计程序和方法，以获取足够的审计证据来支持其审计意见。审计程序包括对账户余额、交易记录和财务报表进行抽样检查、测试内部控制效益等。

3.重大审计事项和风险

审计师会关注企业的重大审计事项和风险，例如重要的会计估计、重大的交易和关联方交易。他们将对这些事项进行特别审查，并评估其对财务报表真实性和准确性的影响。如果发现任何重大问题，审计师将在审计报告中提供相应的说明和建议。

4.审计报告

审计师根据其审计工作的结果，向企业出具审计报告。审计报告包括审计师对财务报表真实性和准确性的意见，以及其他与审计相关的信息，如审计范围和限制、审计发现和建议等。审计报告通常是向投资者、股东、监管机构和其他利益相关方提供财务报表可靠性的重要依据。

5.审计合规和监管要求

跨国公司需要遵守各个国家的审计合规和监管要求。这可能涉及提交审计文件、披露审计信息和配合审计机构的查询和调查等。企业应与审计机构保持密切合作，确保审计工作按时完成，并履行相应的合规和报告义务。

（三）内部控制要求

跨国公司在不同国家开展业务时，需要建立健全的内部控制制度，以确保财务信息的准确性、可靠性和保密性。内部控制是一套组织结构、流程和措施，旨在管理企业风险、确保财务报告的准确性，并促进良好的企业治理。

1.财务报告流程

跨国公司需要建立明确的财务报告流程，确保财务数据的及时、准确地记录和报告。这包括财务数据的收集、处理、汇总和报告的程序和责任分工，以及与财务报告相关的内部审批和审核流程。

2.财务数据记录和存储

跨国公司需要建立安全、可靠的财务数据记录和存储系统。这涉及合理设置财务账簿和档案，确保财务数据的完整性、准确性和可追溯性。同时，还需要采取适当的措施来保护财务数据的机密性，防止未经授权的访问和使用。

3.风险评估和管理

跨国公司需要进行风险评估和管理，识别和评估可能对财务报告准确性产生重大影响的风险因素。这包括内部控制风险、业务风险、法律合规风险等。跨国公司应制定相应的控制措施和监测机制，以减轻风险的发生和影响，并及时采取纠正措施。

4.内部审计

跨国公司需要建立独立的内部审计机构或委员会，负责对内部控制制度的有效性和合规性进行评估和审查。内部审计师将对财务报告流程、财务数据记录和存储、风险管理等方面进行审计，提供关于内部控制的意见和建议。

5.披露和自我评估

一些国家要求跨国公司披露其内部控制制度和自我评估报告。企业需要公开说明其内部控制的设计、实施和运行情况，并进行定期的自我评估，以确保内部控制制度的有效性和合规性。

二、税务合规

随着全球化的推进，跨国公司在不同国家开展业务，必须遵守各个国家的税务法规和合规要求。税务合规是指企业按照各国税收法规的要求，合法地履行纳税义务，以确保遵守税法并减少税务风险。

（一）纳税申报要求

跨国公司在不同国家开展业务时，需要按照各个国家的税法规定及时、准确地进行纳税申报。纳税申报是指企业向税务机关报告和申报其应纳税额的过程。以下是一些常见的纳税申报要求。

1.税种和申报周期

不同国家有不同的税种，包括企业所得税、增值税、个人所得税等。跨国公司需要根据当地税法规定，确定适用的税种，并按照规定的时间周期进行纳税申报。一般而言，企业所得税申报周期为年度，而增值税可能为月度或季度。

2.纳税申报表格和内容

不同国家对纳税申报表格和内容有具体要求。跨国公司需要了解并遵守当地税务机关发布的纳税申报表格，并准确填写相应的信息。申报内容通常涉及企业的收入、支出、应纳税额、已缴税款等相关信息。

3.申报方式和电子申报

一些国家鼓励或要求企业通过电子方式进行纳税申报。跨国公司需要了解当地税务机关提供的电子申报系统，并按照要求进行在线申报。电子申报可以提高申报效率和准确性，并加强税务机关与纳税人之间的信息交流。

4.税务文书和证明材料

在进行纳税申报时，跨国公司可能需要提供一些税务文书和证明材料，如发票、会计凭证、合同等。这些文件和材料是支持申报数据的重要依据，企业应妥善保管并及时提供给税务机关。

5.纳税申报期限和延期申报

不同国家对纳税申报的截止日期有具体规定，跨国公司需要确保在规定的时间内完成纳税申报。如果企业无法按时提交申报，可能需要向税务机关申请延期申报，但通常需要提供合理的理由和相应的证明。

6.报告和披露要求

除了纳税申报，一些国家还要求企业报告和披露其他相关信息，如关联方交易、转移定价等。这些要求旨在增加税务透明度和避免利润转移等税务规避行为。

（二）税务筹划要求

税务筹划是跨国公司为降低税务成本和合法避免或减少税务风险而进行的一系列税收安排和优化措施。通过合理利用各个国家的税收政策和规定，跨国公司可以最大限度地降低税务负担并提高企业的竞争力。

1.税务管辖地选择

跨国公司可以根据各个国家的税收政策和税率水平，选择适当的税务管辖地来开展业务。一些国家提供较低的企业所得税率和税收优惠政策，吸引跨国公司将其营业活动设在该国。企业需要了解各个国家的税收政策，并评估不同税务管辖地对企业的税务影响。

2.税收优惠政策利用

许多国家提供各种形式的税收优惠政策，如减免税款、税收抵免、税收减免等。跨国公司可以合法地利用这些优惠政策，以降低企业的税务成本。企业需要详细了解当地的税收优惠政策，并确保在符合条件和规定的前提下享受相应的优惠待遇。

3.跨国转移定价

跨国公司在进行跨国业务活动时，需要合理确定跨国转移定价。这涉及在跨境交易中确保相关方间的交易价格与公平市场价格一致，以避免利润转移和避税行为。跨国公司需要遵守各个国家的转移定价准则和法规，并根据国际转移定价原则制定合适的转移定价策略。

4.合规性和可持续性考虑

在进行税务筹划时，跨国公司需要确保其税务安排合法、合规，并具有可持续性。企业应遵守当地的税法规定和国际税收准则，避免利用漏洞和规避行为，以免引发税务争议和法律风险。

5.税务筹划报告和披露

一些国家要求跨国公司披露其税务筹划安排和相关信息。这是为了增加税务透明度、防止利润转移和税务避免行为。企业需要按照当地的要求，及时履行相关报告和披露义务，以满足税务合规和透明度的要求。

第四节 国际合作与交流

随着全球经济一体化的不断推进，国际合作与交流在各个领域都变得日益重要。对于国有企业医疗机构而言，人力合规风险防控是一项关乎其可持续发展和稳定运营的重要工作。在这个全球化的时代背景下，国际合作与交流对于国有企业医疗机构人力合规风险防控的改善和提升起到了至关重要的作用。

一、国际合作的必要性

（一）全球化背景下的挑战

随着全球经济一体化的不断深入，国有企业医疗机构在面临日益增多的国际化挑战时，必须重视国际合作与交流，以应对人力合规风险防控方面的新挑战和压力。

全球化背景下的人才流动使得国有企业医疗机构面临着跨国员工流动的现象。国际人才流动的增加使得医疗机构需要适应不同国家和地区的法律、法规和文化差异，以确保人力合规风险的防控。例如，不同国家可能存在不同的劳动法规和职业道德准则，国有企业医疗机构需要了解并遵守这些规定，以保证员工权益和医疗服务质量的提升。

国际法律法规的差异也给国有企业医疗机构带来了挑战。不同国家的法律法规对于医疗机构的运营和管理要求存在差异，例如在药品采购、医疗设备的注册和使用等方面。国有企业医疗机构需要与国际合作伙伴进行合作与交流，学习他们的最佳实践和经验，以确保在国际法律法规框架下的合规运营。

跨国公司对于合规要求的提高也给国有企业医疗机构带来了挑战。随着全球企业的不断发展，对于合规要求的关注度不断增加。跨国公司通常拥有先进的管理经验和制度，他们对于人力合规风险防控有着更高的要求。国有企业医疗机构可以通过与这些跨国公司的合作，借鉴他们的成功经验，提升自身的合规能力。

（二）国际合作的机遇

在全球化背景下，国际合作为国有企业医疗机构提供了广阔的机遇，可以从以下几个方面推动人力合规风险防控的发展。

通过与国际机构的合作，国有企业医疗机构可以借鉴其先进的管理经验和做法。国际机构通常拥有丰富的专业知识和行业经验，在人力合规风险防控方面具有一定的优势。通过与这些机构的合作，国有企业医疗机构可以学习他们的成功案例，了解最佳实践，并将其应用到自身的管理中，提升人力合规风险防控水平。

国际合作也为国有企业医疗机构带来了知识和技术的共享机会。通过与其他国家的医疗机构展开合作，可以促进知识和技术的交流与分享。这种跨国界的合作不仅有助于国有企业医疗机构学习先进的医疗技术和管理方法，还能够推动人力合规风险防控工作的创新发展。通过引进新的技术和方法，国有企业医疗机构可以提高医疗服务质量，提升患者满意度。

国际合作还可以拓展国有企业医疗机构的国际影响力。通过积极参与国际合作与交流，国有企业医疗机构可以与其他国家的医疗机构建立良好的合作关系，并在国际舞台上展示自身的实力和成果。这将有助于吸引更多的国际资源和合作机会，为国有企业医疗机构的发展提供更广阔的空间。

二、国际合作与交流的形式

（一）学术交流与合作

学术交流与合作是国际合作与交流的重要形式之一。对于国有企业医疗机构来说，与国际知名大学、研究机构等展开学术交流与合作，可以带来以下几方面的益处。

学术交流与合作可以促进知识的共享与传播。国际知名大学和研究机构通常拥有丰富的学术资源和前沿的研究成果，他们在人力合规风险防控领域的研究经验和理论成果对国有企业医疗机构具有重要的指导意义。通过与这些机构建立合作关系，国有企业医疗机构可以获取到最新的研究成果和理论知识，提升自身在人力合规风险防控方面的专业水平。

学术交流与合作还可以推动创新和技术进步。通过与国际知名大学、研究机构等展开合作，国有企业医疗机构可以参与国际前沿科研项目，共同研究解决人力合规风险防控中的难题。这种合作有助于推动人力合规风险防控工作的创新和技术进步，提升国有企业医疗机构在行业中的竞争力。

学术交流与合作还可以拓展国际合作网络。通过与国际知名大学、研究机构等进行学术交流与合作，国有企业医疗机构可以扩大自身的国际影响力，增强与其他国家医疗机构之间的联系和合作机会。这种形式的合作可以促进跨国界的知识和经验的交流，为国有企业医疗机构寻找更多的合作伙伴和资源提供了便利。

（二）跨国公司合作

与跨国公司展开合作是国际合作与交流的另一个重要形式。

跨国公司通常具有先进的管理经验和规范，对于人力合规风险防控有着丰富的经验和资源。通过与跨国公司建立合作关系，国有企业医疗机构可以学习和借鉴其成功的管理模式和经验，优化自身的人力合规风险防控体系。例如，跨国公司在人力资源管理、合规制度建设等方面可能拥有成熟的制度和标准，国有企业医疗机构可以借鉴其做法，并根据自身实际情况进行调整和应用。

与跨国公司合作还可以帮助国有企业医疗机构提升专业能力和技术水平。跨国公司通常在医疗技术、信息管理、数据分析等方面具有领先的技术和资源。通过与这些公司建立合作关系，国有企业医疗机构可以获得最新的技术支持和培训，提升自身的专业能力和技术水平。这有助于提高医疗服务的质量和效率，加强人力合规风险防控的能力。

与跨国公司合作还可以促进国际市场的拓展。跨国公司通常在全球范围内开展业务，具有广泛的市场渠道和客户资源。通过与这些公司合作，国有企业医疗机构可以获得更多的国际合作机会，扩大业务范围，提升国际竞争力。这对于国有企业医疗机构的可持续发展和国际影响力的提升具有重要意义。

三、国际合作与交流的益处

（一）知识与技术的共享

国际合作可以为国有企业医疗机构提供一个学习和吸收先进管理理念和技术的平台。通过与国际机构、跨国公司等展开合作，国有企业医疗机构可以了解其他国家和地区在人力合规风险防控方面的先进经验和最佳实践。这些经验和实践包括管理制度、流程优化、数据分析等方面的创新方法和工具。通过借鉴和应用这些先进的管理理念和技术，国有企业医疗机构可以提升自身的人力合规风险防控水平。

国际合作还可以推动知识和技术的共享。国际合作通常涉及知识和技术的交流与分享，通过与其他国家的医疗机构合作，国有企业医疗机构可以获取到最新的研究成果、行业报告、专业培训等资源。这有助于国有企业医疗机构了解全球医疗领域的最新动态和发展趋势，并将其应用到自身的人力合规风险防控工作中。

国际合作还可以促进技术创新和合规工作方法的改进。通过与其他国家和地区的医疗机构进行合作，国有企业医疗机构可以参与共同研究项目、科研合作等活动，共同探索解决人力合规风险防控问题的新方法和技术。这种跨国界的合作有助于推动创新，促进新理念和新技术在人力合规风险防控领域的应用，提升国有企业医疗机构的核心竞争力。

（二）规范与标准的借鉴

国际合作与交流为国有企业医疗机构带来了规范与标准的借鉴机会，这对于优化人力合规风险防控体系、提升竞争力和可持续发展能力具有重要意义。

通过与其他国家医疗机构展开合作与交流，国有企业医疗机构可以了解和学习其他国家在人力合规风险防控方面的规范与标准。不同国家可能有不同的法律、法规和行业标准，这些规范与标准反映了各国在人力合规风险防控方面的经验和成果。国有企业医疗机构可以借鉴这些规范与标准，结合自身实际情况进行调整和应用，进一步完善和优化自身的人力合规风险防控体系。

规范与标准的借鉴可以提升国有企业医疗机构的竞争力。随着全球经济的一体化和市场的竞争加剧，国有企业医疗机构需要适应国际市场的规则和标准。通过与其他国家医疗机构的合作与交流，国有企业医疗机构可以了解并借鉴其他国家在人力合规风险防控方面的先进做法和标准，提升自身的合规能力和水平，从而增强在全球市场中的竞争力。

规范与标准的借鉴还有助于国有企业医疗机构的可持续发展。合规风险防控是国有企业医疗机构可持续发展的重要保障。通过借鉴其他国家医疗机构的规范与标准，国有企业医疗机构可以加强对合规风险的识别和防范，提升管理水平和效能，降低合规风险带来的潜在损失。这有助于确保国有企业医疗机构的稳定运营和长期发展，并为其在全球范围内树立良好的声誉和形象。

（三）提升国际影响力

积极参与国际合作与交流可以提升国有企业医疗机构的国际影响力和声誉，从而为其吸引更多国际资源和合作机会，推动人力合规风险防控工作的长远发展。

通过国际合作与交流，国有企业医疗机构可以扩大其在国际舞台上的曝光度。参与国际合作项目、与国际知名机构合作等都能够提高国有企业医疗机构在国际的知名度和声誉。这将使得其他国家和地区的机构更愿意与之合作，并为其提供更多的资源和机会。

国际合作与交流还可以促进国有企业医疗机构在国际的专业认可和信任。通过与国际机构、跨国公司等进行合作，国有企业医疗机构可以展示其专业能力和合规水平，赢得国际合作伙伴的认可和信任。这将为其吸引更多国际资源和合作机会，推动人力合规风险防控工作的长远发展提供有力支持。

国际合作与交流还可以为国有企业医疗机构提供一个展示自身优势和特色的平台。通过参与国际展览、论坛等活动，国有企业医疗机构可以展示其在人力合规风险防控方面的成果和创新，增强国际的影响力。这将为其赢得更多国际合作伙伴的青睐，吸引更多的国际资源和合作机会。

第十四章 国有企业医疗机构人力合规风险防控的社会责任

第一节 企业社会责任理念与实践

企业社会责任（Corporate Social Responsibility，简称 CSR）是指企业在追求经济利润的同时，主动承担起对社会、环境和利益相关方的责任。国有企业作为我国经济体系的重要组成部分，在医疗机构人力合规风险防控方面也应当承担起相应的社会责任。

一、企业社会责任理念

国有企业医疗机构应当将患者的权益放在首位，积极履行社会责任，推动医疗卫生事业，与社会各界共同实现繁荣。

（一）以人为本

国有企业医疗机构应当始终坚持以患者为中心的理念，关注患者的身心健康，提供高质量的医疗服务。与此同时，也应关注医务人员的权益，为他们提供良好的工作环境和合理的待遇，促进医务人员的专业发展，以实现以人为本的目标。

国有企业医疗机构应强调患者至上，将患者的需求和利益置于首位。医疗机构应加强与患者的沟通和互动，了解他们的需求和期望，提供个性化、专业化的医疗服务。通过提供优质的医疗技术和设施，医疗机构能够提高诊疗水平和治疗效果，满足患者对健康的追求，增强他们的满意度和信任感。

国有企业医疗机构应重视医务人员的权益和福利，为他们提供良好的工作环境和合理的待遇。医务人员是医疗机构的核心力量，他们的工作质量和积极性直接影响到医疗服务的质量和效果。因此，医疗机构应注重医务人员的培训和发展，提供专业的职业发展通道和晋升机会，激励医务人员不断进取，提高专业水平和技术能力。

国有企业医疗机构应加强医务人员的工作保护和安全管理。医务人员在工作中面临着各种风险和压力，需要得到充分的关心和支持。医疗机构应建立健全的安全管理制度，提供必要的防护设施和培训，确保医务人员的身体和心理健康。同时，医疗机构还应加强对医务人员的关爱和关怀，积极开展心理健康辅导和支持，帮助他们应对工作中的压力和困难。

最后，国有企业医疗机构应鼓励医务人员参与科研和学术交流，促进他们的专业发展。医疗机构可以建立科研项目和奖励机制，提供资源和支持，鼓励医务人员积极参与科研活动，提升专业水平和学术影响力。通过不断的学习和创新，医务人员能够不断提高医疗服务的质量和效果，为患者提供更好的治疗方案和健康建议。

（二）共同繁荣

国有企业医疗机构应积极参与社会公益事业，以回报社会并促进共同繁荣。通过开展健康教育、扶贫助困等活动，医疗机构可以为社会的和谐稳定做出贡献。

国有企业医疗机构可以开展健康教育活动，提升公众健康意识。医疗机构可以组织健康讲座、义诊活动等，向社会普及疾病预防知识、健康生活方式等方面的科学知识，引导人们养成良好的健康习惯。通过宣传健康知识，医疗机构可以帮助更多的人了解和掌握自我保健方法，减少疾病的发生，提高整体健康水平。

国有企业医疗机构可以积极参与扶贫助困工作，关注弱势群体的健康需求。医疗机构可以开展义诊、送医下乡等活动，为贫困地区的居民提供免费或优惠的医疗服务，帮助他们解决基本的医疗需求。医疗机构还可以与相关部门合作，开展健康扶贫项目，为贫困地区提供医疗设备、培训医务人员等支持，提升当地医疗水平，改善群众的健康状况。

国有企业医疗机构还可以积极参与灾害救援和应急医疗工作，为社会提供紧急救治服务。面对突发的自然灾害或突发事件，医疗机构可以迅速组织医疗队伍，投入到灾区救援工作中。通过提供紧急救护、医疗救治等服务，医疗机构能够最大限度地减少灾害造成的伤亡和损失，保障人民群众的生命安全和身体健康。

国有企业医疗机构还可以积极推动医疗科研和技术创新，为社会进步做出贡献。医疗机构可以加强与科研院所、高校等的合作，开展前沿医学研究，推动医疗技术的进步和应用。通过不断创新和提高医疗水平，医疗机构能够为社会提供更先进、更有效的医疗服务，改善人民群众的生活质量。

二、企业社会责任实践

国有企业医疗机构在人力合规风险防控方面的社会责任主要包括以下几个方面。

（一）依法合规运营

国有企业医疗机构应当以依法合规运营为基础，遵守相关法律法规，建立健全的内部制度和管理机制，确保医疗机构的运营合法合规。同时，还应加强内部监督和外部审计，及时发现和纠正问题，提升医疗机构的管理水平和服务质量。

国有企业医疗机构应严格遵守国家法律法规和行业规范。医疗机构需要了解、掌握并履行与医疗服务相关的法律法规要求，包括但不限于医疗机构管理条例、医疗广告管理办法、患者权益保护法等。医疗机构要建立健全的内部合规制度，确保医疗活动符合法律法规的要求。

国有企业医疗机构应加强内部监督和风险防控。医疗机构应建立健全内部监督机制，明确职责分工，强化对各个环节的监管和控制。医疗机构还应建立风险管理体系，识别和评估潜在风险，并采取相应的措施进行防范和控制。通过加强内部监督和风险防控，医疗机构可以及时发现和解决问题，确保运营活动的合法性和规范性。

（二）提供高质量的医疗服务

国有企业医疗机构应当重视提供高质量的医疗服务，通过加强医务人员的培训和专业素养的提升，推动医疗技术的创新和应用，为患者提供安全、有效、便捷的医疗服务。

国有企业医疗机构应注重医务人员的培训和专业素养的提升。医疗机构应建立完善的培训体系，定期组织医务人员参加各类学术会议、培训班等，更新知识、提升技能。医疗机构还应鼓励医务人员积极参与科研项目，推动医学科技的发展和应用。通过不断提升医务人员的专业水平和素养，医疗机构能够提供更精准、安全、高效的医疗服务。

国有企业医疗机构应推动医疗技术的创新和应用。医疗机构可以积极引进和采用最新的医疗设备和技术，提升诊断和治疗水平。同时，医疗机构还应鼓励医务人员参与科研项目，推动医学科技的进步。通过不断推动医疗技术的创新和应用，医疗机构能够提供更先进、更有效的治疗方案，改善患者的治疗效果和生活质量。

国有企业医疗机构应注重提高服务质量和安全性。医疗机构应建立健全的质控体系，加强对医疗过程和结果的监测和评估，及时发现和纠正问题。同时，医疗机构还应加强患者安全管理，确保医疗服务的安全性和可靠性。通过提供安全、有效、便捷的医疗服务，医疗机构能够获得患者的信任和满意度，提升自身的竞争力和声誉。

（三）关注患者权益

国有企业医疗机构应当充分关注患者的权益，保护患者的合法权益。为此，医疗机构需要加强医患沟通，提高患者满意度，并确保医疗过程的透明、公正和公平。

国有企业医疗机构应尊重患者的自主选择权。医疗机构应为患者提供多样化的医疗服务和治疗方案，让患者有权利自主选择适合自己的医生、医院和治疗方式。医务人员应充分尊重患者的意愿和决策，不强迫患者接受不必要的检查或治疗。通过尊重患者的自主选择权，医疗机构能够增强患者的参与感和满意度。

国有企业医疗机构应确保医疗过程的透明、公正和公平。医疗机构应建立健全的投诉处理机制，及时受理和解决患者的投诉和纠纷。医务人员应按照规定行使职责，不得违反职业道德和伦理原则。医疗机构还应加强内部监督和外部评估，确保医疗过程的透明性和公正性。通过确保医疗过程的透明、公正和公平，医疗机构能够提升患者对医疗服务的信任和满意度。

第二节　社区参与与公益活动

社区参与和公益活动是国有企业医疗机构履行社会责任的重要方面。通过积极参与社区事务，国有企业医疗机构能够更好地服务社区居民，推动社区发展，提升自身形象和声誉。

社区是国有企业医疗机构的服务对象，也是其存在的基础和来源。积极参与社区事务可以加强与社区居民的联系，了解他们的需求和诉求，为他们提供更好的医疗服务。社区参与还可以促进社区的发展和繁荣，提高社区居民的生活质量。因此，国有企业医疗机构应当将社区参与作为一项重要的社会责任。

公益活动是国有企业医疗机构履行社会责任的另一重要方面。通过开展公益活动，国有企业医疗机构能够为弱势群体提供帮助和支持，推动社会公平和谐发展。公益活动也可以增强员工的凝聚力和使命感，提升企业的社会形象和品牌价值。

一、社区参与的方式

国有企业医疗机构可以通过多种方式参与社区事务，包括但不限于以下几种方式。

（一）提供免费健康咨询和体检服务

通过定期在社区设立免费健康咨询和体检站，国有企业医疗机构能够为社区居民提供全面的健康服务，包括健康咨询、体检和疾病预防知识的宣传等。

提供免费健康咨询可以帮助社区居民了解自身的健康状况，并获得专业医生的建议和指导。国有企业医疗机构可以派遣医生和护士到社区设立咨询站，为居民提供个性化的健康咨询服务。居民可以就自身的健康问题咨询医生，了解疾病的预防和治疗方法，以及日常保健的注意事项。这样可以提高社区居民的健康意识和健康水平，使他们更好地管理自己的健康。

提供免费体检服务可以帮助社区居民及早发现潜在的健康问题。国有企业医疗机构可以在社区设立体检站，为居民提供免费的常规体检服务。通过体检，可以发现一些潜在的健康问题，如高血压、糖尿病等，并及早采取相应的治疗和干预措施，避免疾病的进一步恶化。体检还可以帮助居民了解自身的健康状况，促使他们更加重视个人健康，积极改善生活方式，预防慢性病的发生。

（二）开展健康教育活动

开展健康教育活动是国有企业医疗机构积极参与社区事务的另一重要方式。通过组织健康教育讲座、培训班等活动，国有企业医疗机构能够向社区居民普及健康知识，提高他们的健康素养。

组织健康教育讲座可以有效地传递健康知识和信息。国有企业医疗机构可以邀请专业医生或健康专家来社区进行健康讲座，向居民介绍常见疾病的预防、早期发现和治疗方法，以及健康生活方式的培养等内容。通过讲座的形式，居民可以了解到最新的医学研究成果和健康管理方法，增强自身的健康意识，改变不良的生活习惯，提高自己的健康水平。

举办健康培训班可以提供更为深入的健康知识和技能。国有企业医疗机构可以组织针对特定人群的健康培训班，如孕产妇健康培训、老年人健康培训等。通过培训班，居民可以学习到更具体的健康知识和技能，提高自己的健康素养。还可以通过培训班的形式，传授一些实用的健康管理技巧，如合理膳食、科学运动、心理调节等，帮助居民更好地维护自身的健康。

国有企业医疗机构还可以制作宣传资料、发布健康科普文章等方式，通过多种渠道向社区居民传递健康信息。制作宣传资料可以以图文并茂的形式向居民介绍常见疾病的预防、治疗和保健方法，使信息更加直观易懂。发布健康科普文章则可以利用互联网平台，将健康知识传播给更广大的受众群体。这样可以扩大健康教育的影响力，促进更多居民了解和关注自身的健康问题。

（三）参与社区义诊和志愿者活动

通过派遣医生和护士参与社区义诊和志愿者活动，国有企业医疗机构能够为社区居民提供免费的医疗服务，解决他们看病难、看病贵的问题，同时也能提升医疗机构在社区中的声誉和影响力。

参与社区义诊可以为居民提供免费的医疗服务。国有企业医疗机构可以定期组织或参与社区义诊活动，在社区设立义诊站，为居民提供免费的诊断、治疗和咨询服务。医生和护士可以根据居民的需要，进行常见疾病的诊断和治疗，提供必要的药物和建议。这样可以有效地解决社区居民看病难的问题，减轻他们的经济负担，提高他们的医疗保障水平。

参与志愿者活动可以提升国有企业医疗机构在社区中的声誉和影响力。国有企业医疗机构可以派遣医生和护士参与各类志愿者活动，如社区健康义诊、灾难救助等。通过积极参与志愿者活动，医疗机构不仅可以为社区居民提供实际的帮助，也能够展现出自己的社会责任感和公益意识。这样可以提升医疗机构在社区中的形象和声誉，增加居民对医疗机构的信任和支持。

参与社区义诊和志愿者活动也有助于加强医生和护士的专业素养和服务意识。通过参与社区义诊，医生和护士可以接触到更多不同类型的患者，提高他们的临床技能和沟通能力。参与志愿者活动还能够增强医务人员的使命感和责任感，激发他们对医疗事业的热情和动力。这样可以提升医疗团队的整体素质，为居民提供更加优质的医疗服务。

（四）建立健康档案和定期回访

通过与社区居民建立个人健康档案，并定期进行回访，医疗机构可以了解居民的身体状况和医疗需求，提供个性化的医疗服务，及时发现和预防潜在的健康风险。

建立个人健康档案可以全面记录居民的健康信息。国有企业医疗机构可以与社区居民签署健康档案协议，收集居民的基本信息、过敏史、疾病史、家族史等相关健康数据。这样可以形成一个完整的健康档案，为医疗机构提供居民的个人健康信息，为日后的医疗服务提供参考依据。同时，健康档案也可以方便医疗机构对居民的健康情况进行跟踪和分析，及时发现潜在的健康问题。

定期回访可以了解居民的身体状况和医疗需求。国有企业医疗机构可以定期与居民进行电话回访或上门走访，了解他们的健康状况、用药情况和就医需求等。通过回访，可以及时掌握居民的身体变化和健康问题，为其提供个性化的医疗服务。回访也可以建立医患关系的良好沟通渠道，增加居民对医疗机构的信任和依赖。

最后，建立健康档案和定期回访有助于发现和预防潜在的健康风险。通过分析居民的健康数据和回访结果，医疗机构可以识别出高风险群体，并采取相应的干预措施。例如，针对高血压患者，医疗机构可以定期提醒他们测量血压、服药，并提供相关的健康指导。这样可以有效地预防慢性病的恶化，提高居民的生活质量。

二、公益活动的方式

国有企业医疗机构可以通过多种方式开展公益活动，包括但不限于以下几种方式。

（一）捐赠物资和资金

通过向贫困地区、灾区、福利院等捐赠物资和资金，国有企业医疗机构可以帮助他们改善生活条件和健康状况，同时也可以积极参与各类公益募捐活动，为需要帮助的群体提供支持。

通过向贫困地区、灾区、福利院等捐赠物资和资金，国有企业医疗机构可以帮助他们改善生活条件和健康状况。医疗机构可以向这些地区捐赠医疗设备、药品、卫生用品等物资，为当地的医疗机构和居民提供必要的支持和帮助。医疗机构还可以向贫困地区提供资金援助，用于改善基础设施建设、救助贫困患者等方面，提高当地居民的生活质量和医疗保障水平。

国有企业医疗机构还可以积极参与各类公益项目的合作与支持。医疗机构可以与公益机构、社会组织、学校等合作，开展公益项目，如健康宣传教育、疾病防控活动等。通过合作与支持，医疗机构可以将自身的专业知识和资源投入到公益事业中，为社会提供更加全面、优质的服务。

（二）扶助贫困学生和残障人士

通过设立助学基金、提供就业机会和培训计划，国有企业医疗机构可以帮助贫困学生完成学业，帮助残障人士融入社会，改善他们的生活状况，并提高他们的自尊和自信。

国有企业医疗机构可以设立助学基金，资助贫困学生完成学业。医疗机构可以通过募捐、捐款等方式筹集资金，设立专门的助学基金。这样可以为贫困学生提供经济上的帮助，解决他们因家庭经济困难而无法继续教育的问题。助学基金可以用于支付学费、购买学习用品、提供生活补助等方面。通过资助贫困学生完成学业，医疗机构不仅可以改善他们的教育条件和机会，还能够为他们的未来发展奠定坚实的基础。

国有企业医疗机构可以提供就业机会和培训计划，帮助残障人士融入社会。医疗机构可以制定相关的招聘政策，为残障人士提供适合他们能力和特长的工作岗位。同时，医疗机构还可以开展培训计划，提供专业技能和知识的培训，帮助残障人士提升自身的就业竞争力。通过这些举措，医疗机构可以促使残障人士融入社会，发挥自身的价值和才能，实现自己的人生目标。

国有企业医疗机构还可以积极倡导包容和关爱的社会氛围，消除对贫困学生和残障人士的歧视和偏见。医疗机构可以开展公益宣传活动，向公众普及贫困学生和残障人士的情况和需求，呼吁社会各界共同关注、支持和帮助他们。通过宣传教育，可以增强公众对于弱势群体的理解和关心，凝聚社会的力量，共同营造一个包容、温暖的社会环境。

（三）设立公益基金和慈善机构

通过设立公益基金，国有企业医疗机构可以筹集资金用于资助社会公益事业，并通过慈善机构的管理，确保捐赠资金的合理使用。

设立公益基金可以有效地筹集资金用于资助社会公益事业。国有企业医疗机构可以通过内部募捐、企业捐款等形式，将资金汇集到公益基金中。这些资金可以用于支持贫困救助、灾难救援、健康教育、科学研究等各类公益项目。通过设立公益基金，医疗机构可以集中资源，更加有效地开展公益活动，为社会提供更多的帮助和支持。

通过设立慈善机构，可以更好地管理和运营公益基金。国有企业医疗机构可以成立专门的慈善机构，负责管理公益基金的筹集、分配和使用。慈善机构可以制定相应的管理规范和流程，确保捐赠资金的合理使用和透明运作。慈善机构还可以与其他公益组织、社会团体等建立合作关系，共同开展公益项目，提高公益活动的影响力和效果。

设立公益基金和慈善机构还可以促进医疗机构的社会责任和企业形象的建设。国有企业医疗机构通过积极参与公益事业，展现出自身的社会责任感和公益意识，树立起良好的企业形象。这样可以增加公众对医疗机构的信任和支持，提升医疗机构在社会中的声誉和影响力。

第三节 环境保护与可持续发展

随着社会的发展和进步，人们对于环境保护和可持续发展的重要性有了更深刻的认识。作为国有企业医疗机构，不仅要承担提供医疗服务的责任，还应当积极履行社会责任，关注环境保护和可持续发展。

一、节能减排

随着全球经济的快速发展和人口的不断增加，能源消耗量也在不断增加，给环境带来了巨大的压力。为了保护环境、实现可持续发展，节能减排成为了当今世界各国共同面临的重要任务之一。作为国有企业医疗机构，应当积极履行社会责任，努力推动节能减排工作的开展。

（一）优化能源利用

国有企业医疗机构可以通过设备的升级和改造来优化能源利用。对于老旧的设备，可以考虑替换为更节能的新型设备。这些新型设备在设计上注重能效，能够在满足医疗需求的同时降低能源消耗。例如，采用能效更高的医疗设备，如低功率 X 射线机、高效节能手术室设备等，有效减少能源的使用量。

医疗机构可以选择使用更节能的设备和技术来降低能源消耗。例如，在照明方面，可以使用LED节能灯具代替传统荧光灯，LED灯具具有更高的能效和寿命，能够显著减少电力的消耗。在空调系统方面，可以采用高效的空调设备，如变频空调或以太阳能为能源的空调系统，通过调整温度和湿度来提高能源利用效率。

医疗机构还可以通过优化能源管理系统来降低能源消耗。建立智能能源监测设备和系统，对医疗机构的能源使用情况进行实时监控和分析，帮助识别能源浪费的问题，并采取相应的措施进行调整。例如，通过合理的能源计量和分析，可以发现能源消耗较大的区域或设备，并进行针对性的优化措施，从而降低能源消耗。

（二）提升员工节能意识

国有企业医疗机构应当重视员工的节能意识培养。除了设备的节能改造之外，通过开展节能宣传教育活动和组织员工参与节能减排行动等方式，可以引导员工养成良好的节能习惯。这些宣传教育活动可以包括举办专题讲座、发布节能宣传海报和制作宣传视频等，以提高员工对节能的认知和重视程度。

医疗机构可以制定具体的节能减排措施，并要求员工积极参与其中。例如，在使用电力和水资源方面，员工应被教育和引导合理利用，避免浪费。他们可以被告知如何正确使用灯光，关注电源是否关闭，以及如何减少洗手间和其他区域的用水量。医疗机构还可以建立能源管理制度，要求员工在离开办公室时关闭电器设备，确保节能措施得到有效执行。

同时，为了进一步激发员工的参与和积极性，医疗机构可以设立奖励制度来表彰那些在节能减排方面做出积极贡献的员工。这可以是一些小型的奖励，如表彰信、奖金或其他福利待遇。通过这样的激励措施，员工将被鼓励更加努力地参与节能行动，并将其视为一项重要的责任和义务。

（三）推广绿色出行

国有企业医疗机构应当建立员工出行管理制度，以推广绿色出行方式。该制度可以包括鼓励员工选择公共交通工具、步行或骑行等环保出行方式，并限制个人汽车的使用频率。医疗机构可以组织员工培训，提供相关信息和指导，帮助员工了解和选择适合的绿色出行方式。

为了支持员工的绿色出行，医疗机构可以采取一系列措施提供便利条件。例如，医疗机构可以为员工提供充足的停车位，尤其是针对绿色交通工具如自行车和电动车的停车位。医疗机构还可以建设骑行设施，例如骑行道和自行车停车架，方便员工选择骑行作为通勤方式。这些举措将为员工提供更加便利和安全的绿色出行环境。

医疗机构可以与公共交通部门合作，为员工提供出行补贴或优惠。例如，医疗机构可以与当地公交公司签订合作协议，为员工提供公交车票的折扣或补贴。这将鼓励员工选择公共交通工具，减少个人汽车的使用，从而降低交通对环境造成的影响。

医疗机构还可以组织推广活动，宣传绿色出行的重要性和好处。可以举办绿色出行主题讲座、制作宣传海报和宣传视频等，增强员工对绿色出行的认知和意识。同时，医疗机构可以与其他企业或社区合作，共同推广绿色出行，形成良好的社会氛围。

（四）加强能源管理与监测

国有企业医疗机构应当建立一个完善的能源管理体系。这包括确定能源管理的责任部门和人员，并制定相应的管理规范和流程。通过建立能源管理团队或委员会，可以确保能源管理工作得到专门负责和协调，促进能源管理工作的顺利进行。

医疗机构应当加强对能源数据的采集、分析和监测。可以借助现代化的信息技术手段，如智能计量系统、传感器和数据采集设备等，实时获取医疗机构的能源消耗情况。通过对能源数据的收集和分析，可以深入了解能源使用的模式和趋势，及时发现和纠正能源浪费行为。

医疗机构还可以引入能源管理系统，以提高能源管理的精细化水平。能源管理系统可以帮助医疗机构实现能源消耗的实时监测和优化控制。通过对能源消耗数据的分析和比对，可以找出能源浪费的原因和问题，并提出相应的节能减排方案。同时可以设置预警机制，一旦发现异常的能源消耗情况，及时发出警报并采取相应的措施。

医疗机构还可以加强能源管理与监测的宣传和培训工作。通过开展能源管理知识培训和技术交流活动，提高员工对能源管理的认识和理解。医疗机构可以组织定期的能源管理会议或研讨会，分享成功的案例和经验，促进能源管理的不断改进和创新。

（五）开展节能减排宣传活动

国有企业医疗机构可以通过举办节能减排知识讲座来提高公众对于节能减排的认识和重视程度。这些讲座可以由专业人士或相关机构的代表进行，内容涵盖节能减排的基本概念、方法和技巧等。通过生动的讲解和实际案例的分享，可以增加公众对于节能减排的了解，并激发他们参与节能减排的积极性。

医疗机构可以发布宣传材料，如海报、宣传册和宣传视频等，向公众传递节能减排的重要信息和方法。这些宣传材料可以放置在医疗机构的公共区域，如大厅、候诊室和走廊等，以便更多的人看到和获取。宣传材料可以包括节能减排的基本知识、实用的节能技巧和能源消耗数据的对比等内容，以引起公众的关注和行动。

医疗机构可以开展社区互动活动，与当地居民共同参与节能减排倡导工作。可以组织志愿者团队，走进社区开展节能减排宣传活动，如分发宣传材料、组织座谈会和开展节能讲座等。通过与居民面对面的交流，可以更加直观地传递节能减排的信息，并鼓励居民在日常生活中采取节能措施。

医疗机构还可以与其他相关组织合作，共同开展节能减排倡导活动。可以与当地政府部门、环保组织和社区团体等建立合作关系，共同策划和组织节能减排宣传活动。例如，可以参与或举办节能减排主题的研讨会、展览和活动，加强合作伙伴之间的信息共享和资源整合，形成良好的社会氛围和合力。

二、资源合理利用

（一）建立科学的废弃物分类与处理制度

国有企业医疗机构应当建立科学的废弃物分类和处理制度。这需要明确不同类型的废弃物，并对其进行分类标识，如纸张、塑料、玻璃、金属和医疗废物等。医疗机构可以设置相应的垃圾桶或容器，用于分别收集不同类型的废弃物。同时，医疗机构还需制定相关的操作规范和流程，确保废弃物分类工作的顺利实施。

医疗机构应采取相应的处理措施，以实现废弃物资源的合理利用。对于可回收的废弃物，如纸张、塑料和金属等，医疗机构可以与专业的回收机构合作，将其送往回收站进行再利用。医疗机构还可以鼓励员工参与废物回收活动，通过内部的回收机制来促进废弃物的再利用。对于能源类废弃物，如食品残渣和纸张，医疗机构可以将其用于生物能源发电或生物质肥料的制作，实现废物资源化利用。

医疗机构可以开展废物资源化利用项目，进一步提高资源利用效率。例如，医疗机构可以与相关企业或组织合作，将一些特定的废弃物转化为有价值的产品或材料。这包括将医疗废物进行无害化处理，并将其转化为可用于其他行业的原材料。通过开展废物资源化利用项目，不仅可以减少资源的浪费，还可以创造新的经济价值和就业机会。

医疗机构还应加强对员工和患者的废弃物分类和处理知识的宣传和培训。通过举办废弃物分类知识讲座、发布宣传材料和开展内部培训等方式，提高员工和患者对于废弃物分类工作的认知和参与度。医疗机构可以制定相应的奖励措施，鼓励员工和患者积极参与废弃物分类和处理工作，形成良好的废弃物管理氛围。

（二）推广绿色采购和循环经济模式

国有企业医疗机构应当注重绿色采购，在采购过程中选择环保、节能、可再生的产品和设备。在制定采购计划时，医疗机构可以明确环保要求，并优先考虑符合环保标准的供应商和产品。例如，选择能源效率高、无毒害物质的电器设备，使用环保材料的办公用品等。通过推广绿色采购，医疗机构可以减少对环境的负面影响，促进可持续发展。

医疗机构可以积极探索循环经济模式，在资源消耗和废弃物产生的各个环节中寻找循环利用的机会。例如，医疗机构可以与相关机构或企业合作，将过期药品进行回收和处理，以避免对环境和人类健康的潜在风险。医疗机构还可以考虑将废弃的医疗设备进行二次利用，通过修复、改造或重新设计，使其具有再次使用的价值。这样不仅可以延长设备的使用寿命，减少资源的浪费，还可以降低医疗机构的运营成本。

医疗机构可以与供应商和厂商合作，共同推动循环经济的实践。可以要求供应商提供回收和再利用的方案，确保废弃产品和材料得到妥善处理。同时，医疗机构还可以与厂商合作开展产品回收和再制造计划，鼓励用户将使用完毕的产品返还给厂商进行再加工或再生产。通过这样的合作方式，可以实现资源的最大化利用，促进循环经济的发展。

（三）倡导绿色生活方式

国有企业医疗机构应当开展环保教育宣传活动，倡导员工和患者采取绿色生活方式。医疗机构可以为员工和患者提供绿色生活指导，帮助他们实现可持续生活方式。例如，可以制作绿色生活手册或宣传单页，包括如何选择环保产品、如何减少能源消耗和垃圾产生等实用的建议和技巧。医疗机构还可以设立绿色生活咨询服务，为员工和患者解答相关问题，提供个性化的绿色生活建议。

同时，医疗机构也应在自身的运营管理中树立榜样，积极采取措施减少资源的浪费。例如，可以限制纸质文档的使用，鼓励电子病历的推广和使用。医疗机构可以引入电子签名系统、电子化报告和单据等，减少纸张的消耗。

医疗机构可以设立绿色奖励制度，鼓励员工和患者在绿色生活方面做出积极贡献。例如，可以设置节能减排竞赛或绿色行为评选，表彰那些在资源节约、环境保护方面有突出表现的个人或团队。通过这样的奖励措施，将激发员工和患者的积极性，促使他们更加关注和实践绿色生活方式。

三、绿色建筑与环境美化

（一）选择环保材料和技术

国有企业医疗机构在新建或改造建筑时应优先选择符合环保标准的建筑材料。可以选择低碳混凝土、可再生能源设备等环保材料，以降低对自然资源的消耗和环境的影响。还可以选择使用无毒害物质的涂料、地板材料等，减少室内空气污染的风险。通过采用环保材料，医疗机构可以降低碳排放和能源消耗，促进建筑行业向可持续发展转型。

医疗机构可以引入节能、环保的建筑技术，提高能源利用效率和环境性能。例如，可以安装太阳能光伏系统，将阳光转化为可再生能源，供电和供热给建筑设施。这样可以减少对传统能源的依赖，降低能源消耗和碳排放。同时，医疗机构还可以采用雨水收集利用系统，将雨水用于植物灌溉、厕所冲洗等，减少自来水的使用量。这些技术的应用将有效提高建筑的能源利用效率，减少对环境的负面影响。

（二）引入自然光线和新风系统

国有企业医疗机构应注重室内环境设计，以最大限度地引入自然光线。可以通过合理设置建筑的窗户、采光井和天窗等，将更多的自然光线引入室内空间。这不仅可以提供良好的照明效果，减少对人工照明的需求，还能提升员工和患者的舒适感和生活质量。在设计过程中，还需注意防止阳光直射和反射造成的不适，例如使用遮阳设施或调整窗帘等。

医疗机构可以配置新风系统，保证室内空气的流通和质量。新风系统能够将室外新鲜空气引入建筑内部，并排出室内污浊空气，从而实现室内空气的循环更新。通过控制新风系统的通风量和换气频率，可以有效去除污染物、异味和细菌等有害物质，提供清新、健康的室内环境。新风系统还可配备高效过滤器，过滤空气中的颗粒物和有害物质，进一步提升室内空气质量。

医疗机构应合理规划和布局室内空间，以充分利用自然光线和新风系统的效果。可以将办公区域、就诊区域等设置在靠近窗户的位置，让更多的自然光线能够进入室内。同时，可以将会议室、休息区等设置在靠近采光井或天窗的位置，以获得更好的采光效果。对于新风系统，需要合理安排通风口和出风口的位置，确保室内空气能够有效循环，并避免产生不适或噪音问题。

除了建筑设计方面的考虑，医疗机构还应加强对员工和患者的健康教育，提倡开窗通风和户外活动，增加阳光曝晒和呼吸新鲜空气的机会。定期进行空气质量检测，并根据结果采取相应的措施，如增加通风次数或调整新风系统的运行模式等，以保障室内空气质量的良好。

（三）园林绿化和景观美化

国有企业医疗机构可以进行院内的园林绿化工作，增加植被覆盖。可以选择适宜的树木、灌木和花草进行种植，营造一个绿意盎然的环境。这不仅能够提供清新的空气和良好的氛围，还能够缓解城市的热岛效应，改善微气候，降低周围温度，并吸收噪音和粉尘等有害物质。医疗机构还可以设置休闲区、步道和户外座椅等设施，为员工和患者提供一个舒适、宜人的休息场所。

医疗机构可以设计和布置景观元素，如小型花园、水景等，增加空间的美感和舒适度。可以通过合理的布局和选择合适的植物，打造出具有视觉吸引力和观赏价值的景观。

水景可以是喷泉、小型湖泊或人工溪流等，给人们带来舒缓的感受和视觉享受。可以在景观中添加艺术装置、雕塑和照明等元素，以增加空间的艺术性和趣味性。

医疗机构还可以注重植物的生态适应性和可持续管理。选择具有抗污染、耐旱、耐寒等特点的植物，以减少对水资源和施肥的需求，降低养护成本，并避免使用农药和化肥对环境造成负面影响。可以采用自然的排水系统和雨水收集利用系统，合理利用雨水，减少对城市排水系统的负担。

医疗机构还应定期进行园林绿化的养护和管理工作。保持植被的健康状态，修剪树木和花草，清除杂草和枯叶，确保景观的整洁和美观。可以组织专门的园林绿化团队或委员会，负责制定养护计划和安排相应的养护人员。

第十五章　国有企业医疗机构人力合规风险防控的经济效益分析

第一节 成本与效益评估

国有企业医疗机构需要进行人力合规风险防控，以降低风险发生的概率并减少潜在损失。然而，人力合规风险防控也需要投入相应的成本，因此需要进行成本与效益的评估，以便决策者能够全面了解其带来的收益与代价。

一、成本评估

在任何组织或企业的运营过程中，成本都是一个重要的考虑因素。对于国有企业医疗机构来说，成本评估尤为重要，因为它们需要投入大量资源来提供医疗服务和保障员工健康。

（一）人力成本

人力成本是国有企业医疗机构最主要的成本之一。这包括医生、护士、技术人员等专业人员的薪酬、福利和培训费用。还包括管理人员和行政人员的成本。

国有企业医疗机构需要投入足够的人力资源来满足日常运营需求，并确保良好的服务质量和医疗安全。在进行人力成本评估时，首先需要考虑不同职位的薪资水平。医生、护士等高级专业人员通常具有较高的薪资要求，而管理人员和行政人员的薪资相对较低。还需要考虑到培训费用。医疗行业处于不断发展和变化中，医务人员需要持续学习和更新知识，因此培训费用是必不可少的成本。还需要考虑相关福利和保险费用，如社会保险、医疗保险、养老金等。

人力成本的评估应该综合考虑以上因素，并根据不同职位的需求和市场行情进行合理的设置。在进行成本评估时，还需要考虑到人力资源的有效利用和管理，以提高效率和降低成本。例如，通过合理安排工作时间和轮班制度，医疗机构可以最大限度地发挥人力资源的作用，减少加班和超时工资的支出。

（二）设备和设施成本

国有企业医疗机构为了提供高质量的医疗服务，需要购买和维护各种医疗设备和设施。这些设备和设施包括医疗器械、仪器设备、药品等，它们在医疗过程中起着关键的作用。

设备和设施成本的评估首先需要考虑到购买费用。不同类型的医疗设备和设施价格差异较大，从普通诊断设备到先进的手术设备，其价格可能相差数倍甚至更多。因此，在进行成本评估时，需要考虑到医疗机构所需设备和设施的种类和数量，并根据市场行情和供应商报价进行合理的估算。

除了购买费用，还需要考虑到设备的维护费用。设备和设施在使用过程中需要定期维护和保养，以确保其正常运转和延长使用寿命。维护费用包括设备维修、零部件更换、日常保养等方面的支出。通过合理规划和管理维护工作，医疗机构可以降低维护费用并延长设备的使用寿命。

还需要考虑到设备的更新和升级费用。医疗技术不断发展和更新，新的设备和技术可能会更加先进和高效。因此，医疗机构需要定期评估和更新设备，以保持竞争力和提供最佳的医疗服务。更新和升级费用包括设备更换、软件升级、培训和技术支持等方面的支出。

还需要考虑到设备的折旧。设备和设施在使用过程中会逐渐损耗和老化，其价值会随时间的推移而下降。因此，需要将设备折旧纳入到成本评估中。折旧费用的计算通常基于设备的预计使用寿命和残值率，通过合理的折旧方法和政策，可以平摊设备的购买费用，并反映设备在使用过程中的价值变化。

（三）采购成本

国有企业医疗机构作为提供医疗服务的组织，需要采购大量的药品、医疗耗材和其他物资来支持日常运营。采购成本包括采购费用、物流费用以及库存管理费用等。

采购费用是指购买药品、医疗耗材和其他物资所需的费用。不同供应商的价格差异较大，因此在进行采购成本评估时，需要仔细比较不同供应商的价格，并选择性价比最高的供应商。还需要考虑到采购的数量和频率，以获得更好的批发价格和优惠条件。

物流费用是指将采购的物资从供应商处运送到医疗机构的费用。物流费用包括运输费用、仓储费用以及相关手续费用等。在评估物流费用时，需要考虑到物资的体积、重量以及运输距离等因素。通过合理规划物流渠道和优化运输方式，可以降低物流费用并提高物流效率。

还需要评估库存管理费用。医疗机构需要根据实际需求和使用情况合理管理库存，以避免库存积压和过期物资的浪费。库存管理费用包括仓储费用、保管费用以及库存盘点和管理人员的成本等。通过采用先进的库存管理技术和系统，医疗机构可以提高库存周转率，减少库存占用和浪费。

在进行采购成本评估时，还需要考虑到供应商的质量和信誉。药品和医疗耗材是直接关系到患者健康和安全的产品，因此供应商的质量和信誉至关重要。选择具有良好声誉和质量保证的供应商可以降低质量风险和售后服务问题，并最大限度地确保所采购物资的质量和合规性。

（四）运营成本

运营成本是国有企业医疗机构维持日常运营所需的费用，包括水电费、通信费用以及行政和办公支出等。这些成本在医疗机构的正常运作中不可或缺。

水电费是运营成本的重要组成部分。医疗机构需要使用大量的水和电来支持医疗设备的运行、照明和空调等。水电费用的评估应该考虑到不同地区的市场价格和用量情况。通过合理规划和管理能源使用，医疗机构可以降低水电费用，并提高资源利用效率。

通信费用也是运营成本的一部分。医疗机构需要保持与患者、合作伙伴和其他机构的良好沟通。通信费用包括电话费、网络费用以及通信设备的购买和维护费用等。通过合理选择通信服务提供商和采用节省通信费用的措施，医疗机构可以降低通信费用并提高工作效率。

还需要考虑行政和办公支出。行政和办公支出包括办公用品、人力资源管理费用、行政人员的薪酬以及办公设备的购买和维护费用等。通过合理采购办公用品、优化人力资源管理流程，医疗机构可以降低行政和办公支出，并提高运营效率。

在进行运营成本评估时，需要考虑到不同地区的市场价格差异和资源利用率。不同地区的水电费用和通信费用可能存在较大的差异，因此需要根据具体情况进行评估和调整。还需要评估运营效率和资源利用率，以降低不必要的运营成本。通过合理规划和管理运营流程，医疗机构可以减少浪费和重复工作，提高工作效率，从而降低运营成本。

在进行成本评估时，需要综合考虑成本与效益之间的关系。成本评估的目的不仅仅是确定投入的数量，还需要评估投入所带来的效益。例如，增加人力资源投入可能会提高服务质量和员工满意度，从而带来更好的口碑和市场份额。同时，还需要权衡不同成本项目之间的优先级，选择最具成本效益的方案。

在进行成本评估时，还需要考虑到长期效益和可持续发展。一些成本项目可能在短期内会增加负担，但从长远来看，它们可能会带来更大的效益。例如，投资于员工培训和发展可以提高医疗机构的竞争力和创新能力，为企业的可持续发展奠定基础。

二、效益评估

效益评估是对国有企业医疗机构运营和投资的结果进行综合评估的过程。通过评估各项投资或决策所带来的效益，可以为决策者提供重要的参考信息，帮助他们做出明智的决策。

（一）经济效益

经济效益是国有企业医疗机构最直接和常见的效益之一。它主要关注医疗机构的财务状况和利润水平。通过评估不同投资或决策对医疗机构的收入、成本和利润的影响，可以确定其经济效益。

在进行经济效益评估时，首先需要考虑投资额。不同投资项目的投资额度各不相同，例如引入新的医疗设备、扩建医疗设施等，都需要相应的资金投入。通过合理评估投资额，可以确保投资的可行性和回报的合理性。

还需要考虑回报周期。不同投资项目所带来的回报周期也会有所差异。一些投资项目可能会很快见到回报，而另一些项目则需要较长时间才能实现回报。在评估经济效益时，需要综合考虑投资回收期和投资回报率等指标，以确定投资的可持续性和经济效益。

还需要考虑成本节约和利润增长。通过改进管理流程、降低成本和提高工作效率，医疗机构可以减少开支并提高利润率。例如，优化资源配置、降低运营成本和提高效率，可以帮助医疗机构在不增加投资的情况下实现利润增长。

经济效益评估还应该考虑到风险因素。投资和决策可能伴随着一定的风险，如市场变化、政策调整等。在评估经济效益时，需要对潜在风险进行评估和管理，以确保投资和决策的可持续性和稳定性。

（二）社会效益

国有企业医疗机构作为社会公共服务的重要组成部分，其运营和投资所带来的社会效益也需要进行评估。社会效益主要关注医疗机构对员工、患者和社会的影响。

提供高质量的医疗服务可以改善员工和患者的健康状况，提高生活质量。医疗机构通过专业的医疗团队和先进的设备技术，能够提供准确、安全和有效的医疗诊疗服务，帮助患者恢复健康。同时，医疗机构还可以通过健康教育和预防保健等工作，促进公众健康意识的提升，减少疾病发生和传播。

加强医疗安全和合规性可以减少医疗事故和不当治疗的发生，保护患者的权益。医疗机构应建立完善的质量管理体系和安全控制措施，确保医疗过程中的安全和合规性。通过加强医疗安全培训、加强医疗质量监测和风险管理，医疗机构可以降低医疗事故的风险，提高患者的满意度和信任度。

社会效益的评估还应该综合考虑医疗机构的声誉、员工满意度、患者满意度以及社会认可度等因素。良好的声誉是医疗机构赢得患者信任和选择的重要基础，它反映了医疗机构在社会中的形象和声誉。员工满意度和患者满意度则体现了医疗机构对员工和患者的关爱和尊重程度。社会认可度则代表了社会对医疗机构的认可和支持程度，它与医疗机构的社会责任履行和公益活动密切相关。

在进行效益评估时，需要综合考虑不同效益之间的关系和权衡。不同类型的效益可能相互关联，相互影响。因此，在评估效益时，需要进行全面的分析和综合权衡。例如，经济效益和社会效益之间可能存在冲突，某些投资或决策可能在短期内对经济效益有利，但在长期内对社会效益产生负面影响。因此，需要权衡不同效益之间的优先级，并选择最具综合效益的方案。

在进行效益评估时，还需要考虑到时间因素和不确定性因素。一些效益可能在短期内就能够看到，而另一些效益可能需要较长时间才能实现。同时，由于市场和政策等因素的不确定性，某些效益的实现可能存在风险和变数。因此，在评估效益时，需要考虑到不同时间段和不确定性因素的影响。

第二节　风险投资与回报分析

在当前经济环境中，国有企业医疗机构面临着诸多人力合规风险，如人员管理不规范、员工违纪违法等问题。为了有效防控这些风险，国有企业医疗机构需要进行风险投资，并评估投资所带来的回报。

一、风险投资

（一）投资项目

国有企业医疗机构人力合规风险防控的投资项目包括但不限于以下几个方面。

1.员工培训

加强员工的职业道德教育和法律法规培训，提升员工的合规意识和法律素养。这可以通过举办培训讲座、开展案例分析和角色扮演等方式来实施。员工培训将帮助他们了解正确的职业行为准则，并在实践中应用这些准则。

2.内部监控系统

建立完善的内部监控体系，包括视频监控、门禁系统等实体设施，以及数据分析与挖掘技术。视频监控可以实时监管员工的行为和活动，门禁系统可以限制员工的进出时间和区域。数据分析与挖掘技术可以帮助发现异常模式和趋势，及时发现潜在的违规行为。这些措施将有助于预防和发现违规行为。

3.合规风险评估与咨询

聘请专业的合规咨询机构对医疗机构进行定期风险评估，并提供相应的合规咨询服务。合规咨询机构可以审查和分析医疗机构的内部流程和操作，确定潜在的合规风险，并提供具体的建议和指导。他们还可以帮助制定合规框架、培训员工和监测合规情况。

4.内部审计与监督

设立专门的内部审计部门，加强对医疗机构各项业务的审计与监督。内部审计可以帮助发现和纠正违规行为，确保医疗机构的运作符合法律法规要求。通过内部监督，可以及时调整和完善合规措施，减少合规风险的发生。

（二）投资金额

投资金额的确定取决于具体情况，并需要综合考虑医疗机构的规模、人员数量以及现有合规措施等因素。一般来说，投资金额较大的项目主要包括建设内部监控系统和聘请合规咨询机构，而投资金额较小的项目则涉及员工培训以及内部审计与监督。

对于投资金额较大的项目，建设内部监控系统是非常重要的。这意味着投资者需要购买先进的监控设备和软件，以确保对医疗机构内部活动进行实时监测和记录。还需要投入资金用于建立数据分析和报告系统，以便对监控数据进行分析和解读。

聘请合规咨询机构也是一个重要的投资方向。合规咨询机构能够为医疗机构提供专业的法律和合规建议，帮助机构制定有效的合规政策和流程。投资者需要支付咨询费用，并可能需要与咨询机构签订长期合作协议，以确保持续获得专业支持和指导。

对于投资金额较小的项目，员工培训是一个重要的方面。投资者需要提供培训课程，以增强员工对合规政策和流程的理解和遵守能力。这可能涉及聘请专业培训机构或外部顾问，以确保培训内容的质量和有效性。

投资者还应考虑进行内部审计与监督。这意味着投资一些资源用于组建内部审计团队或雇佣外部审计机构，以定期检查医疗机构的合规情况，并确保各项措施得到有效执行。

二、回报分析

（一）风险降低

通过进行人力合规风险防控的投资，国有企业医疗机构可以有效降低相关风险，减少因违规行为而导致的法律诉讼风险和财务风险。遵守法律法规，确保员工的职业道德和行为规范，有助于维护企业的声誉和形象。

在当前复杂多变的市场环境下，国有企业医疗机构面临着各种潜在风险。这些风险可能来自于政策变化、市场竞争、员工行为等方面。然而，通过进行人力合规风险防控的投资，国有企业医疗机构可以有效降低这些风险，实现长期可持续发展。

通过建立健全的内部控制和管理制度，国有企业医疗机构可以规范员工行为，减少违规风险。制定并执行严格的职业道德和行为规范，加强员工培训和教育，提高员工的法律意识和合规意识，有助于预防违规行为的发生。建立完善的风险管理体系，包括风险识别、评估、控制和监测，可以及时发现和应对潜在的违规风险，防止其对企业造成严重损失。

遵守法律法规是国有企业医疗机构降低风险的关键。合规经营不仅可以避免因违反法律法规而面临的罚款和处罚，还可以维护企业的声誉和形象，提升市场竞争力。国有企业医疗机构应密切关注相关政策的变化，确保自身的经营行为符合法律法规要求。建立专门的合规团队或委员会，负责监督和推动合规工作的开展，对存在的问题进行及时整改，并与监管机构保持良好的沟通和合作，共同维护市场秩序和公平竞争环境。

最后，通过投资人力合规风险防控，国有企业医疗机构可以有效减少财务风险。合规经营能够提高企业的透明度和规范性，降低财务造假和违规操作的风险，增加投资者和合作伙伴的信任度。这不仅有利于吸引更多的资金和资源，支持企业的发展，还可以降低融资成本，提高资本效率。

（二）经济效益

人力合规风险防控的投资也能够带来经济效益。减少违规行为可以降低企业的罚款和赔偿金额，节省财务成本。通过建立健全的内部控制和管理制度，国有企业医疗机构可以规范员工行为，减少违规风险。这样一来，企业不仅能够避免因违法违规行为而面临的高额罚款，还能够减少可能产生的赔偿费用。这些节省下来的财务成本可以用于其他方面的投资或提高企业的盈利能力。

提升员工的素质和能力，有助于提高医疗服务的质量和效率，增加患者的满意度和忠诚度，从而增加医疗机构的收入。通过加强员工培训和教育，提高他们的专业知识和技能水平，国有企业医疗机构能够提供更加优质的医疗服务，满足患者的需求。良好的医疗服务和积极的口碑宣传将吸引更多的患者前来就医，增加医疗机构的收入来源。提高医疗服务的效率也能够增加患者的就诊次数和就诊时长，进一步提升收入水平。

除了直接的经济效益，人力合规风险防控还可以为国有企业医疗机构带来更多的商业机会和合作伙伴。合规经营可以提高企业的透明度和规范性，增强市场竞争力。这将使得医疗机构更受投资者和合作伙伴的青睐，吸引更多的资金和资源支持企业的发展。与此同时，合规经营也能够降低融资成本，提高资本效率，为企业的扩张和创新提供更多的机会。

（三）持续发展

通过人力合规风险防控的投资，国有企业医疗机构可以建立良好的企业文化和管理制度，促进组织内部的和谐与稳定。这有助于吸引优秀的人才加入医疗机构，提升整体竞争力，实现可持续发展。

通过注重人力合规风险防控，国有企业医疗机构能够树立起诚信守法的企业形象。遵守法律法规、尊重职业道德和行为规范，建立健全的内部控制和管理制度，将有利于营造良好的企业文化。这样的企业文化将吸引那些看重企业价值观和社会责任感的优秀人才加入医疗机构。优秀的人才不仅具备专业知识和技能，还具备团队合作和创新能力，他们的加入将极大地提升医疗机构的整体竞争力和核心竞争力。

人力合规风险防控的投资还可以促进医疗机构的持续创新和发展。通过建立完善的风险管理体系，国有企业医疗机构能够及时发现和应对潜在的违规风险，减少财务损失。这将为医疗机构节约资金和资源，为创新和发展提供更多的支持。同时，良好的合规经营也能够为医疗机构赢得更多的商业机会和合作伙伴，拓展市场份额和业务领域，促进企业的持续发展。

第三节 经济效益案例分析

一、案例描述

某国企业旗下的医疗机构在过去的几年中频繁出现了一系列人力合规风险问题。医务人员的从业资质存在问题，部分医生存在职业道德问题，并且工作时间管理不规范，导致加班费用增加。为了解决这些问题，该医疗机构采取了以下措施。

（一）优化招聘流程

通过建立更加严格的人员招聘标准，包括从业资质的审核和职业道德评估，并引入第三方机构进行专业背景调查和道德评估，确保医务人员的资质和职业道德符合要求。

该医疗机构建立了更加严格的人员招聘标准，以确保所招聘的医务人员具备必要的从业资质。这些标准可以包括相关学历、执业证书、技能培训等要求，以筛选出具备专业知识和技能的人员。通过对应聘者的资质进行严格审核，医疗机构可以避免因不合格人员而带来的潜在风险和问题。

为了进一步确保医务人员的素质和职业道德符合要求，该医疗机构引入第三方机构进行专业背景调查和道德评估。同时，对应聘者的职业道德进行评估，例如调查其过往的职业纪律记录、投诉情况等。通过第三方机构的专业评估，医疗机构可以更加准确地评估医务人员的素质和可靠性，降低因招聘不当而带来的风险。

（二）规范工作时间管理

为了规范工作时间管理，医疗机构应设立工作时间监控系统，用于记录医务人员的工作时间和加班情况。这个系统可以有效监控医务人员的工作时长，确保他们按照规定的工作时间安排进行工作，并及时发现超时工作的情况。

对于那些超时工作的医务人员，应当给予适当的补偿。这可以包括调休或额外的加班费用等形式，以鼓励医务人员合理安排工作时间并提高工作效率。通过给予适当的补偿，医务人员将更有动力遵守工作时间规定，同时也能够得到公平对待，增强工作积极性。

为了控制加班费用支出，医疗机构还可以限制每月的加班时数。制定明确的加班政策和规定，明确规定医务人员每月可加班的最大时数，避免过度疲劳和工作质量下降。这样的限制可以帮助医务人员更好地平衡工作与生活，同时也能够减少加班费用支出，为医疗机构节省成本。

二、经济效益分析

（一）降低人员流动成本

降低人员流动成本是一项重要的经济效益分析措施。通过优化招聘流程，医疗机构可以筛选出合格的医务人员，从而减少因不合格人员离职而带来的人员流动成本。

优化招聘流程可以帮助医疗机构更加精确地评估和筛选候选人。通过制定明确的岗位要求和技能标准，医疗机构可以吸引更符合需求的候选人，并避免因人员不匹配而导致的离职问题。同时，采用面试、测试和实际操作等多种方式进行综合评估，可以更全面地了解候选人的能力和适应性，减少招聘风险。

引入第三方机构进行背景调查和道德评估也是降低人员流动成本的有效手段。第三方机构具有专业的背景调查和道德评估能力，可以对候选人的学历、工作经验、职业资质以及道德品质进行严格审查。这可以帮助医疗机构排除不诚信或有潜在风险的候选人，降低因招聘不当而导致的风险和损失。

（二）减少加班费用支出

通过规范工作时间管理，医疗机构可以避免医务人员过度加班，从而降低加班费用支出。

设立工作时间监控系统是降低加班费用支出的关键步骤。这个系统可以记录医务人员的工作时间和加班情况，确保他们按时完成工作，并提供必要的补偿。通过监控工作时间，医疗机构能够及时发现超时工作的情况，并采取相应的措施，如调整工作安排、补偿调休或支付额外加班费用等，以提高工作效率和效益。

规范工作时间管理可以帮助医务人员更好地平衡工作和生活。合理安排工作时间，避免过度加班，不仅有助于提高医务人员的工作积极性和满意度，还能减少因加班而产生的费用支出。医疗机构可以制定明确的加班政策和规定，以确保医务人员的工作量在合理范围内。

（三）降低法律风险

通过实施人力合规风险防控措施，医疗机构可以降低面临的法律风险，并减少相关的法律诉讼费用和赔偿金支出。

对从业资质不符合要求的医务人员进行筛查是降低法律风险的关键步骤。医疗机构应该制定明确的从业资格要求，并进行严格的背景调查和职业资质核实。通过这些措施，可以排除那些没有合格资质或存在潜在风险的医务人员，避免因其参与医疗活动而导致的医疗事故和法律纠纷。这样可以大大减少法律诉讼费用和赔偿金支出，并保护医疗机构的声誉和信誉。

建立健全的法律合规体系也是降低法律风险的重要措施。医疗机构应该建立明确的内部规章制度，确保医务人员遵守法律法规和伦理标准。通过开展法律培训和教育活动，提高医务人员的法律意识和合规意识，可以降低违法风险的发生。医疗机构还可以与专业的法律咨询机构合作，及时获取法律风险提示和指导，避免因违法行为而面临的法律纠纷。

第四节 经济效益优化与提升策略

在国有企业医疗机构中，经济效益的优化与提升是保障其可持续发展的关键。通过有效地进行人力合规风险防控，可以提高医疗机构的经济效益，并为其带来更多的发展机遇和竞争优势。

一、优化资源配置

资源配置是国有企业医疗机构提升经济效益的关键环节之一。通过合理规划和优化资源配置，可以提高资源利用效率，降低成本，从而实现经济效益的最大化。

（一）需求预测与供给安排

国有企业医疗机构应该通过市场调研和数据分析，了解患者的就诊需求和偏好。可以借助现代信息技术，收集和分析患者的就诊历史、就诊频次、就诊目的等数据，进行需求预测。例如，通过对过去几年的就诊数据进行统计和分析，可以发现某个特定时间段或服务项目的就诊量较高，这样就可以提前做好相应的准备。

根据需求预测的结果，国有企业医疗机构应该合理安排医务人员和医疗设备的工作时间和工作量。对于就诊高峰期，应增加医生的上班时间和工作量，以满足患者的就诊需求。而在就诊低谷期，则可以适度减少医生的上班时间和工作量，避免资源的闲置浪费。还可以根据不同科室和服务项目的需求，合理安排设备的使用时间。例如，对于某些高需求的检查项目，可以增加设备的工作时间，以提高设备利用率。

在需求预测和供给安排的过程中，国有企业医疗机构还应考虑到患者的就诊体验和医疗质量。除了合理安排资源的数量和时间，还要确保医务人员的素质和专业水平。通过加强医务人员的培训和技能提升，提高医疗服务的质量和效果，为患者提供更好的就诊体验。

（二）资源共享与合作

国有企业医疗机构可以与附近的社区卫生服务中心、私立医院等进行资源共享。例如，可以与社区卫生服务中心建立合作关系，共享医疗设备和人力资源。在患者就诊量较低的时间段，可以将部分医务人员调配到社区卫生服务中心提供医疗服务，减少国有企业医疗机构的人力资源闲置。同时，国有企业医疗机构也可以向社区卫生服务中心借用一些特殊的医疗设备，以满足特定服务项目的需求。

国有企业医疗机构还可以与私立医院等进行合作，共同开展一些特色医疗项目。通过合作，可以整合双方的专业优势和资源，提供更加全面和高质量的医疗服务。例如，国有企业医疗机构可以与私立医院合作开展高端医疗服务，吸引高收入人群就诊。同时，私立医院可以借助国有企业医疗机构的品牌和信誉，增加患者的信任度和选择意愿。通过合作，不仅可以提高市场竞争力，还可以实现资源共享，降低成本。

在资源共享与合作过程中，国有企业医疗机构需要建立互惠互利的合作关系。合作双方应明确各自的权益和责任，协商并签订合作协议，明确资源共享的方式、范围和期限。同时，要加强沟通和协调，保持信息的畅通和及时交流，及时解决合作过程中出现的问题和冲突。

国有企业医疗机构还可以与其他行业的企事业单位进行合作，开展健康管理和员工福利项目。例如，可以与大型企业签订健康管理合作协议，为其员工提供定期体检、健康咨询等服务。通过这种合作，既可以为企业员工提供便利的医疗服务，也可以增加国有企业医疗机构的收入来源。

（三）制定科学的设备更新计划

国有企业医疗机构应根据设备的使用寿命和技术水平，制定科学的设备更新计划。不同类型的医疗设备具有不同的使用寿命，例如，常见的诊断设备一般在5-10年左右，手术设备则可能更长。医疗机构需要了解每种设备的寿命周期，并根据设备的实际使用情况和维护记录，进行科学的更新决策。这样可以避免设备使用过久导致效率下降、故障频发，也能及时跟进新技术的发展。

国有企业医疗机构应考虑引进先进的设备管理技术和远程诊断技术，提高设备的使用效率和维护效果。现代设备管理技术可以帮助医疗机构实现对设备的智能监测、预测性维护和故障排除。通过设备数据的实时采集和分析，可以及时发现设备问题，并采取相应的维护措施，提高设备的可用性和稳定性。远程诊断技术可以帮助医疗机构与设备供应商进行远程协作，解决设备故障和技术问题，减少维修时间和成本。

在制定设备更新计划的过程中，国有企业医疗机构还应考虑财务预算和经济效益。设备更新需要一定的资金投入，因此需要根据医疗机构的财务状况和预算情况，合理安排设备的更新周期和数量。同时，要综合考虑设备更新对医疗服务质量和效率的影响，以及对收入增长的潜在影响。例如，更新某些特殊设备可能会吸引更多的患者就诊，增加收入；而对于一些使用频率较低或存在替代品的设备，则可以延长更新周期，降低成本。

除了设备的更新，国有企业医疗机构还应注重设备的合理配置和利用。要根据不同科室和服务项目的需求，合理配置设备的数量和规格。同时加强设备的维护和保养，延长设备的使用寿命，并定期进行设备检查和维修，以确保设备的正常运行。

（四）持续改进和创新

国有企业医疗机构应该建立反馈机制，定期评估和分析资源配置的效果和问题。可以通过患者满意度调查、内部数据分析、员工反馈等方式，了解资源配置的实际情况，并及时发现存在的问题。通过对评估结果的分析，可以识别资源配置中的瓶颈和改进的方向，为下一步的调整和改进提供依据。

国有企业医疗机构要关注行业的发展趋势和新技术的应用，积极推动创新。医疗行业在不断发展和变革，出现了许多新的管理模式、技术和服务模式。国有企业医疗机构应该密切关注这些新的趋势和创新，学习借鉴先进的管理经验和做法。可以与高校、科研机构和企业合作，共同开展创新项目和研究，探索新的资源配置模式和策略。通过创新，可以开辟新的市场空间，提高竞争力和经济效益。

在持续改进和创新的过程中，国有企业医疗机构还应注重员工的参与和培训。员工是资源配置的重要执行者和推动者，他们对资源配置问题的反馈和建议非常重要。因此，国有企业医疗机构应该鼓励员工积极参与改进和创新活动，建立激励机制，奖励具有创新思维和实践的员工。同时加强员工的培训和学习，提升他们的专业素质和管理能力，为资源配置的持续改进和创新提供人才支持。

国有企业医疗机构还可以借鉴其他行业的成功经验和做法，进行跨界合作和创新。例如，可以学习快速消费品行业的供应链管理模式，优化物资采购和库存管理；可以借鉴互联网行业的数据分析和用户体验，提升医疗服务的个性化和便捷性。

二、推行差异化定价

差异化定价是国有企业医疗机构提升经济效益的重要策略之一。通过根据不同的服务项目、患者群体以及地域特点等因素，制定不同的价格策略，可以满足不同患者的需求，实现收入最大化。

（一）根据服务项目差异定价

国有企业医疗机构可以根据不同的服务项目进行差异化定价。对于常见且较为简单的诊疗项目，可以采取相对低廉的价格。这样可以吸引更多的患者就诊，尤其是那些对费用敏感的人群，从而增加就诊量和收入。对于复杂或高风险的手术或治疗项目，可以适度提高价格，以反映其专业性和技术含量。这样可以保证医疗服务的质量和效果，并能够为医务人员提供更好的培训和设备投资。

差异化定价还需要与其他策略相结合，如服务质量的提升、个性化服务的开展等。通过提供高品质的医疗服务和个性化的就诊体验，可以增加患者对医疗机构的认可和满意度，进一步提高收入水平。

（二）根据患者群体差异定价

针对社会困难群体或特殊患者，国有企业医疗机构可以提供一定的优惠政策或价格补贴。这些患者可能由于经济困难、慢性疾病等原因，无法承担高额的医疗费用。为了保障其基本的医疗需求，医疗机构可以对这些患者给予适当的优惠，如降低诊疗费用、提供免费或减免药品等。这样可以体现医疗机构的社会责任感，同时也能增加社会的认可度和支持。

针对高收入人群或外籍人士等高端消费者，国有企业医疗机构可以提供更高档次的医疗服务，并相应提高价格。高收入人群通常对医疗服务的要求更高，有更高的支付能力和消费意愿。为了满足其个性化的医疗需求，医疗机构可以提供更加豪华舒适的就诊环境、私人护理服务等，相应地提高价格。对于外籍人士，可以提供专门的国际医疗服务，包括语言翻译、文化适应等，以提高其就诊体验和满意度。

（三）灵活调整定价策略

差异化定价是一个动态的过程，国有企业医疗机构应该根据市场需求和竞争情况，灵活调整定价策略。

国有企业医疗机构应定期分析和评估市场需求和患者反馈。可以通过患者满意度调查、市场调研、数据分析等方式，了解患者对不同服务项目的需求和价格敏感度。同时，要关注患者的意见和建议，及时采纳并做出相应的调整。例如，如果发现某个服务项目的需求下降或患者对价格敏感，可以考虑降低相关项目的定价，以吸引更多的患者就诊。

国有企业医疗机构还应关注竞争对手的定价策略。通过对竞争对手的定价进行分析和比较，可以了解市场上的价格水平和竞争态势。如果发现竞争对手采取了较为激进的定价策略，可能需要适当调整自己的定价策略，以保持市场竞争力。同时，也要注意避免价格战的发生，避免过度压低价格，导致经济效益的下降。

（四）提供增值服务

国有企业医疗机构可以提供私人病房和特色护理服务等增值服务。私人病房通常具备更好的舒适性和隐私性，患者可以享受更加个性化和高品质的就诊体验。特色护理服务则可以针对不同患者的需求提供专业化和个性化的护理服务，如康复护理、心理支持、营养咨询等。这些增值服务可以通过相对较高的价格来提供，从而增加收入。

国有企业医疗机构还可以提供 VIP 接待服务。VIP 接待服务主要包括个性化预约、优先就诊、专属医生团队等。通过为高端消费者提供专门的接待通道和定制化服务，可以提高他们的就诊体验和满意度，吸引更多的高端消费者选择该医疗机构就诊。

在提供增值服务时，国有企业医疗机构还应注重服务质量和安全性。增值服务并不仅仅是提高价格，更重要的是提供卓越的医疗服务和个性化的就诊体验。医疗机构需要投入更多的人力资源和培训，确保专业团队的素质和服务水平。同时，还要加强对服务过程的管理和监控，保证服务的安全性和可靠性。

为了提供增值服务，国有企业医疗机构还可以与其他企业或机构进行合作。例如，可以与高端酒店合作，提供套餐式的医疗旅游服务；可以与健康管理机构合作，开展定制化的健康管理服务。通过与其他行业的合作，可以整合资源，提供更加全面和个性化的增值服务，进一步提高经济效益。

（五）健全价格管理机制

国有企业医疗机构需要设立专门的定价部门或委员会。该部门或委员会可以由具备相关经验和专业知识的人员组成，负责制定定价策略、规定定价标准，并进行定价的审核和监督。该部门或委员会应与其他部门密切合作，充分了解市场需求和竞争情况，综合考虑各种因素，确保定价的合理性和有效性。

国有企业医疗机构需要建立完善的价格调整机制。定价并非一成不变的，需要根据市场需求和经济环境的变化进行适时调整。因此，医疗机构应建立灵活的价格调整机制，例如定期评估和分析市场需求、患者反馈等，及时调整定价策略。还要考虑与政府相关政策的协调，避免过度涨价，保证价格调整的合理性和公平性。

国有企业医疗机构还应建立透明公示的价格管理机制。定价信息应向患者公开，并提供明确的解释和说明，保障患者的知情权和选择权。可以通过网站、宣传资料等渠道公示定价标准、收费项目和支付方式等信息，使患者能够全面了解医疗服务的价格和费用组成。同时，医疗机构还可以设立咨询热线或专门的客服人员，为患者提供价格相关的咨询和解答。

国有企业医疗机构还应加强内部监督和外部评估。通过建立完善的内部审计机制，对定价策略的执行情况进行监督和评估，及时发现和纠正问题。

三、引进先进管理模式

（一）树立科学管理理念

国有企业医疗机构应树立科学管理理念，强调数据驱动决策和持续改进。可以学习和运用西方国家的现代管理理论和方法，如全面质量管理（TQM）、精益生产（Lean Production）、六西格玛（Six Sigma）等。这些管理方法强调以客户为中心，追求优质的医疗服务和满足患者需求。通过建立科学的管理体系，制定明确的目标和指标，并进行数据收集和分析，可以帮助医疗机构了解自身的优势和不足，及时发现问题并采取措施进行改进。

在引进先进的管理模式时，国有企业医疗机构还应注重适应本土实际情况。不同的管理模式适用于不同的环境和文化背景，需要根据医疗机构自身的特点进行调整和改进。可以结合国内的管理实践经验，借鉴成功的案例，并与外部专家、学者进行交流和合作，共同探索适合国内医疗机构的先进管理模式。

引进先进的管理模式还需要全面考虑组织结构、流程优化和信息技术的支持。医疗机构应合理设计组织结构，明确各个岗位和职责，减少冗余和重复工作。同时，要对业务流程进行优化，消除瓶颈和浪费，提高工作效率。还要注重信息技术的应用，以便提高数据的准确性和可靠性，为管理决策提供支持。

（二）加强团队协作与沟通

国有企业医疗机构应注重团队建设，培养团队协作精神。团队建设包括明确团队目标和角色、培养团队意识和团队责任感等。领导者应激发团队成员的积极性和创造力，鼓励他们相互支持和合作，形成紧密的团队关系。还应根据团队成员的特长和优势，合理分配任务，充分发挥每个人的能力，实现协同效应。

国有企业医疗机构应建立有效的沟通机制，促进信息的流动和共享。沟通是团队协作的基础，通过良好的沟通可以解决问题、减少误解，并提高工作效率和质量。医疗机构可以建立定期的团队会议、工作报告和知识分享平台，以促进团队成员之间的交流和互动。

除了内部团队的协作与沟通，国有企业医疗机构还应加强跨部门和跨岗位的协作。医疗服务往往涉及多个部门和岗位的合作，如医生、护士、药师、行政人员等。因此，医疗机构应建立跨部门的沟通机制和协调机制，促进各个部门之间的有效配合和信息共享。这样可以消除信息孤岛和工作流程中的瓶颈，提高整体工作效率和质量。

（三）学习借鉴国际先进经验

通过组织医务人员参加国际学术交流和培训，建立与国际先进医疗机构的合作关系，可以获取最新的医疗技术和管理理念，并学习他们的成功经验和做法。

国有企业医疗机构可以组织医务人员参加国际学术交流和培训。这样可以使医务人员了解国际先进的医疗技术、治疗方案和管理理念。通过参与国际学术会议、讲座和培训课程，医务人员可以与国际专家进行深入交流，拓宽视野，更新知识，提高自身的专业水平和管理能力。

国有企业医疗机构可以与国际先进的医疗机构建立合作关系。可以开展共同研究项目、举办联合培训和交流活动等，通过合作探索创新的医疗服务模式和管理方法。在合作中，国有企业医疗机构可以学习国际先进医疗机构的成功经验和做法，了解他们在医疗服务质量、患者体验、资源配置等方面的先进管理模式，并根据自身情况进行借鉴和改进。

在学习借鉴国际先进经验时，国有企业医疗机构还应注重适应本土实际情况。不同国家和地区的医疗体系和文化背景存在差异，需要根据国内医疗机构的特点进行调整和改进。可以结合国内的管理实践经验，充分考虑政策环境、患者需求和资源情况，选择适合国内医疗机构的先进管理模式，并进行创新和优化。

学习借鉴国际先进经验还需要加强对于知识产权和隐私保护的重视。在与国际先进医疗机构进行合作时，要遵守相关的法律法规，保护医疗数据和患者隐私。同时，要积极推动国内医疗机构的技术创新和自主研发，提高自身的核心竞争力。

四、加强市场营销与宣传

（一）品牌建设与推广

通过品牌建设与推广，可以树立医疗机构的良好形象，并吸引更多的患者选择该机构就诊。

国有企业医疗机构应注重品牌建设，制定明确的品牌定位、核心价值观和服务理念。品牌定位是指确定医疗机构在市场中的独特位置和差异化优势，以满足患者需求并与竞争对手区分开来。核心价值观和服务理念则是体现医疗机构的价值取向和承诺，如专业、关爱、高效等。通过明确品牌定位、核心价值观和服务理念，可以形成医疗机构独特的品牌形象，增强市场竞争力。

国有企业医疗机构应加强对内外的品牌推广。对内，可以通过内部培训、员工激励等方式，让员工充分认同和理解医疗机构的品牌理念和服务标准，成为品牌的忠实传播者和实践者。对外，可以建立专业的网站，提供医疗服务信息、专家介绍、患者故事等内容，以便患者了解医疗机构的特色和优势。同时，还可以开展线上线下的宣传活动，如举办健康讲座、义诊活动、参与社区活动等，加强与患者的互动和交流，提高品牌的知名度和美誉度。

国有企业医疗机构还可以通过参与行业展会和学术交流活动等方式，扩大影响力，增强品牌的专业形象。参与行业展会可以展示医疗机构的技术实力和服务水平，与患者和合作伙伴进行深入交流，并获取市场反馈和需求信息。参与学术交流活动则可以提升医疗机构的学术声誉和专业地位，吸引更多的专家和学者关注和合作。

（二）利用互联网和新媒体平台

国有企业医疗机构应建立自己的官方网站。官方网站是医疗机构展示品牌形象和提供服务信息的重要窗口。医疗机构可以通过官方网站提供医疗服务的详细介绍、专家团队的资料、科研成果的展示等内容，让患者全面了解医疗机构的特色和优势。还可以提供在线预约、在线咨询等功能，方便患者快速获取医疗服务并与医务人员进行沟通。

国有企业医疗机构应积极开展社交媒体营销。社交媒体平台如微博、微信公众号、知乎等已成为人们获取信息和交流的主要渠道。医疗机构可以通过建立自己的社交媒体账号，定期发布医疗知识、健康资讯等内容，吸引患者的关注和参与。还可以通过互动和回答患者的问题，增加患者对医疗机构的信任和好感。

国有企业医疗机构还应积极参与网络社区和医疗行业平台。网络社区和医疗行业平台是患者获取医疗信息和选择医疗机构的重要依据。医疗机构可以参与相关平台的讨论和交流，分享医疗经验和专业知识，提升医疗机构的专业声誉和影响力。也可以利用这些平台扩大市场份额，吸引更多的患者选择该机构就诊。

在利用互联网和新媒体平台进行市场营销时，国有企业医疗机构还应注意保护患者隐私和信息安全。要遵守相关的法律法规，确保患者个人信息的保密性和安全性。还要及时回复患者的咨询和反馈，建立良好的沟通和服务机制，提升患者的满意度和忠诚度。

（三）建立客户关系管理系统

通过记录和分析患者的就诊历史、消费习惯和偏好等信息，医疗机构可以实现个性化沟通和服务，提高患者的满意度和忠诚度。

国有企业医疗机构应建立客户数据库，并规范化地记录患者的基本信息、就诊记录、病历资料等。这些信息可以帮助医疗机构了解患者的健康需求和消费习惯，为他们提供更加精准和个性化的服务。同时，医疗机构还可以通过数据分析和挖掘，发现潜在的市场机会和改进点，优化运营和资源配置。

国有企业医疗机构可以利用客户关系管理系统进行个性化的沟通和服务。通过客户关系管理系统，医疗机构可以定期向患者发送医疗健康资讯、预约提醒、问诊调查等信息。这样可以保持与患者的密切联系，提醒患者进行常规检查和随访，增强患者的健康意识和参与度。

国有企业医疗机构还可以借助互联网和新技术的发展，进一步拓展客户关系管理系统的功能和应用。例如，可以利用移动应用程序，方便患者进行在线预约、查看就诊记录等操作；可以通过人工智能技术，实现智能化的患者咨询和指导等。这些新技术的应用可以更好地满足患者的需求，提高患者体验，增强患者对医疗机构的信任和忠诚。

第十六章　国有企业医疗机构人力合规风险防控的评价指标体系

第一节 人力合规风险防控的绩效评价指标体系设计

人力合规风险防控对于确保医疗机构的正常运行和提高管理水平具有重要意义。为了评估和衡量人力合规风险防控工作的效果和绩效，需要建立一个科学合理的评价指标体系。

一、指标体系设计的原则

在设计绩效评价指标体系时，应遵循以下原则。

（一）客观性原则

在设计绩效评价指标体系时，客观性原则是一个重要的考虑因素。这意味着评价指标体系应具备客观性，以便通过数据和事实来反映实际情况，减少主观评价的干扰，确保评价结果的客观性和准确性。

在确定评价指标时，应基于可量化的数据和明确的标准。指标应能够通过具体的数据进行衡量和比较，而不仅仅依赖于主观判断或主观感受。例如，在评估制度完善度时，可以考虑制度的数量、覆盖范围、适用性等具体指标，通过对制度文件的分析和比对，得出相对客观的评价结论。

在数据收集和分析过程中，应遵循科学的方法和程序。数据的采集应基于可靠的来源，如医疗机构的内部报表、员工反馈、监管机构的检查报告等。采集的数据应该经过核实和验证，确保数据的真实性和可信度。在数据分析过程中，应运用统计方法和技术，对数据进行合理的整理、归纳和推导，以得出客观准确的评价结果。

评价指标的定义和测量方法也应具备客观性。指标的定义应明确、具体，以减少不同解释和理解之间的主观差异。同时，测量方法应科学可行，并且能够在实践中得到有效应用。例如，在评估培训质量时，可以采用员工满意度调查、知识测试等客观的测量方法，以获得真实的反馈和评价。

（二）可操作性原则

在设计绩效评价指标体系时，可操作性原则意味着评价指标体系应具备可操作性，以便实际操作和评估，不过分复杂，并且易于理解和应用。

评价指标的设计应简洁明了，避免过度冗长和复杂化。指标的表述应简明扼要，能够清晰地传达其含义和目的。避免使用过多的专业术语或复杂的统计方法，以确保指标的易理解性。指标的数量也应适度，避免过多的指标导致评价过程烦琐而难以操作。

评价指标的测量方法和数据采集应尽可能简单有效。测量方法应易于实施，可以通过简单的调查问卷、观察记录或现有的数据收集方式来获取相关数据。数据的采集也应方便快捷，可以通过内部报表、员工反馈等渠道进行收集。这样可以减少评价过程中的时间和资源成本，提高评价的可操作性。

最后，在实际操作中，评价指标体系的应用应具备灵活性。根据具体的医疗机构特点和需求，可以进行适度的调整和定制，以确保指标体系与实际情况相符。同时，建立良好的沟通和反馈机制，与相关人员进行密切合作，共同探讨和解决在操作过程中可能遇到的问题，以提高评价指标体系的可操作性。

（三）有效性原则

在设计绩效评价指标体系时，有效性原则意味着评价指标体系应能够准确评估人力合规风险防控的效果和绩效，并为进一步改进提供有益的信息。

评价指标应与人力合规风险防控的目标和关键要素相匹配。指标的选择应与实际工作的重点和关注点一致，能够准确衡量人力合规风险防控的效果。例如，制度建设方面可以评估医疗机构的制度完善度和执行情况，员工培训方面可以评估培训计划和培训质量，监督检查方面可以评估内部和外部监督措施的效果，应急响应方面可以评估应急预案和应急处置能力等。通过与目标和关键要素的匹配，可以确保评价指标的有效性和相关性。

评价指标的测量方法和数据采集应具备可靠性和准确性。测量方法应科学可行，并且能够提供准确的评价结果。数据采集应基于可靠的来源，如医疗机构的内部报表、员工反馈、监管机构的检查报告等。采集的数据应经过核实和验证，确保数据的真实性和可信度。这样可以提高评价指标的有效性和可靠性，为准确评估人力合规风险防控的效果提供有力支持。

评价结果应具备可操作性，能够指导管理者进行决策和优化工作。评价指标体系应提供清晰的评价结果和解释，以便管理者理解和运用。评价结果应具备实际意义，能够为进一步改进和优化提供有益信息。例如，通过评价结果可以发现制度建设方面存在的不足，员工培训需要改进的地方，监督检查中的问题等，从而引导医疗机构采取相应的改进措施。

最后，在评价指标体系的设计和应用过程中，应持续关注其有效性，并根据实际情况进行调整和优化。定期对指标体系进行评估和反馈，收集相关的经验和建议，以不断提升评价指标体系的有效性和实用性。

二、评价指标体系的构成

根据人力合规风险防控的特点和要求，可以将评价指标体系分为四个维度：制度建设、员工培训、监督检查和应急响应。

（一）制度建设

在人力合规风险防控的评价指标体系中，制度建设是一个重要的维度。该维度包括制度完善度和制度执行情况两个评价指标。

1.制度完善度

评估医疗机构的各项制度是否齐全、科学有效，并与法律法规相符。这一指标旨在评估医疗机构是否建立了适用于其业务范围和运营管理的制度体系。评价时可以考察医疗机构是否具备行政管理制度、财务管理制度、人力资源管理制度等相关制度，以及这些制度是否完整、准确、与法律法规相一致。还可评估制度的科学性和实施性，即制度是否能够科学指导医疗机构的运作并易于操作。

2.制度执行情况

评估医疗机构是否按照制度要求进行操作和管理，是否存在违规行为。这一指标关注医疗机构在日常运营过程中对制度的执行情况。评价时可以考察员工是否遵守制度要求，管理层是否严格执行制度监督职责，以及是否存在违反制度行为的情况。还可评估医疗机构对违规行为的处理情况，包括及时发现、调查和采取相应措施的能力。

通过综合评估制度完善度和制度执行情况，可以全面了解医疗机构在制度建设方面的工作效果和绩效。评价结果有助于发现制度建设中的不足之处和改进空间，进一步提升医疗机构的合规水平。

（二）员工培训

在人力合规风险防控的评价指标体系中，员工培训包括培训计划和培训质量两个评价指标。

1.培训计划

评估医疗机构是否有明确的员工培训计划，并根据实际需要进行培训。这一指标旨在评估医疗机构对员工培训的规划和组织能力。评价时可以考察医疗机构是否制定了全面的员工培训计划，明确培训目标、内容、时间和方式等，以及计划是否与医疗机构的发展战略和业务需求相一致。还可评估医疗机构对培训计划的执行情况，如是否按计划组织培训活动、是否充分利用内外部培训资源等。

2.培训质量

评估培训内容和方式的科学性和有效性，以及员工参与培训的积极性和满意度。这一指标关注医疗机构所提供的培训的质量和效果。评价时可以考察培训内容是否与人力合规风险防控相关，是否具备科学性和实用性，以及培训方式是否适合员工的特点和需求。还可评估员工对培训的积极性和参与度，以及对培训质量的满意度。通过评估培训质量，可以了解医疗机构在提升员工合规风险防控能力方面的成效和改进空间。

（三）监督检查

在人力合规风险防控的评价指标体系中，监督检查包括内部监督和外部监督两个评价指标。

1.内部监督

评估医疗机构内部对人力合规风险的监督措施和效果，包括巡查检查、内部审计等。这一指标旨在评估医疗机构对自身合规风险的主动监督能力。评价时可以考察医疗机构是否建立了定期的巡查检查机制，如内部审核、抽样检查等，以发现潜在的合规风险问题。还可评估医疗机构的内部审计工作情况，包括审计计划的制定、审计范围的确定、审计报告的编制等。通过评估内部监督，可以了解医疗机构对自身合规风险的监控程度和自我纠正能力。

2.外部监督

评估外部监管机构对医疗机构的监督措施和效果，包括检查评估、投诉处理等。这一指标关注医疗机构受到的外部监督和评估情况。评价时可以考察监管机构是否定期进行检查评估，以核实医疗机构的合规情况。还可评估医疗机构对外部投诉的处理情况，包括投诉受理、调查处理、结果反馈等。通过评估外部监督，可以了解医疗机构在外部监管下的合规情况和应对能力。

（四）应急响应

在人力合规风险防控的评价指标体系中，应急响应包括了应急预案和应急处置两个评价指标。

1.应急预案

评估医疗机构是否有完善的人力合规风险应急预案，能够及时有效地应对突发事件。这一指标旨在评估医疗机构对突发事件的预先准备程度和应对能力。评价时可以考察医疗机构是否制定了全面的应急预案，明确各类突发事件的预警、响应和处理措施，以及相应的责任分工和沟通机制。还可评估医疗机构对应急预案的实施情况，如是否进行定期演练和评估，是否及时更新和修订应急预案等。

2.应急处置

评估医疗机构在实际应急情况下的处置能力和效果。这一指标关注医疗机构在突发事件发生时的应急响应和处置情况。评价时可以考察医疗机构对突发事件的快速反应能力、协调配合能力和信息沟通能力。还可评估医疗机构对突发事件的处置效果，如是否及时控制事态发展、是否有效减少损失和风险，以及是否进行事后总结和改进。通过评估应急处置，可以了解医疗机构在实际应急情况下的响应能力和处理水平。

三、指标权重和评价方法

（一）指标权重的确定

1.目标和策略导向

在确定指标权重时，目标和策略导向是一个关键的考虑因素。医疗机构需要明确人力合规风险防控的目标，即希望通过评价指标体系达到什么样的效果。例如，可能目标是提高合规性、降低风险或改善运营效率等。根据不同的目标，可以确定评价指标的相对重要性。

医疗机构需要制定适合自身的策略来实现目标。策略可以包括制定相应的合规政策、流程和培训计划，加强内部监督和外部合作等。这些策略将直接影响到评价指标的选择和权重分配。例如，如果医疗机构的策略是加强员工培训以提高合规水平，那么与员工培训相关的指标可能会被赋予较高的权重。

2.权衡利益和风险

在评价指标的选择和分配权重时，需要综合考虑各个指标对整体风险防控目标的贡献度和重要性。

重要性的考量是基于指标对整体风险防控目标的影响程度。某些指标可能直接涉及医疗机构的合规性、法律法规遵守情况或潜在风险管理等关键领域，这些指标对于评估整体风险防控的效果和绩效具有更高的重要性。因此，在权衡时可以给予这类指标较高的权重。

贡献度的考量是指标对整体风险防控目标的实际贡献度。不同的指标在风险防控中的作用和效果也会有所不同。一些指标可能对风险防控的效果具有直接且显著的贡献，而其他指标可能对整体效果的贡献度较小。因此，在权衡时可以根据指标的贡献度确定其相应的权重。

最后，还需要考虑指标的相互关系和综合性。某些指标可能存在相互影响或相互补充的情况，这时候可以适当调整其权重，以确保综合评价结果更准确全面。

3.数据支撑和可行性

在确定指标权重时，需要考虑数据的支撑和可行性。这包括数据的可获得性、准确性和时效性等因素。

数据的可获得性是指评价指标所需的数据是否容易获取。医疗机构可能需要从内部系统、数据库或其他渠道收集相关数据。如果某个指标所需数据难以获取，可能会导致评价过程的困难和延迟。在这种情况下，可以重新评估该指标的权重，或者考虑寻找替代的指标来反映相应的信息。

数据的准确性是指数据的质量和精度是否能够准确地反映实际情况。如果数据存在错误或不完整，将影响到对指标的评估和分析结果。因此，确保数据的准确性至关重要。医疗机构可以通过数据清洗和验证等方法来提高数据的准确性，并确保评价指标基于可靠的数据。

数据的时效性是指数据是否及时可用。人力合规风险防控是一个动态的过程，需要及时获取和分析最新的数据。如果数据的更新速度较慢，可能会导致评价结果无法及时反映当前的风险状况。因此，需要确保数据的时效性，以便及时进行评价和决策。

在权衡数据支撑和可行性时，医疗机构应充分了解自身的数据资源和能力。如果某个指标所需数据存在困难或不可行的情况，可以考虑调整该指标的权重，或者寻找其他可行的替代指标。医疗机构还可以优化数据管理和采集流程，提高数据的质量和时效性，以更好地支持人力合规风险防控的评估和决策过程。

4.综合评估和灵活调整

在实际应用中，指标权重的确定并非一次性完成，而是需要经过多次试验和反复调整的过程。通过综合评估和灵活调整，可以逐渐优化指标权重的分配，使其更符合实际情况和评价需求。

在评价指标体系的初期设计阶段，可以根据医疗机构的目标和策略导向，结合专家咨询和共识建立，初步确定各个指标的相对权重。这样的初始权重分配通常是基于理论和经验的推测，作为一个起点进行后续评估和调整。

在实际应用中，医疗机构可以根据实际操作和评价结果，对指标权重进行评估和调整。通过与相关人员的沟通和协商，可以收集他们的意见和建议，以更好地了解各个指标的重要性和实际影响。还可以参考其他类似医疗机构或行业的最佳实践，借鉴其指标权重的分配方式。

然后，根据实际应用中的数据和结果，进行综合评估。这包括对指标之间的相关性、重要性和贡献度进行分析和比较。通过对评价指标的综合评估，可以识别出权重分配中的不合理之处，并确定需要进行调整的指标。

最后，根据评估结果和反馈意见，灵活调整指标权重。这可能涉及增加或减少某些指标的权重，以更好地反映医疗机构的实际情况和需求。在进行调整时，需要综合考虑多方面因素，如数据支撑、目标导向、利益和风险等。

（二）评价方法的选择

1.定量方法

在评价指标体系中，定量方法是一种常用的评价方法，可以通过数值化的方式对指标进行评估。以下是几种常见的定量评价方法。

（1）打分法。

打分法是根据事先设定的评价标准，为每个指标给出相应的分值，然后按照加权总和的方式计算出最终得分。具体来说，可以为每个指标定义一个评分范围，根据实际情况给出相应的分值。然后，将各个指标的分值与其权重相乘，并将结果相加，得出最终的评价得分。

（2）排序法。

排序法是将各个指标按照重要性进行排序，从而确定各个指标的权重。该方法可以通过专家评估、问卷调查等方式，将各个指标按照其重要性进行排列。根据排序结果，可以确定指标的相对权重，即排名越高的指标被赋予更高的权重。

（3）层次分析法。

层次分析法是一种多层次的权重确定方法，可以帮助确定各个指标的权重比例。该方法基于构建判断矩阵，通过专家意见或者问卷调查来确定指标之间的相对重要性。然后，通过层次分析法的计算过程，可以得出各个指标的权重。

这些定量方法都可以根据实际情况和评价需求选择适合的方法进行评价。其中，打分法和排序法比较直观简单，适用于较少指标且权重相对明确的情况。而层次分析法相对更复杂，适用于多指标、权重关系较为复杂的情况。

2.定性方法

在评价指标体系中，定性方法是另一种常用的评价方法，可以通过专家评估、案例分析、经验总结等方式进行评价。以下是几种常见的定性评价方法。

（1）专家评估。

可以邀请相关领域的专家进行评估，通过专家访谈、专家评议会等方式获取专业意见和建议。专家评估有助于提供权威的学术观点和经验，为指标权重的分配和评价结果的确定提供参考依据。

（2）案例分析。

可以通过案例研究来评价指标的效果和绩效。通过分析实际发生的案例，了解指标对于风险防控的作用和影响，并从中总结经验教训。这样可以帮助评价指标的适用性和有效性。

（3）经验总结。

可以根据医疗机构内部的实践经验进行评价。通过收集和总结过去的经验，了解指标的效果和应用情况，以及可能存在的问题和改进空间。经验总结可以提供宝贵的信息，为评价指标的优化和调整提供参考。

定性方法主要依靠专家的判断和经验，可以提供丰富的定性信息，帮助评价指标的有效性和实际应用情况。这些方法通常可以通过专家访谈、问卷调查等方式获取相关信息，并根据专家意见和共识来确定评价结果。

3.综合方法

在评价指标体系中，综合方法是将定量方法和定性方法相结合，以综合评价的方式得出最终的评价结果。综合方法可以充分考虑定量和定性信息的优势，提高评价结果的准确性和全面性。

综合方法的基本思路是将定量数据和定性信息进行整合和综合分析。通过定量方法对指标进行数值化评价，得出每个指标的具体得分或权重。然后，利用定性方法获取的专家意见、案例分析、经验总结等信息，结合定量评价结果，综合考虑各个指标的重要性和实际影响。最终，通过适当的加权或综合分析，得出最终的评价结果。

综合方法的优势在于能够充分利用定量和定性方法的优点，并弥补它们各自的不足。定量方法可以提供客观的数值化评价结果，具有较高的可比性和可量化性。而定性方法则可以提供更丰富的背景信息、专家意见和实践经验，帮助解释和理解评价结果。

在选择综合方法时，需要根据具体情况和评价需求进行灵活运用。可以根据指标的性质和数据可获得性，合理选择定量方法和定性方法的比例和权重。在综合分析过程中，需要确保不同方法所得到的信息能够相互印证和支持，提高评价结果的可靠性。

4.指标得分模型

指标得分模型是根据实际情况构建适合人力合规风险防控评价的模型。该模型通过给每个指标分配权重并根据相应的评分标准进行评分，最终计算出每个指标的得分，并按照一定的加权计算方式得出最终的评价结果。

首先，需要确定各个指标的权重。权重可以根据目标和策略导向、专家咨询、利益相关者的参与等多种方式进行确定。根据指标的重要性和贡献度，可以为每个指标分配相应的权重，以反映其在整体评价中的相对重要程度。

然后，针对每个指标，制定相应的评分标准。评分标准可以根据医疗机构的具体情况和评价需求进行制定。通常，可以将评分标准划分为不同的等级或范围，以便为每个指标赋予具体的得分。评分标准应该具备可操作性和可衡量性，以确保评价结果的准确性和可比性。

接下来，根据每个指标的权重和评分标准，计算出每个指标的得分。可以根据权重和评分标准的设定，将每个指标的得分与其权重相乘，并将结果累加得到该指标的得分。这样可以为每个指标赋予具体的数值化得分。

最后，通过一定的加权计算方式，根据各个指标的得分得出最终的评价结果。加权计算方式可以根据实际需求进行确定，例如，可以使用简单加权平均法、层次加权平均法等方法来计算最终评价结果。这样可以将各个指标的得分按照权重进行加权，得出最终的综合评价得分或等级。

指标得分模型的优势在于能够将指标的权重和得分量化，并通过加权计算得出综合评价结果。这样可以更直观地反映医疗机构的人力合规风险防控情况，并为决策提供有用的信息支持。

需要注意的是，在选择评价方法时，需要根据具体情况综合考虑，确保方法可行、合理、有效。同时，还需要与医疗机构内部的相关人员进行充分沟通和协商，确保评价方法的接受度和可操作性。

第二节　人力合规风险防控的绩效评估方法和工具

在国有企业医疗机构中，为了评估人力合规风险防控的绩效，需要建立科学有效的评估方法和工具。

一、绩效评估方法

（一）定性评估方法

定性评估方法主要通过对医疗机构的政策、制度和流程进行分析和评估，来判断人力合规风险防控的绩效。可以采用以下方法进行定性评估。

1.文件审查

文件审查是一种定性评估方法，通过对医疗机构的各类文件进行审查，可以全面了解其在人力合规风险防控方面的规定和要求。具体而言，文件审查主要包括政策文件、制度文件和培训材料等内容。

政策文件是医疗机构人力合规风险防控的基础，它们规定了相关的法律法规、政策和标准。通过审查政策文件，可以了解医疗机构对人力合规风险防控的重视程度以及相应的要求和指导。例如，政策文件可能规定了医疗机构必须建立健全的内部控制制度、加强从业人员的培训和管理、定期开展风险评估等。

制度文件是医疗机构具体操作的指南和流程，它们体现了人力合规风险防控的实施细节。通过审查制度文件，可以了解医疗机构在人力合规风险防控方面的具体措施和流程，如违规事件的报告和处理程序、从业人员的监督和考核制度等。制度文件还反映了医疗机构对违规行为的惩罚措施和整改要求，以及相应的监督和监管机制。

培训材料是医疗机构开展人力合规风险防控培训的重要工具。通过审查培训材料，可以了解医疗机构在从业人员培训方面的投入和效果，包括培训内容、培训方式、培训时间和覆盖范围等。还可以了解医疗机构对从业人员在人力合规风险防控方面的知识和技能要求，以及培训成果的考核和评估。

2.面谈访问

面谈访问是通过与医疗机构的管理人员和从业人员进行面谈，可以深入了解他们对人力合规风险防控的认识和实施情况，从而评估其绩效。

面谈访问可以了解管理人员对人力合规风险防控的认知和重视程度。通过与管理人员交流，可以了解他们对人力合规风险的理解、对相关政策和制度的了解程度以及对违规行为的处理态度。面谈还可以了解管理人员对人力合规风险防控工作的规划和部署情况，包括资源投入、责任分工、监督机制等方面。

面谈访问也能够了解从业人员对人力合规风险防控的实施情况。通过与从业人员交流，可以了解他们对人力合规风险的认知和培训情况，了解他们在日常工作中对人力合规风险的预防和控制措施。面谈还可以了解从业人员对医疗机构人力合规风险防控工作的意见和建议，为改进工作提供参考。

在面谈访问中，需要充分保证访谈的隐私和机密性，确保受访者能够真实地表达意见和看法。同时，还可以结合问卷调查等方法，对面谈内容进行量化分析，提高评估结果的客观性和可信度。

3.现场观察

现场观察是通过实地考察医疗机构，观察其人力合规风险防控措施的实施情况，以评估其绩效。

在现场观察中，评估者可以对医疗机构的各个部门进行实地考察，包括但不限于行政管理部门、人力资源部门、财务部门等。通过观察，可以了解医疗机构在人力合规风险防控方面的具体措施和实施情况。

观察者可以注意医疗机构的内部控制制度的实施情况。例如，是否存在健全的工作流程和操作规范，是否有有效的岗位职责分工和权限管控，是否建立了相应的审批和监督机制等。通过观察这些方面，可以评估医疗机构在内部控制方面的绩效表现。

观察者可以关注医疗机构从业人员的培训和管理情况。例如，是否有定期的人力合规培训计划，是否能够确保从业人员对人力合规风险的了解和掌握，以及是否有明确的考核和奖惩机制等。通过观察这些方面，可以评估医疗机构在从业人员管理和培训方面的绩效表现。

观察者还可以注意医疗机构对违规行为的处理和整改情况。例如，是否能够及时发现和处置违规行为，是否能够采取有效的整改措施，以及是否建立了相应的监督和反馈机制等。通过观察这些方面，可以评估医疗机构在违规事件处理和整改方面的绩效表现。

需要注意的是，在进行现场观察时，评估者应尊重医疗机构的运营秩序和隐私权，遵守相关规定，并与医疗机构的管理人员进行充分沟通和协商。

（二）定量评估方法

定量评估方法主要通过数据分析和指标计算来评估人力合规风险防控的绩效。可以采用以下方法进行定量评估。

1.统计数据分析

统计数据分析是一种定量评估方法，通过收集医疗机构的相关数据，如违规事件数量、违规事件处理及时性等，进行统计分析，从而得出人力合规风险防控的绩效指标。

通过收集医疗机构的违规事件数量，可以评估其在人力合规风险防控方面的表现。具体而言，统计违规事件的数量可以反映医疗机构的风险管控能力，较少的违规事件数量通常意味着人力合规风险防控工作较为有效。还可以进一步分析违规事件的类型和性质，以了解医疗机构存在的潜在风险和问题领域。

统计分析违规事件处理的及时性也是评估人力合规风险防控绩效的重要指标。通过收集医疗机构对违规事件的处理时间数据，可以判断其在发现和处理违规行为方面的效率。较短的处理时间通常意味着医疗机构能够及时采取措施应对违规行为，加强风险管控并降低后续影响。

还可以通过统计医疗机构的整改率来评估其人力合规风险防控的绩效。整改率指的是医疗机构在发现违规行为后及时采取有效措施进行整改的比例。较高的整改率表明医疗机构能够积极主动地解决问题和改进工作，提高人力合规风险防控的水平。

在进行统计数据分析时，要确保数据的准确性和完整性，并结合医疗机构的实际情况进行综合分析。还需要借助数据可视化工具，以图表或图形的形式展示统计结果，使评估结果更加直观和易于理解。

2.指标计算

指标计算也是一种定量评估方法，通过根据医疗机构的特点和需求制定相应的指标体系，如违规率、整改率、培训覆盖率等，通过计算这些指标来评估人力合规风险防控的绩效。

违规率是评估医疗机构人力合规风险防控绩效的重要指标之一。违规率可以通过统计医疗机构的违规事件数量与相关的总体数据进行计算。例如，可以计算违规事件数量与就诊人次或药品使用量的比值，得出违规率。较低的违规率通常意味着医疗机构在人力合规风险防控方面取得了良好的绩效。

整改率也是一个重要的指标，用于评估医疗机构对违规行为的整改效果。整改率可以通过统计已发现的违规事件中成功整改的比例进行计算。较高的整改率表明医疗机构在发现违规行为后能够及时采取有效的整改措施，提高人力合规风险防控的效果。

培训覆盖率也是评估人力合规风险防控绩效的指标之一。培训覆盖率可以通过统计参与人力合规培训的从业人员数量与总体从业人员数量的比值进行计算。较高的培训覆盖率意味着医疗机构能够广泛覆盖从业人员，提高其对人力合规风险的认识和掌握程度。

在制定指标体系时，需要根据医疗机构的实际情况和需求确定适当的指标，并确保指标的可衡量性和可操作性。同时，还要注意数据的准确性和完整性，确保评估结果的可靠性。

二、绩效评估工具

（一）问卷调查

问卷调查是一种常用的绩效评估工具，可以通过设计问卷来收集医疗机构相关人员的意见和反馈。以下是问卷调查的主要内容。

1.对人力合规风险防控政策和制度的认知程度

通过问卷调查，可以了解从业人员对于相关政策和制度的了解程度，以及他们在实际工作中对其的理解和遵守情况。

在问卷调查中，可以设计一些问题来评估人员对人力合规风险防控政策和制度的认知程度。

（1）您是否熟悉医疗机构的人力合规风险防控政策和制度？

（2）您是否清楚人力合规风险防控政策和制度的具体内容？

（3）您是否知道如何遵守人力合规风险防控政策和制度？

（4）您是否参与过人力合规风险防控培训？培训内容是否涉及相关政策和制度？

通过这些问题，可以了解从业人员对于人力合规风险防控政策和制度的整体了解程度。同时可以针对具体政策和制度的关键要点进行提问，以更深入地了解从业人员对其的理解程度。还可以询问从业人员是否能够将相关政策和制度应用到实际工作中，并了解他们对于政策和制度执行的情况。

2.对人力合规风险防控培训的满意度

通过问卷调查，可以收集从业人员对培训内容、方式和效果的反馈，以了解他们对培训的认可程度和实际应用情况。

在问卷调查中，可以设计一些问题来评估从业人员对人力合规风险防控培训的满意度。

（1）您参加过医疗机构的人力合规风险防控培训吗？如果是，请评价培训的内容是否能够满足您的需求。

（2）您对培训的方式（如线上培训、面对面培训）有何评价？是否觉得这种方式对于您的学习和理解有效？

（3）培训结束后，您是否能够将所学的知识应用到实际工作中？请简要描述一下具体应用情况。

（4）您对于培训效果的满意度如何？您是否认为培训提高了您对人力合规风险防控的认识和能力？

通过这些问题，可以了解从业人员对于人力合规风险防控培训的整体满意度和实际应用情况。

3.对人力合规风险防控流程的评价

通过问卷调查，可以收集从业人员对流程透明度、操作性等方面的反馈，以了解他们对流程的认可程度和改进建议。

在问卷调查中，可以设计一些问题来评估从业人员对人力合规风险防控流程的评价。

（1）您是否清楚医疗机构的人力合规风险防控流程？请评价该流程的透明度和易理解程度。

（2）在您的工作中，是否按照人力合规风险防控流程进行操作？请评价该流程的操作性和实施难度。

（3）是否认为人力合规风险防控流程能够帮助您有效识别和应对潜在的合规风险？请简要描述一下具体应用情况。

（4）根据您的经验，您对人力合规风险防控流程有哪些改进的建议？

通过这些问题，可以了解从业人员对人力合规风险防控流程的整体评价和实际应用情况。

问卷调查作为一种绩效评估工具，可以同时收集到多个医疗机构从业人员的意见和反馈，帮助全面了解整体情况；可以保持回答者的匿名性，使其更自由地表达意见和建议；问卷调查的设计和实施相对灵活，适应不同医疗机构的特点和需求。

在进行问卷调查时，需要注意问题应具体明确，避免模糊或引导性的语言，以确保得到准确的反馈；样本选择要能代表整个医疗机构从业人员的群体，以保证结果的代表性；对于收集到的数据，需要进行统一的分析和解读，以获得准确的绩效评估结果。

（二）审计

审计是一种全面评估医疗机构人力合规风险防控绩效的方法。通过对医疗机构的各项工作进行审查和核实，发现存在的问题和风险，并提出改进意见。审计可以包括以下内容。

1.内部控制审计

通过对医疗机构的内部控制制度进行审查，评估其完善性和有效性。内部控制审计旨在确保医疗机构能够有效管理和控制人力合规风险。内部控制审计主要包括以下方面。

（1）审查内部控制制度的设计。

审计人员将对医疗机构的内部控制制度进行全面审查，了解其设计是否符合相关法律法规和政策要求。审计人员会评估内部控制制度的完整性和适应性，以确保它能够覆盖到医疗机构的所有重要环节和业务流程。

（2）评估内部控制制度的有效性。

审计人员会评估医疗机构内部控制制度的有效性，即它们是否能够达到预期的风险管理和合规目标。评估会关注内部控制制度中的风险识别和评估、风险防范和监督、风险应对和整改等方面，以确保内部控制制度能够有效地帮助医疗机构识别、预防和应对人力合规风险。

（3）检查内部控制制度的执行情况。

审计人员会检查医疗机构内部控制制度的实际执行情况，了解从业人员是否按照规定执行相关流程和操作，以及内部控制制度是否能够得到有效落实。通过检查执行情况，可以评估内部控制制度的可操作性和实施效果。

2.风险评估审计

通过风险评估审计，可以帮助医疗机构识别和管理人力合规风险，确保其合规运营。在进行风险评估审计时，审计人员会执行以下步骤。

（1）风险识别。

审计人员将与医疗机构的管理层、从业人员以及其他相关方面沟通，收集关于可能存在的风险的信息。他们会分析医疗机构的业务流程、内部控制制度、历史数据等，以识别潜在的人力合规风险。这些风险可能涉及合规政策遵守、财务管理、人力资源管理、安全和隐私保护等方面。

（2）风险评估。

审计人员会对已识别的风险进行评估，确定其潜在的影响程度和可能性。他们会根据风险的严重性和频率，对每个风险进行优先级排序，以便医疗机构能够有针对性地采取措施进行管理和防范。

（3）预防控制策略。

基于风险评估的结果，审计人员会提出相应的预防控制策略。这些策略可能包括完善内部控制制度、加强培训和教育、建立有效的监测和反馈机制等。目的是帮助医疗机构预防潜在的违规行为，并加强人力合规风险防控。

3.整改落实审计

通过整改落实审计，可以确保医疗机构采取了适当的措施来解决问题，并确认这些措施是否得到有效执行。在进行整改落实审计时，审计人员会执行以下步骤。

（1）问题跟踪。

审计人员会跟踪之前的审计结果，确认医疗机构已经发现的问题以及相关的整改要求。他们会仔细分析问题的性质、严重程度和影响范围，以便更好地评估整改措施的有效性。

（2）整改措施评估。

审计人员会评估医疗机构针对问题所采取的整改措施。他们会对整改措施的合理性、可行性和有效性进行评估，以确保措施能够解决问题并预防再次发生。

（3）落实情况检查。

审计人员会检查整改措施的落实情况，确认医疗机构是否按照计划和时间表执行了整改措施。他们会对相关的文件、记录和数据进行审查，以验证整改措施的有效落实。

（4）效果评估。

审计人员会评估整改措施的效果，并与之前的问题进行对比。他们会检查是否存在新的问题或再次出现的问题，以判断整改措施的持续性和可持续性。

通过审计可以全面了解医疗机构人力合规风险防控工作的情况，为绩效评估提供客观的依据。

（三）数据分析工具

数据分析工具可以帮助企业对绩效评估数据进行整理和分析，提取有价值的信息。常用的数据分析工具包括：

1.Excel

数据分析工具在绩效评估中扮演着重要的角色，可以帮助企业对绩效评估数据进行整理和分析，以提取有价值的信息。其中，Excel 作为一种常用的数据分析工具，适用于简单的数据整理和统计分析任务。

Excel 的优势在于其广泛应用和易于上手的特点。作为一款电子表格软件，Excel 提供了丰富的功能，使用户能够轻松地处理和分析绩效评估数据。Excel 具备强大的数据整理功能，例如排序、筛选和删除重复项等，可以有效清理和整理数据，确保数据的准确性和一致性；Excel 内置了各种统计函数和图表功能，用户可以通过简单的公式计算平均值、总和、最大值、最小值等指标，并使用直方图、折线图、饼图等图表形式直观呈现数据，帮助用户更好地理解和分析绩效评估结果。

然而，Excel 也存在一些局限性。对于大规模数据集或需要进行复杂数据分析的情况，Excel 的处理能力可能会受到限制。Excel 的数据可视化功能相对较为基础，无法满足高级的数据可视化需求。因此，在面对复杂的数据分析任务时，可能需要借助其他专业的数据分析工具。

2.数据可视化工具

数据可视化工具可以将数据转化为直观易懂的图表和图形，更好地展示评估结果。其中，常用的数据可视化工具包括 Tableau 和 Power BI。

Tableau 是一款功能强大且易于使用的数据可视化工具。它提供了丰富的图表和图形选项，用户可以通过简单拖拽的方式创建各种交互式图表、地图和仪表盘。Tableau 支持多种数据源的连接，可以轻松整合绩效评估数据，并根据需要进行筛选、汇总和计算。借助 Tableau 的灵活性和交互性，用户可以快速探索数据、发现关联性和趋势，并以直观的方式呈现评估结果。

另一个常用的数据可视化工具是 Power BI，它是微软开发的一款强大的商业智能工具。Power BI 可以从各种数据源中提取数据，通过简单的拖放操作和公式计算，创建丰富多样的可视化报表和仪表盘。Power BI 的优势在于其与其他 Microsoft 产品的无缝集成，例如 Excel、Azure 等，方便用户在不同平台上共享和访问数据。Power BI 还提供了丰富的数据分析和可视化选项，如交互式过滤、动态报表等，使用户能够更深入地理解绩效评估数据，并与团队共享结果。

通过使用 Tableau、Power BI 等数据可视化工具，企业可以将绩效评估数据转化为直观易懂的图表和图形。这样做有助于提高数据的可理解性和传达效果，使管理层和团队成员更好地理解绩效评估结果，并基于这些结果做出相应的决策和改进措施。

第三节　人力合规风险防控的绩效改进和优化策略

在国有企业的运营体系中，医疗机构扮演着重要角色。这些医疗机构不仅要为员工提供高质量的医疗保障服务，还需要严格遵守相关的法律法规和规章制度，确保人力合规。然而，随着医疗行业的快速发展和法律法规的不断完善，国有企业医疗机构在人力合规风险防控方面面临着诸多挑战。因此，建立科学、合理的人力合规风险防控绩效改进和优化策略，对于提高国有企业医疗机构的管理水平和服务质量具有重要意义。

一、绩效改进和优化策略的实施步骤

（一）建立全面的绩效评价体系

在国有企业医疗机构中，为了有效地提升人力合规风险防控的绩效，首先要做的是构建一个全面、细致且科学的绩效评价体系。这一体系的核心目标是对人力合规风险防控的每一个环节进行深入的剖析和准确的评价。

这一体系应当覆盖风险识别、风险评估和风险控制三大主要环节。在风险识别方面，体系需要评估企业是否能够及时、准确地识别出潜在的合规风险。在风险评估环节，体系需衡量企业对已识别风险的大小、可能性和影响程度进行准确评估的能力。至于风险控制，体系则应当评估企业采取的措施是否有效，能否将风险控制在可接受的水平。

这一评价体系的设计还需与企业的战略目标紧密相连，以确保绩效评价的针对性和有效性。通过将绩效评价与企业的长期发展目标相结合，可以使企业在提升人力合规风险防控绩效的同时，也实现自身的战略转型和升级。

（二）定期进行绩效评估和反馈

在国有企业医疗机构的人力合规风险防控工作中，定期进行绩效评估和反馈是确保防控体系持续优化和效能提升的关键环节。通过定期评估，我们能够全面审视当前防控措施的实施效果，识别存在的问题和短板，为后续的改进工作提供明确的方向。

绩效评估的过程应当科学、公正、客观，既要关注结果的达成情况，也要注重过程的合规性和效率。评估结果不仅要反映出当前防控工作的成绩和不足，还要深入分析其背后的原因和影响因素。这需要我们建立一套完整的评估指标体系，涵盖风险识别率、评估准确性、控制措施的有效性等多个维度，以确保评估结果全面而准确。

而评估结果的反馈则是推动改进工作的重要手段。通过及时将评估结果传达给相关部门和人员，能够激发其责任感和紧迫感，促使其主动查找问题、制定改进措施。同时，反馈机制还能够促进部门间的沟通与协作，形成合力共同推进人力合规风险防控工作的持续优化。

为确保评估和反馈工作的顺利进行，国有企业医疗机构需要建立完善的组织架构和工作流程。这包括明确评估的责任主体、设定合理的评估周期、制定详细的评估方案等。

（三）利用科技手段提高防控效能

在现代企业运营中，科技手段的运用已成为提升工作效率和质量的重要途径。在人力合规风险防控方面，更是如此。国有企业医疗机构应充分利用现代科技手段，以提高防控效能为核心目标，确保企业的稳定运营和员工的合法权益。

一方面，可以积极引入大数据、人工智能等前沿技术，对人力资源数据进行深度挖掘和分析。通过对大量数据的处理和分析，企业能够更准确地识别出潜在的人力合规风险，为风险预警和处置提供有力支持。这种基于数据的分析方法，不仅提高了风险评估的准确性，还为企业提供了更全面的风险画像。

另一方面，云计算等技术的应用也为防控工作带来了极大的便利。通过云计算平台，企业可以实现各部门之间的信息共享和协同办公，打破了信息孤岛，提高了防控工作的效率和质量。同时，云计算还为企业提供了弹性可扩展的计算资源，确保了防控工作的稳定性和可靠性。

当然，在引入科技手段的过程中，企业也需要关注技术的可行性和成本效益。要选择适合自身业务需求的技术方案，避免盲目追求高技术而忽视了实际的应用效果。同时，企业还需要加强与技术供应商的合作和沟通，确保技术的顺利实施和后续的维护更新。

（四）持续改进和优化防控策略

为了保障国有企业医疗机构在复杂的内部和外部环境中始终保持人力合规风险防控

的最佳状态，必须建立一套持续改进和优化的机制。这一机制的核心在于不断地对现有的防控策略进行审视、调整和完善，确保其始终与企业的实际需求和发展方向保持同步。

定期评估防控绩效是这一机制的基础。通过定期收集和分析相关数据，评估防控策略的实际效果，能够发现其中的短板和潜在问题，为后续的优化工作提供指导。总结经验教训同样重要。过去的成功经验和失败教训都是宝贵的财富，通过对这些经验的总结，可以提炼出更加有效的防控方法和策略。

在此基础上，制定改进措施是关键。根据评估结果和经验总结，有针对性地提出改进措施，能够迅速提升防控策略的效能。这些措施可能涉及流程优化、技术创新、人员培训等多个方面，旨在全面提升防控工作的质量和效率。

最后，持续改进和优化机制的建立是一个长期的过程，需要企业高层领导的高度重视和持续推动。只有这样，才能确保防控策略始终与时俱进，为企业的稳健运营和员工的合法权益提供坚实保障。

二、策略实施中的挑战与对策

在实施人力合规风险防控的绩效改进和优化策略过程中，可能会遇到一些挑战。例如，员工对合规文化的认同度不高、培训资源有限、技术投入成本较高等。针对这些挑战，可以采取以下对策。

（一）深化合规文化，构建全员参与的氛围

在人力合规风险防控策略的实施过程中，一个显著的挑战是确保合规文化深入人心，形成全员参与的良好氛围。为此，我们需要采取一系列措施来加强合规文化的宣传和推广。

通过内部宣传渠道，如企业网站、内部通讯、员工手册等，积极传播合规文化的核心价值观和理念，使员工对合规工作有更深入的了解和认识。同时，定期组织合规培训，提高员工的合规意识和技能水平，使其在日常工作中能够自觉遵守合规要求。

建立合规文化示范岗位或团队，树立榜样，发挥引领作用。这些示范岗位或团队应成为合规文化的传播者和实践者，通过他们的行为影响和带动全体员工积极参与合规工作。

最后，鼓励员工参与合规文化建设，提供反馈和建议。通过设立员工建议箱、开展员工满意度调查等方式，收集员工对合规工作的意见和建议，及时进行调整和改进。

（二）合理配置培训资源

在实施人力合规风险防控策略时，合理配置培训资源是一项关键任务。面对有限的

资源，我们需要确保它们能够被高效利用，以满足员工的培训需求，同时实现企业的战略目标。

我们应根据企业的实际情况和员工的具体需求来制定培训计划。这意味着我们需要深入了解员工的培训需求，以及企业的业务目标和合规要求，从而确定培训内容、方式和时间。

为了增强培训效果，我们可以采用内外部培训相结合的方式。内部培训可以利用企业内部的专家资源，分享经验和知识；而外部培训则可以引入行业内的专业机构或讲师，提供更为全面和深入的培训。通过结合两种方式，可以充分利用现有资源，提升培训效果。

建立培训效果评估机制也是至关重要的。通过定期评估培训效果，我们可以了解员工对培训内容的掌握程度，以及培训对企业业务目标的贡献。这不仅可以帮助我们及时发现问题并进行改进，还可以为未来的培训计划提供有力的参考。

（三）优化技术投入策略

随着技术的不断进步，优化技术投入策略成为实施人力合规风险防控策略的关键环节。面对复杂多变的市场环境和技术发展，必须谨慎并明智地投资技术，以确保其实际效果和可持续性。

我们需要根据企业的实际情况和需求来制定技术投入计划。这意味着我们必须深入了解企业的业务需求、合规要求以及现有技术基础，从而确定需要投入哪些技术，以及投入多少资源。

为了降低技术投入成本，可以考虑与第三方机构合作或引入成熟的解决方案。第三方机构通常拥有丰富的经验和专业知识，可以帮助我们更高效地实现技术目标；而成熟的解决方案则可以减少我们的研发成本和时间，快速提高技术应用的水平。

然而，仅仅降低成本并不足够，我们还需要注重技术应用的实际效果和可持续性。这意味着我们需要定期评估技术的应用效果，及时发现问题并进行改进；同时，还需要考虑技术的未来发展趋势，以确保我们的技术投入能够持续为企业带来价值。

第十七章　国有企业医疗机构人力合规风险防控的综合治理

第一节 合规治理框架设计

合规治理框架设计可以帮助企业建立健全的合规管理体系，确保员工遵守法律法规和企业规章制度，减少违法违规行为的发生，维护企业形象和利益。

一、合规治理框架的设计原则

在设计国有企业医疗机构人力合规治理框架时，应遵循以下原则。

（一）全面性

合规治理框架的设计原则之一是全面性。这意味着框架应该覆盖国有企业医疗机构的各个层级、各个环节和各个职能部门，确保合规管理的全面性和一致性。

在实际运作中，国有企业医疗机构的各个层级都可能存在不同程度的合规风险，包括高层管理人员、中层干部以及基层员工。因此，合规治理框架需要通过涵盖整个组织结构，确保所有层级都受到合规管理的约束和监督。

合规治理框架还应考虑到国有企业医疗机构的各个环节，包括从招聘和雇佣、员工培训和教育、绩效评估和激励、薪酬福利等方面的管理措施。只有全面地覆盖了这些关键环节，才能有效地预防和控制合规风险的发生。

合规治理框架还需要针对各个职能部门进行细化和具体化。不同职能部门在业务流程和操作方式上存在差异，因此，合规治理框架需要根据不同职能部门的特点和需求，制定相应的合规管理措施，确保每个部门都能遵守法律法规和企业规章制度。

（二）科学性

科学性意味着框架应该基于科学的法律法规和合规管理理论，同时结合企业的实际情况进行设计，以确保其具备可操作性和可持续性。

在制定合规治理框架时，国有企业医疗机构需要充分考虑相关的法律法规要求，包括劳动法、卫生法、行业标准等，确保框架符合法律的要求。还需要借鉴和运用合规管理的最佳实践和理论，如合规风险评估模型、合规培训和教育模式等，以确保框架具备科学性。

然而，仅仅遵守法律法规和概念性的合规理论是不够的，合规治理框架还必须结合国有企业医疗机构的实际情况进行设计。这包括企业的规模、业务特点、组织结构、文化氛围等方面的考虑。只有根据企业的具体情况进行量身定制，才能使合规治理框架更加贴合企业的实际需求，并且能够被员工接受和执行。

合规治理框架还应具备可操作性和可持续性。可操作性是指框架的设计要能够被实际操作和执行，不仅需要明确责任分工和流程，还要提供相应的工具和资源支持，使员工能够便捷地进行合规管理。可持续性则要求框架能够适应企业发展的变化和外部环境的变动，及时调整和更新，以保持其有效性。

（三）灵活性

灵活性意味着框架能够根据外部环境和内部变化进行调整和优化，以适应不同的时期和情况下的合规需求。

外部环境和法律法规在不断变化，合规要求也会随之调整。国有企业医疗机构需要及时了解和跟踪相关法律法规的更新和变化，并对框架进行相应的调整。同时，行业发展和市场竞争也会带来新的合规挑战和风险，因此，合规治理框架需要具备灵活性，能够及时适应变化的外部环境。

内部变化也会对合规管理产生影响。例如，企业的业务模式、组织结构、人员构成等方面可能会发生调整或变动。合规治理框架需要具备灵活性，能够根据企业内部的变化进行相应的调整和优化，确保其与企业内部的实际情况相匹配。

（四）有效性

有效性意味着框架应具备辨识、评估和防控合规风险的能力，能够有效地预防和控制违法违规行为的发生。

在合规管理中，及时辨识和评估合规风险是非常重要的。国有企业医疗机构需要建立一套有效的风险识别和评估机制，通过对各个层级、环节和职能部门的风险进行全面分析，找出潜在的合规风险点，并对其进行合理评估。只有准确地识别和评估合规风险，才能采取相应的防范和控制措施，避免违法违规行为的发生。

除了风险辨识和评估，合规治理框架还应具备防控合规风险的能力。这包括建立明确的合规规范和制度，明确员工的行为规范和职责，加强内部控制措施，确保合规管理的有效执行。同时，还需要开展合规培训和教育活动，提高员工的合规意识和知识水平，增强他们的合规能力。通过这些措施的综合应用，可以有效地预防和控制违法违规行为的发生。

二、合规治理框架的主要内容

国有企业医疗机构人力合规治理框架的主要内容如下。

（一）合规政策和制度

合规政策是指明确和规范企业合规要求和行为准则的文件或宣言。国有企业医疗机构应该制定明确的合规政策，包括但不限于遵守法律法规、诚信经营、公平竞争、保护员工权益等方面的内容。这些政策应该能够反映企业的价值观和道德标准，推动员工以合规的方式开展工作。

合规制度是指具体的规章制度和流程，用于引导员工在工作中遵守合规要求。国有企业医疗机构需要制定一系列合规制度，涵盖各个方面，如人力资源管理、财务管理、采购管理、信息安全等。这些制度应该明确规定员工的行为准则、职责和权限，确保员工了解并遵守相关规定。

建立合规文化是合规政策和制度的目标之一。国有企业医疗机构应该通过内外部宣传、培训和教育等手段，推广合规政策和制度，强调合规的重要性和价值。企业管理层也应以身作则，树立合规的典范，鼓励员工积极参与合规活动，并建立相关奖惩机制。

（二）风险评估和监测

风险评估和监测是建立在合规管理基础上的重要环节。它旨在识别、评估和监测与合规相关的各种潜在风险，以便及时采取相应措施进行防范和处置。

建立风险评估机制是确保合规管理有效性的关键步骤。这意味着组织需要对其业务活动进行全面的风险识别和分析，以确定可能存在的合规风险。通过系统化的方法，包括调研、风险清单、专家咨询等，可以帮助组织全面了解潜在的合规风险，并为风险评估提供可靠的数据支持。

建立风险监测机制是实现合规管理持续改进的关键手段。一旦风险被识别和评估出来，就需要建立有效的监测机制来跟踪风险的发展和变化。这包括定期收集和分析与合规相关的信息，以及内部的风险事件和违规行为。通过及时获取准确的信息，组织可以更好地了解风险的动态，及时采取相应的防范和处置措施。

（三）内部控制和审计

内部控制是指组织通过制定各种规章制度、建立风险防范机制和有效的内部监督，保障企业资产安全、促进业务流程的规范化和高效性的一套制度体系。而合规管理的审计和监督则是对企业内部控制体系进行评估和监督，以确保企业合规规定的有效执行。

内部控制可以帮助企业识别、评估和应对各种风险，包括财务风险、运营风险、法律风险等。通过规范的内部控制程序，企业可以提高决策的准确性和可靠性，减少潜在的错误和失误，并确保资产的安全和保值。内部控制还可以提高企业的运营效率和效果，促进各项业务流程的规范化和标准化，提高资源利用效率，减少浪费和损失。

加强对合规管理的审计和监督可以确保企业合规规定的有效执行。合规管理是指企业在法律法规、行业准则和内部规章制度等方面的要求下进行运营和管理。通过加强对合规管理的审计和监督，可以评估企业的合规风险，发现并纠正存在的违规行为，防止潜在的法律风险和信誉风险。审计可以通过抽样检查、核实账目、跟踪审核等方式进行，以确保企业合规规定的有效执行。

建立完善的内部控制体系和加强对合规管理的审计和监督需要企业全体员工的共同努力。

三、合规治理框架的实施步骤

实施国有企业医疗机构人力合规治理框架的步骤如下。

（一）制定规划

制定规划是实施合规治理框架的第一步。在制定规划时，需要明确设计合规治理框架的目标，并确定实施的时间表和责任人。下面是制定规划的详细步骤。

1.审视现状

审视现状需要全面审视和评估现行的合规措施。这包括了解当前的合规情况、存在的风险以及已经采取的控制措施。

对于当前的合规情况，需要了解组织是否遵守了相关的法律法规和行业标准。这可以通过审查组织的合规文件和记录来实现。同时，还需要关注是否有合规漏洞或违规行为存在，以及是否存在与合规相关的投诉或纠纷。

对于存在的风险，需要进行全面的评估。这包括内部风险和外部风险。内部风险可能涉及组织内部的流程、人员和系统等方面，而外部风险可能来自于政策变化、竞争环境和市场波动等因素。通过识别和分析这些风险，可以帮助组织更好地制定合规策略和控制措施。

最后，需要评估已经采取的控制措施的有效性。这包括审查组织已经实施的合规制度、流程和培训计划等。通过评估这些措施的实际效果，可以确定它们是否能够有效地管理和控制合规风险。

2.设定目标

设定目标是制定合规治理框架的关键一步。根据现状评估的结果，可以确定明确、具体且与组织战略目标相一致的合规目标。

一个重要的目标是确保合规政策的制定和执行。这包括确保组织有适当的合规政策，并将其有效地传达给全体员工。同时，还需要确保员工理解并遵守这些政策，通过培训和沟通等方式提高合规意识。

第二个目标是加强风险管理和内部控制。这涉及识别、评估和管理合规风险，以减少违规行为的发生概率。组织应该建立健全的风险管理体系，包括制定风险评估和监测程序，并采取必要的措施来降低风险。

确保合规监督和报告也是一个重要目标。组织应该建立有效的监督机制，包括内部审计和合规监察等，以确保合规措施的有效实施。组织还应该建立健全的报告机制，使各级管理者能够及时了解合规情况，并采取必要的纠正措施。

3.制定策略

在设定目标的基础上，需要确定合规治理框架的核心要素、合规流程和方法，以及资源需求等。

核心要素包括组织结构和责任分配。需要确立合规治理机构，明确各级管理者的职责和权限。还需要建立合规委员会或类似的机制，以便监督和协调合规事务。

合规流程和方法的制定至关重要。这包括制定合规政策和程序，确保合规措施得到贯彻执行。合规流程应该具有可操作性和适应性，能够满足不同部门和业务领域的需求。还需要确保合规流程与其他管理流程的衔接，例如风险管理和内部控制。

资源需求也需要被充分考虑。这包括人力资源、技术支持和财务投入等方面。需要评估组织目前的资源情况，并根据合规目标和需求进行合理的配置。还需要确保组织具备必要的技术工具和系统，以支持合规流程的实施和监测。

4.制定时间表

通过将整个实施过程划分为不同的阶段，并为每个阶段设定明确的时间节点，可以有效地监督和控制实施进度。

需要确定实施合规治理框架的起始日期。这是整个时间表的起点，标志着正式开始实施合规治理框架的工作。

接下来，根据目标和策略，将实施过程划分为若干个阶段。每个阶段应该具有明确的目标和任务，并且相互之间具有逻辑上的衔接。

对于每个阶段，需要设定具体的时间节点。这些时间节点应该是可行的，并且需要考虑到组织的资源和能力。同时，还需要与相关部门和人员进行协商，确保时间节点的可行性和共识。

在设定时间节点时，还需要考虑关键任务和里程碑事件。例如，合规政策的制定和发布、培训计划的实施、风险评估的完成等。这些关键任务和事件对于实施合规治理框架的成功非常重要，需要给予足够的时间和资源。

还应定期进行进度评估和监测，以确保实施进展按计划进行。如果发现进度延迟或存在问题，应及时采取纠正措施，调整时间表或资源分配。

5.确定责任人

根据实施策略和时间表，需要明确各项任务的责任人，并明确他们的职责和权限。

需要确定一个总体的合规责任人，通常可以是高级管理层中的一位成员。该责任人负责整体的合规治理框架的实施和监督，并确保合规目标的达成。

在各个阶段和任务中，需要指定具体的责任人。这些责任人可以是部门经理、合规专员或其他相关岗位的人员。每个责任人需要明确自己所负责的任务和目标，并与其他责任人协调合作，以确保整个实施过程的顺利进行。

除了明确责任人外，还需要明确他们的职责和权限。责任人应该清楚自己在实施过程中的职责范围和边界，以便能够有效地履行职责。同时，需要确保责任人具有足够的权限和资源支持，以完成所负责的任务。

6.制定沟通计划

通过明确内部和外部的沟通内容、渠道和频率，可以有效地提高员工对合规治理框架的认识和理解，并增强外部利益相关者对组织合规能力的信任。

内部沟通需要向全体员工传达合规治理框架的目标、意义和重要性。这可以通过内部会议、培训、邮件通知等方式进行。同时利用内部通信工具，如公司网站、内部社交平台等，定期发布合规相关信息和更新。

在内部沟通中，需要特别强调合规政策和程序的变化和更新。员工应该清楚了解新的合规要求，并知道如何遵守和执行这些要求。还需要提供合规培训和教育，以提高员工的合规意识和行为。

外部沟通需要与外部利益相关者，如客户、供应商、监管机构等进行沟通，以展示组织的合规能力和承诺。可以通过公开报告、媒体发布、参与行业会议和活动等方式进行外部沟通。这有助于建立良好的合作关系，并增强外部利益相关者对组织的信任和支持。

在沟通计划中，需要确定合适的沟通渠道和频率。可以使用多种渠道，如会议、网站、社交媒体、电子邮件等，以确保信息的广泛传播和有效接收。同时根据实际情况确定沟通的频率，以保持与内部和外部利益相关者的良好沟通和互动。

7.监测和评估

通过定期进行自查和内审，能够及时发现和纠正问题，并根据评估结果对合规治理框架进行调整和改进。

自查是一种主动的监测方式，用于检查组织是否按照合规治理框架的要求进行运作。自查可以包括对各项合规措施、政策和程序的执行情况进行审核和评估。通过自查，可以及时发现存在的合规漏洞、风险和违规行为，并采取相应的纠正措施。

内审是一种独立的监测方式，由内部审计部门或外部专业机构进行。内审旨在评估合规治理框架的有效性和符合性。通过内审，可以对合规治理框架进行全面的评估，包括内部控制、风险管理和合规流程等方面。根据内审结果，可以识别出潜在的问题和改进的空间，并制定相应的改进计划。

监测和评估的结果应当用于指导合规治理框架的调整和改进。根据评估结果，可以对合规政策、流程和培训计划等进行修订和完善。同时，还可以通过对违规行为的分析，加强内部控制和风险管理，提高合规治理的效果。

还需要确保监测和评估机制的定期性和持续性。建议制定监测和评估计划，并按照计划进行执行。监测和评估的频率应根据组织的特点和风险情况来确定，以确保合规治理框架能够持续有效地运作。

（二）调研和分析

调研和分析是实施合规治理框架的重要步骤之一。通过对企业现有的合规管理情况进行调研和分析，可以全面了解存在的问题和隐患，为制定有效的合规治理措施提供依据。下面是调研和分析的详细步骤。

1.收集信息

在收集信息过程中，需要获取与企业合规管理相关的各类信息，以确保合规治理框架的设计符合法律法规和行业要求。

需要收集企业内部的合规政策、制度和流程文件。这些文件描述了企业在不同方面的合规要求和规定，包括但不限于道德规范、反腐败政策、数据隐私保护等。通过收集这些文件，可以了解企业目前的合规框架和要求，并为后续的调研和分析提供基础资料。

还需要收集合规培训记录和内部审计报告等信息。合规培训记录反映了员工对合规政策和程序的了解程度，而内部审计报告则能揭示出潜在的合规风险和违规问题。通过分析这些信息，可以评估企业现有的合规管理水平，并发现存在的问题和改进的空间。

还需要关注相关的法律法规、行业标准以及国际惯例。对于企业所处的行业和经营范围，需要了解适用的法律法规和行业要求，以确保合规治理框架的设计符合法律和行业标准。同时，借鉴国际惯例也有助于提高合规管理的水平和效果。

在收集信息的过程中，需要确保信息的准确性和完整性。可以通过与相关部门和人员进行沟通和访谈，以获取更详细和全面的信息。同时，也可以利用内部数据库、文件归档系统和外部资源库等工具来收集和整理信息。

2.进行现场调研

通过实地走访和观察，与合规管理相关的部门和人员进行深入交流，可以获取更详细、准确的信息，并了解他们对合规管理的认识、意见和建议。

实地走访和观察可以帮助了解企业的运营情况。可以考察企业的办公环境、设施设备，观察工作流程和员工行为等。这有助于了解企业的内部组织架构、流程和文化，从而更好地理解合规管理在实际运营中的具体应用和影响。

可以与合规部门、风险管理部门、内部审计部门等进行面对面的交流，了解他们对合规管理的看法、认知和实践经验。还可以与其他岗位的员工进行访谈，了解他们对合规政策和程序的理解和遵守情况，收集他们的意见和建议。

在与部门和人员交流的过程中，需要提出相关的问题，如合规政策的传达和培训情况，合规风险的识别和管理，内部控制的有效性等。通过与他们的深入交流，可以获取更多的信息和见解，发现潜在的问题和改进的空间。

还可以观察和了解企业的合规文化和氛围。通过观察员工的行为和态度，以及领导层对合规的重视程度，可以评估企业的合规文化是否健康和成熟，以及其对合规管理的支持程度。

3.分析问题原因

在进行问题分析时，需要深入探究问题的根本原因，这可能涉及组织文化、管理体制、人员素质等多个方面。

组织文化是一个重要的影响因素。问题可能源于组织文化中对合规的认知和态度。例如，如果组织文化缺乏对合规的重视和承诺，员工可能会对合规政策和程序的遵守程度不高，从而导致违规行为的发生。因此，分析问题的原因时需要考虑组织文化是否支持和促进合规管理的落实。

管理体制也可能是问题的原因之一。如果管理体制不健全或者职责划分不清，可能导致合规管理的执行出现问题。例如，缺乏明确的合规责任人和相应的权力，会造成合规管理的滞后和混乱。在问题分析中，需要评估管理体制的有效性和适应性，以确定是否需要进行调整和优化。

人员素质也是影响合规管理的重要因素。如果员工对合规要求的理解和意识不足，或者缺乏必要的技能和知识，可能会出现合规问题。因此，问题分析需要考察员工的培训和教育情况，以及他们对合规管理的认知水平。

在分析问题原因时，还需要综合考虑其他可能的因素，如制度设计、资源投入等。通过深入分析问题的根本原因，可以为后续制定合规治理措施提供指导和思路。例如，如果问题的根本原因是组织文化对合规的支持不足，那么需要加强合规文化建设；如果问题的根本原因是管理体制不健全，那么需要优化管理结构和职责划分。

4.制定改进方案

制定改进方案是根据调研和分析的结果，针对性地提出具体、可操作的措施。这些方案应与组织的战略目标相一致，并覆盖合规政策和流程的修订、内部控制的加强、人员培训和意识提升等方面。

可以针对调研和分析中发现的问题制定相应的改进方案。例如，如果发现合规政策和流程存在漏洞或过时的情况，可以制定修订计划，更新和完善相关政策和流程，以确保其与法律法规和行业要求的一致性。

内部控制的加强也是重要的改进方向之一。通过加强内部控制，可以有效降低合规风险和违规行为的发生概率。可以制定更严格的审批和监督机制，加强对关键流程和环节的管控，确保合规措施的有效实施。

人员培训和意识提升也是不可忽视的改进方案。通过加强合规培训和教育，提高员工对合规要求的认知和理解，增强他们的合规意识和行为。可以开展定期的合规培训活动，提供实际案例和操作指导，以帮助员工更好地理解和应用合规政策和流程。

改进方案应与组织的战略目标相一致。需要确保改进方案与组织的长远发展和价值观相契合，从而实现合规管理与企业发展的有机结合。

5.编制报告

编制报告是将调研和分析的结果整理成书面形式，向公司高层管理层提交的重要步骤。报告应包括问题和隐患的总结、原因分析和改进方案的建议，并与高层管理层进行沟通和讨论，确保他们对调研和分析结果的理解和认可。

在报告中需要对调研和分析的结果进行总结和概述。明确列出存在的问题和隐患，并提供详细的描述和说明。这有助于让高层管理层了解当前合规管理中存在的挑战和风险。

需要对问题的原因进行深入分析。通过综合考虑组织文化、管理体制、人员素质等多个方面，找出问题发生的根本原因。可以使用图表、数据和案例等方式来支持分析，并提供相应的解释和论证。

接下来，针对每个问题和隐患，提出具体的改进方案和建议。这些建议应该具体、可行，并与组织的战略目标相一致。可以分阶段给出实施计划，并明确责任人和时间节点。还需评估改进方案的成本效益，以便高层管理层做出决策和投资。

在编制报告时，需要注意清晰、简明地表达问题、原因和建议。使用简洁的语言和结构化的框架，确保高层管理层能够准确理解和评估调研和分析的结果。同时，可以附上支持材料，如图表、数据分析和案例研究等，以提供更详细的信息和背景。

最后，将报告提交给高层管理层，并与他们进行沟通和讨论。通过面对面的交流，解释和阐述调研和分析的结果，回答他们可能有的问题和疑虑。确保高层管理层对调研和分析结果的理解和认可，并就改进方案的实施达成共识。

通过调研和分析，可以全面了解企业合规管理的现状和问题，并为制定有效的合规治理措施提供依据。

（三）设计框架

设计框架是实施合规治理框架的关键步骤之一。根据调研和分析结果，需要设计合规治理框架的组织结构、制度和流程，以确保合规管理能够有效实施和落地。

1.设计组织结构

根据企业的规模、业务特点和合规管理需求，需要设计一个适合的组织结构，以确保合规管理能够有效实施和落地。

需要确定合规部门的职责和权限。合规部门应负责制定和推动合规政策、流程和控制措施，并监督其执行情况。在设计组织结构时，需要确保合规部门拥有足够的权力和资源来履行其职责。合规部门还应与其他部门密切合作，共同推动合规管理的落地和实施。

需要明确各级管理层和相关部门在合规管理中的角色和责任。高层管理层应该充分认识到合规管理的重要性，并对合规工作给予支持和承诺。他们应该提供明确的指导和方向，确保合规政策和要求得到有效传达和执行。同时，相关部门也需要承担起合规管理的责任，积极配合合规部门的工作，按照合规政策和流程进行操作。

在设计组织结构时，还应建立跨部门的合作机制。合规管理涉及多个部门和岗位的合作，需要建立有效的沟通和协作机制。可以设立合规工作组或委员会，定期召开会议，并确保各个部门之间的信息共享和协调。这有助于提高合规管理的整体效果和协同效应。

2.制定制度和政策

合规制度和政策应明确合规的目标和要求。这包括规范员工行为、防范风险、维护企业声誉等方面的要求。制度和政策应具体明确，遵循简洁、清晰的原则，以便员工理解和执行。同时，制度和政策应与国家法律法规和行业标准相一致，确保企业在合规方面符合相关的法律要求。

合规制度和政策应包括行为准则。行为准则是规范员工行为的基本规范，涉及道德、诚信、反竞争不正当行为等方面。行为准则应明确禁止和限制的行为，并指导员工如何正确处理可能涉及合规问题的情况。

合规制度和政策还应包括风险管理和内控要求。风险管理方面，应明确风险识别、评估和控制的方法和程序，确保合规风险得到有效管理。内控要求方面，应明确内部控制的要求和标准，涵盖各个环节和流程，确保合规措施能够有效实施。

制定制度和政策是一个动态过程。随着企业发展和外部环境变化，制度和政策也需要不断修订和完善。需要建立相应的制度和政策更新机制，及时调整和修订制度和政策，以适应新的合规要求和挑战。

3.设计合规流程

根据企业的业务流程和合规管理的要求，需要设计一系列覆盖合规审查、风险评估、违规处理、投诉举报等环节的合规流程，以确保合规管理的全面性和连续性。

合规流程应包括合规审查环节。在涉及关键决策、合同签订、供应商选择等环节，应设立合规审查程序，确保相关行为符合法律法规和内部政策的要求。合规审查可以涵盖法律合规、道德合规等方面的考虑，并确保相应的审批和授权程序得到落实。

风险评估环节也是合规流程中的重要环节。通过风险评估，可以识别潜在的合规风险和违规行为，并采取相应的控制措施。风险评估应覆盖各个环节和流程，并结合具体业务需求和特点，确定适当的风险评估方法和指标。

违规处理环节是合规流程中必不可少的一部分。当发现违反合规要求的行为时，需要设立明确的违规处理程序，包括调查、处罚和纠正措施等。违规处理应公正、公平，并符合法律法规和内部政策的要求。

投诉举报环节也应纳入合规流程中。员工和外部利益相关者应被鼓励并提供途径来进行投诉举报，以便发现和解决潜在的违规问题。投诉举报渠道应安全可靠，并保护举报人的隐私和权益。

在设计合规流程时，需要考虑简洁明了的原则。流程应具备清晰的步骤和操作指导，便于员工理解和执行。同时，还需要考虑流程的监督和审计机制，确保流程的有效性和合规性。

4.确定关键控制点

根据调研和分析的结果，需要确定合规管理中的关键控制点，以确保合规风险得到有效控制。

可以将重要业务环节作为关键控制点。这些业务环节可能涉及与客户交互、供应商合作、合同签订等关键活动。针对这些业务环节，可以明确相关责任人，并制定相应的控制措施，以确保合规要求得到落实。例如，设立审批流程、建立文件记录、强化供应链管理等措施，来降低合规风险。

敏感信息处理也是一个关键控制点。随着信息技术的快速发展，企业面临着越来越多的数据安全和隐私保护挑战。因此，需要确保敏感信息的合规处理。可以通过权限控制、加密技术、数据备份等方式，保护敏感信息的机密性、完整性和可用性，并符合相关法律法规和行业标准。

对于每个关键控制点，还需要明确责任人、控制措施和监测方法。责任人应负责制定和执行相应的控制措施，确保合规要求得到落实。控制措施可以包括建立审批程序、制定操作指南、开展内部审核等。同时，需要设立监测机制，定期评估控制措施的有效性，并进行风险评估和内部审核。

通过设计框架，可以明确合规治理框架的组织结构、制度和流程，为合规管理的实施提供指导和支持。

（四）推动实施

通过内部培训、宣传等方式，可以提高员工对合规治理框架的认知和理解，增强他们的合规意识，并促使合规管理得到有效的实施和落地。

1.设立沟通渠道

建立沟通渠道是与员工保持定期的沟通和交流的重要手段。可以组织会议、发布内部通知、设立合规咨询热线等方式，及时向员工传达合规治理框架的相关信息和要求。这有助于提高员工对合规治理框架的认知和理解，使他们能够清晰了解自己在合规管理中的角色和责任。

沟通渠道还应为员工提供提问和反馈的机制。员工可能在实施过程中遇到问题或有疑问，需要有途径向管理层提出，并及时得到回应和解决。这可以通过设立合规咨询热线、组织座谈会、设立在线平台等方式来实现。管理层需要关注员工的反馈和问题，并积极采取措施进行解决，以消除员工在实施过程中的困惑和障碍。

同时，鼓励员工提出改进建议是推动实施的重要方面。员工在实际工作中可能会发现一些合规管理的不足和问题，他们的建议和意见对于优化和完善合规治理框架非常宝贵。因此，管理层应积极倾听员工的声音，鼓励他们提出改进和创新的建议，并及时跟进和落实。

2.加强宣传和推广

通过内部刊物、企业网站、社交媒体等渠道，可以向员工和利益相关者广泛传达合规治理框架的设计原则、目标和意义，以及实施的进展和成果。这有助于提高员工和利益相关者对合规治理框架的认可度和支持度。

可以利用内部刊物和企业网站等渠道进行宣传。在内部刊物中发表文章、专题报道，介绍合规治理框架的背景、目标和重要内容。同时在企业网站上建立专门的合规治理板块，发布合规政策和流程的详细说明，分享合规管理的最佳实践和成功案例。

社交媒体也是一个有效的宣传渠道。借助微博、微信公众号等社交媒体平台，可以发布合规治理框架相关的短文、图片、视频等形式的内容，吸引员工和利益相关者的关注和参与。通过社交媒体的互动性和传播性，扩大合规治理框架的影响力，促进信息传递和共享。

3.建立激励机制

通过设立合规奖励制度，对表现突出的员工给予肯定和奖励，可以激发他们的积极性和参与度。同时，也要建立违规行为的惩罚机制，确保违规行为得到严肃处理，以形成良好的合规文化和氛围。

可以设立合规奖励制度，对那些在合规管理中表现出色的员工进行肯定和奖励。这可以是年度或季度评选，根据员工的表现、贡献和创新等方面进行评估，并给予相应的奖励和荣誉。奖励可以是物质奖励，如奖金、礼品等，也可以是非物质奖励，如表彰信、荣誉证书等，以便员工获得实质性的认可和激励。

建立违规行为的惩罚机制是必要的。当发生违反合规要求的行为时，需要及时采取相应的纠正措施和处罚。惩罚机制应公正、公平，并与违规行为的性质和严重程度相匹配。这有助于向员工传达违规行为的严重性，维护合规管理的权威性和有效性。

（五）进行监督

监督是实施合规治理框架的重要环节。通过建立监督机制，对合规治理框架的实施效果进行监督和评估，可以及时发现问题并进行改进，确保合规管理的有效性和持续性。

1.建立监督机制

需要制定监督计划，明确监督的目标、内容、方法和责任人。监督计划应根据合规治理框架的具体情况和实施需求来制定。明确监督的重点和关注点，确保监督工作的针对性和有效性。同时，需要明确监督的方法和责任人，以便监督工作能够有条不紊地进行。

建立监督小组或委员会，负责制定监督计划、收集数据、分析结果和提出改进建议。监督小组或委员会应由跨部门的专业人员组成，具备相关的知识和经验。他们应独立于被监督对象，确保监督工作的客观性和公正性。监督小组或委员会还应与高层管理层保持沟通和协调，以确保监督工作得到充分的支持和资源的提供。

监督机制应具备透明、公正和可操作性。透明性意味着监督工作的过程和结果应对内外部利益相关者公开和可查。公正性要求监督工作的进行不受干扰，能够真实客观地反映合规治理框架的情况。可操作性指监督工作应具备可行性和可实施性，以便能够有效推动改进措施的落地和实施。

2.进行内部审计

内部审计是一项关键的管理控制活动，旨在评估合规治理框架的实施情况。它通过抽样检查、流程重现、数据分析等方式，对合规治理框架的各个方面进行全面评估。这有助于确保组织按照法规、政策和内部规章制度运作，并发现潜在的风险和漏洞。

通过定期的审计，组织可以评估其合规管理措施的实施情况，发现违规行为和操作缺陷，并及时采取纠正措施。审计人员应该具备专业知识和技能，能够独立地评估合规管理措施的有效性和执行情况。

在进行内部审计时，审计人员需要选择适当的抽样方法来获取可靠的数据样本，并对相关数据进行详细分析。他们还需要重现关键流程，以确保合规管理措施的正确执行。审计结果应当客观、准确，反映实际情况，并为改进提供实质性的建议和意见。

内部审计有助于发现组织内部的潜在问题和风险，提供改进建议，并确保组织按照合规要求运作。它不仅有助于预防潜在的违规行为，还可以提高组织的整体效率和效益。

3.借鉴外部经验

通过参考其他企业的成功经验、行业的最佳实践和标准，组织可以获得宝贵的指导和启示，从而改进自身的合规管理体系。

关注行业的发展动态和法律法规的变化是非常关键的。合规要求和监管环境不断演变，因此组织需要及时了解最新的法规和标准，并相应地对合规治理框架进行调整。这可以通过持续的监测和研究来实现，以便随时跟进并采取适当的行动。

参加行业会议、培训活动和专业论坛是获取外部经验和学习借鉴的重要途径。通过与同行交流经验、分享挑战和解决方案，组织可以获得更广泛的视野和深入的理解。这些机会还提供了与专家互动的平台，可以从他们的知识和见解中获益。

同时，借鉴其他企业的成功经验也是一种宝贵的学习方式。组织可以研究同行业内具有良好合规记录和声誉的企业，了解其合规管理措施和实践。通过分析他们的成功经验，并将其适应到自身的情境中，组织可以找到适合自己的最佳实践方法。

第二节 内外部利益相关者的角色与责任

国有企业医疗机构作为一种特殊的组织形式，在其运营过程中，不仅需要考虑到内部员工和管理层的角色与责任，还需要关注到外部利益相关者的参与。

一、内部利益相关者的角色与责任

内部利益相关者是指直接参与国有企业医疗机构运营管理的人员，包括管理层、员工和监管部门等。他们在维护人力合规风险防控方面扮演着重要的角色，并承担相应的责任。

（一）管理层

管理层，作为国有企业医疗机构的领航者，肩负着决策与执行的双重使命。他们不仅要有深厚的专业知识和丰富的管理经验，更要有坚定的责任感和崇高的敬业精神。

管理层需要站在全局的高度，制定和完善人力合规风险防控的制度和政策。这些制度和政策不仅要符合国家的法律法规，还要结合机构的实际情况，确保每一项规定都能落地生根，为机构的稳健发展保驾护航。

管理层要注重员工的培训和教育。他们要通过定期的培训和指导，提高员工的法律法规意识和职业道德素养，让员工在工作中能够自觉遵守各项规定，形成良好的职业习惯。

建立健全内部控制体系是管理层的重要职责之一。他们要通过建立有效的内部控制机制，加强风险管理和内部监督，确保机构的各项业务都能按照既定的规范和流程进行，降低人力合规风险的发生概率。

最后，管理层还要定期开展人力合规风险评估和审计。他们要通过这些评估和审计，及时发现和解决存在的问题，不断完善人力合规风险防控体系，确保机构的稳健运行和持续发展。

（二）员工

员工，作为国有企业医疗机构的核心力量，是直接与患者和病人接触最多的人群。他们的专业知识、技能和态度，直接关系到医疗服务的质量和安全。因此，在人力合规风险防控中，员工发挥着不可替代的作用。

员工要坚守法律法规和职业道德的底线，绝不容忍任何违规行为。无论是面对外部诱惑还是内部压力，都要保持清醒的头脑，始终坚守职业道德的底线，维护医疗行业的形象和声誉。

员工要不断提升自身的专业能力和素质。医学是一个不断发展的领域，员工要不断学习新知识、新技能，提高自己的医疗水平，确保为患者提供安全、可靠的医疗服务。

员工要具备高度的风险意识，及时发现和报告违规行为。在工作中，如果发现有同事或领导存在违规行为，要勇于站出来，及时报告，并配合内部调查和审核工作，共同维护医疗机构的合规运营。

最后，员工要积极参与相关的培训和教育活动。通过参加培训，员工可以了解最新的法律法规和合规要求，提高自己的风险防控意识和能力，更好地为患者提供优质的医疗服务。

（三）监管部门

监管部门，作为国有企业医疗机构的外部监督者，肩负着确保行业规范运营、防范人力合规风险的重要使命。他们的工作不仅关乎医疗机构的稳健发展，更直接关系到广大患者和公众的切身利益。

监管部门要制定和完善相关法律法规，明确国有企业医疗机构的运营要求和合规标准。通过立法，为机构提供明确的指导和规范，确保其在法律框架内开展业务，降低人力合规风险。

监管部门要加强对机构的监督检查和评估。通过定期的检查、专项审计等方式，对机构的运营情况进行全面而深入的了解，及时发现和纠正违规行为，确保机构依法依规运营。

监管部门还要提供培训和指导，帮助机构提高管理水平和人力合规意识。通过组织培训班、研讨会等活动，向机构传递最新的法律法规和合规要求，提高其风险防范能力。

最后，建立信息共享和沟通机制是监管部门的重要职责之一。通过构建信息平台、加强与机构的沟通协作，监管部门可以及时了解机构的运营情况，发现问题，提供有针对性的指导和帮助。

二、外部利益相关者的角色与责任

外部利益相关者是指国有企业医疗机构以外的各类组织和个人，他们对机构的运营和发展具有重要影响。在人力合规风险防控方面，外部利益相关者需要承担相应的角色和责任。

（一）患者和病人

患者和病人作为国有企业医疗机构的核心服务对象，其参与和反馈对人力合规风险防控工作至关重要。在保障自身合法权益的同时，他们也扮演着积极的角色。

患者和病人应主动了解和遵守医疗服务的规范和流程。这不仅有助于确保医疗过程的有序进行，还能减少因误解或不当行为而引发的风险。通过了解基本的医疗知识和规定，他们可以更加明智地做出决策，维护自己的健康权益。

提供真实、准确的个人信息和病史是患者和病人的基本责任。这关系到医务人员能否做出正确的诊断和治疗方案。诚实地提供个人健康状况和病史信息，有助于确保医疗过程的安全性和有效性。

及时反馈医疗服务的质量和安全问题也是患者和病人的重要职责。他们应当关注自己在接受医疗服务过程中的感受和体验，及时向医务人员或医疗机构反映存在的问题和不满。这不仅有助于改进服务质量，还能防止类似问题的再次发生。

最后，监督和评价医疗机构的运营情况也是患者和病人的权利和责任。他们可以通过参与满意度调查、提出改进建议等方式，为医疗机构的改进和发展贡献自己的力量。同时，通过分享自己的就医经历和评价，还能为其他患者提供参考，共同推动医疗行业的进步。

（二）政府部门

政府部门在国有企业医疗机构的人力合规风险防控中既是监管者也是决策者。对于确保医疗机构合规运营、维护社会稳定及公共利益而言，政府部门具有重大责任。

政府部门需要制定和完善相关法律法规，为国有企业医疗机构的运营行为提供明确指引。这不仅有助于规范机构行为，还能确保医疗服务的公平、公正和质量。

政府部门还需要加强与医疗机构的沟通和协作。通过与机构建立有效的沟通机制，政府部门可以及时了解机构的需求和困难，为其提供必要的支持和帮助，共同解决面临的问题。

做好信息公开和舆情引导工作也是政府部门的重要任务。通过及时公开相关信息，政府部门可以增强透明度，减少信息不对称现象，维护社会稳定。同时，通过积极的舆情引导，可以塑造正面的社会形象，增强公众对医疗行业的信任感。

第三节　综合治理机制的建立与运行

综合治理机制是指在国有企业医疗机构中建立和运行一套完整的管理体系，以确保人力合规风险得到有效的防控。

一、综合治理机制的建立

（一）设立综合治理机构

为了更好地管理国有企业医疗机构，应设立专门的综合治理机构。这个机构将负责统筹协调各项管理工作，并制定相关政策和制度。

综合治理机构将承担统筹协调的职责。国有企业医疗机构涉及多个部门和职能，如人力资源、财务、行政等。为了确保各部门之间的协调与配合，综合治理机构将负责整合资源，推动各项管理工作的顺利进行。通过制定综合规划和策略，该机构能够协调不同部门之间的工作，实现信息共享和协同决策。

综合治理机构将制定相关政策和制度。在国有企业医疗机构中，各种管理政策和制度对于保证医疗服务的质量和效率至关重要。综合治理机构将负责研究和制定这些政策和制度，并确保它们的有效执行。例如，该机构可以制定医疗资源配置的准则，确保医疗设备和人力资源的合理分配；制定医疗服务流程和标准，提高医疗服务的质量和效率。

综合治理机构还可以起到监督和评估的作用。通过建立有效的监督机制，该机构可以对国有企业医疗机构的运行情况进行监测和评估。例如，对医疗服务质量进行评估，对医疗设备的使用情况进行监督，以及对医疗人员的绩效进行评价等。这样可以发现问题并及时采取措施解决，提高医疗机构的整体管理水平。

（二）完善人事管理

为了提高国有企业医疗机构的人事管理水平，需要建立健全的人事管理制度。这样可以明确医务人员的职责和权益，加强对他们的培训和考核，以提高整体素质。

人事管理制度应明确医务人员的职责和权益。这包括明确医务人员在工作中应承担的职责和任务，以及相应的权益和福利待遇。例如，规定医务人员应按照专业标准提供医疗服务，同时享受公平合理的薪酬和福利待遇。还应规定医务人员的职业道德和行为准则，以确保他们在工作中遵守伦理规范，维护患者权益和社会公共利益。

人事管理制度应加强对医务人员的培训和考核。通过提供系统的培训计划，国有企业医疗机构可以提升医务人员的专业知识和技能水平。培训内容可以包括最新的医疗技术、临床实践指南和沟通技巧等。还可以通过定期的考核评估来监督医务人员的工作表现和能力发展情况。这样可以及时发现问题并采取相应措施，促进医务人员的个人成长和整体素质提升。

人事管理制度还应注重激励和奖励机制的建立。通过设立良好的激励机制，可以激发医务人员的积极性和创造力。例如，可以根据医务人员的绩效表现给予薪酬和职称晋升的奖励，或者提供进修学习的机会和资金支持。这样可以增强医务人员的工作动力，提高他们的工作满意度和投入度。

（三）建立规范化管理流程

为了提高国有企业医疗机构的管理水平，需要建立规范化的管理流程。通过制定标准化的操作规范和管理流程，可以明确医疗服务的各个环节和岗位的职责，从而确保医疗服务的质量和安全性。

国有企业医疗机构应制定统一的操作规范。这包括医疗服务的各个环节，如接待、挂号、诊断、治疗、护理等。每个环节都应具体规定相应的操作步骤、技术要求和安全措施，以确保医务人员在工作中能够按照规范进行操作，避免疏漏和错误。例如，规定医务人员在接待患者时应礼貌友好、细致入微；规定挂号流程中的信息收集和确认步骤；规定临床诊断和治疗过程中的必要检查和操作等。

国有企业医疗机构应建立管理流程。管理流程包括各级管理层的职责和决策程序，以及部门之间的协作与沟通机制。通过建立清晰的组织结构和工作流程，可以实现各部门之间的高效协作和信息共享。例如，规定医疗机构的管理层应负责制定发展战略和目标，并进行决策和资源分配；规定各部门之间应进行定期的会商和沟通，以解决问题和推动工作进展。

国有企业医疗机构还应加强质量控制和风险管理。通过建立质量评估和监控机制，可以及时发现并纠正医疗服务中存在的问题和不足，确保医疗服务的质量和安全性。同时，应建立风险管理体系，对潜在的风险进行识别、评估和控制，以减少意外事件的发生和损失。例如，定期进行临床质量评估和安全检查，加强医疗设备的维护和管理，开展员工培训和演练等。

（四）强化内部监督机制

为了提高国有企业医疗机构的管理水平，需要强化内部监督机制。通过建立健全的内部监督机制，可以加强对医务人员行为的监管，包括严格的考勤制度、绩效评价制度和违规行为查处机制。

国有企业医疗机构应建立严格的考勤制度。这包括规定医务人员的工作时间、休假制度和打卡记录等。通过严格的考勤制度，可以确保医务人员按时上下班，避免旷工和迟到现象的发生。还可以通过考勤数据进行分析，了解医务人员的出勤情况，及时发现并解决工作安排和资源调配方面的问题。

国有企业医疗机构应建立绩效评价制度。绩效评价制度应明确医务人员的工作目标和绩效指标，并将其与薪酬和晋升挂钩。通过绩效评价制度，可以客观地评估医务人员的工作表现和能力发展情况，激励他们提高工作质量和效率。同时，也可以及时发现工作中存在的问题和不足，提供有针对性的培训和支持。

国有企业医疗机构应建立违规行为查处机制。违规行为包括各种违反规章制度、职业道德和法律法规的行为。通过建立严格的违规行为查处机制，可以及时发现并处理违规行为，维护医疗机构的正常秩序和声誉。这包括设立举报渠道，加强内部监察和审计工作，以及建立相应的惩处机制，对违规人员进行纪律处分和法律追责。

二、综合治理机制的运行流程

综合治理机制的运行流程主要包括以下几个环节。

（一）风险评估

综合治理机制的运行流程包括多个环节，其中之一是风险评估。风险评估的目的是定期识别潜在的人力合规风险，并确定重点防控领域。这个评估过程涉及对员工行为、制度执行、管理流程等方面的检查和分析，以及对外部环境的监测。

在风险评估的开始阶段，综合治理机构会明确评估的范围和目标。这可能涉及整个国有企业医疗机构或特定的部门、岗位，以及与人力合规相关的各个方面。确定评估的范围和目标可以帮助机构更好地聚焦于核心问题，提高评估的有效性。

接下来，进行员工行为方面的评估。综合治理机构会收集并分析员工行为数据，例如员工的违规记录、投诉和举报情况等。这有助于发现员工可能存在的不当行为和违规行为，并对其进行风险评估。

综合治理机构还会评估制度执行方面的风险。这包括对企业内部制度和政策的执行情况进行检查和分析。例如，综合治理机构会审查人力资源管理制度、财务管理制度、安全管理制度等，并评估其执行的程度和效果。通过评估制度执行的风险，可以发现存在的制度漏洞或执行不到位的问题，并提出相应的改进措施。

管理流程方面的评估也是风险评估的一部分。综合治理机构会对医疗机构的各项管理流程进行审查和评估，以确保它们的合规性和有效性。例如，审查行政管理流程、医疗服务流程、质量管理流程等，并评估其是否满足法律法规和行业标准的要求，以及是否能够保障医疗服务的质量和安全。

最后，风险评估还需要对外部环境进行监测。这包括政策法规的变化、行业发展趋势、竞争状况等方面的信息收集和分析。外部环境的变化可能带来新的风险和挑战，因此对其进行监测和评估可以及时应对，并采取相应的措施来规避或降低风险。

（二）问题处理与追责

在综合治理机制中，问题处理与追责是必不可少的环节。对于出现的问题，需要建立相应的处理和追责机制，以便及时解决问题，并起到警示作用，提醒其他医务人员遵守规章制度。

对于出现的问题，综合治理机构应建立快速响应机制。一旦发现问题，机构应立即采取行动，组织相关人员进行调查和分析，确定问题的原因和影响范围。同时，制定具体的问题处理方案，并明确责任人和时间节点，确保问题得到及时处理。

问题处理过程中需要强调追责机制。追责是指根据问题的性质和严重程度，对相关责任人进行问责和处罚。这可以包括内部的纪律处分、行政调整或者法律追责等措施。通过追责机制，可以向医务人员传递明确的信号，提醒他们履行职责、遵守规章制度，并防止类似问题的再次发生。

问题处理过程中还应注重公正和透明。综合治理机构应确保问题处理的程序公正、信息透明，避免个别利益干预和不公平对待。这可以通过建立独立的问题处理机构或委员会，确保问题的调查和处理过程客观、公正，并及时向相关方披露处理结果。

（三）公开透明与舆情管理

通过及时公布医疗机构的运营情况和合规情况，回应社会关切和质疑，可以维护医疗机构的声誉和形象。

医疗机构应确保公开透明。这包括及时向公众公布医疗机构的运营情况、服务质量数据、投诉处理情况等相关信息。通过建立健全的信息公开制度，医疗机构可以提供更多的透明度，让患者和社会大众了解医疗机构的运作情况和取得的成绩。同时，也有利于增加公众对医疗机构的信任和满意度。

舆情管理是确保良好外部沟通的重要手段。医疗机构应设立专门的舆情管理团队或委员会，负责监测社会舆论和媒体报道，及时回应和处理相关问题。这包括对舆情进行分析和评估，制定应对策略和措施，以及与媒体和社会各界进行积极的沟通和互动。通过及时回应和解释，医疗机构可以减少负面影响，维护公众对医疗机构的信心。

第四节　持续改进与创新

一、持续改进与创新的必要性

（一）提高治理效能

持续改进与创新可以提高国有企业医疗机构的治理效能。随着社会的快速发展和竞争环境的加剧，医疗机构需要不断适应新的挑战和需求。通过引入先进的管理理念和技术手段，医疗机构可以提高内部流程和运营效率，优化资源配置，提升服务质量。例如，引入信息化管理系统可以实现数据共享和业务集成，提高决策效率和准确性。同时，通过建立科学的绩效评估体系，可以激励医疗机构员工的积极性和创造力，促进整体治理水平的提升。

持续改进与创新有助于增强医疗机构的竞争力。在市场竞争激烈的环境下，只有不断改进和创新，医疗机构才能够在激烈的竞争中立于不败之地。通过引进先进的医疗技术和设备，提供更加高效和便捷的医疗服务，医疗机构可以吸引更多患者和客户。持续改进与创新也有助于医疗机构开展跨界合作，拓展业务领域，提升市场影响力和品牌知名度。

持续改进与创新可以增强国有企业医疗机构的可持续发展能力。随着社会对医疗健康服务的需求不断增长，医疗机构需要不断适应新的变化和趋势，以保持可持续发展。持续改进与创新可以帮助医疗机构发现并满足患者的新需求，提供更好的医疗服务体验。同时，通过探索新的商业模式和业务领域，医疗机构可以实现多元化发展，降低经营风险，增加盈利能力。

（二）增强合规文化

持续改进与创新可以为医疗机构提供更加高效和便捷的管理工具，从而促进员工遵守规章制度和道德准则。通过引入信息化管理系统，医疗机构可以实现全面监控和管理各项业务活动，及时发现和纠正违规行为。例如，通过数据分析和风险评估，可以识别潜在的合规风险，采取相应的预防和控制措施。利用先进的技术手段，如人脸识别、指纹识别等，可以加强对员工身份和权限的管理，防止内部操作的滥用和不当行为的发生。

持续改进与创新可以促进医疗机构建立积极向上的工作氛围，形成良好的合规文化。通过优化组织结构和流程，医疗机构可以明确员工的职责和权限，建立健全的审批制度和内部控制机制，确保各项业务活动符合法律法规和道德规范。同时，通过建立科学的绩效评估体系，医疗机构可以激励员工积极履行职责，提高工作质量和效率。持续改进与创新也可以为员工提供良好的培训和发展机会，提升其合规意识和能力水平。

（三）降低合规风险

持续改进与创新可以帮助医疗机构发现和解决潜在的合规风险。通过引入先进的管理理念和技术手段，医疗机构可以对各项业务活动进行全面监控和分析，及时识别存在的合规隐患和风险点。例如，利用大数据分析和人工智能技术，可以挖掘海量数据中的异常模式和规律，快速发现可能存在的违规行为。同时，通过持续创新，医疗机构可以引入更加先进和安全的设备和技术，减少潜在的合规风险。

持续改进与创新可以促进医疗机构建立健全的内部控制体系，预防和化解合规风险的发生。通过优化组织结构和流程，医疗机构可以明确员工的职责和权限，建立健全的审批制度和内部审计机制，确保各项业务活动符合法律法规和道德规范。同时，通过引入先进的信息化管理系统，医疗机构可以实现业务数据的实时监控和分析，发现潜在的合规问题，并采取相应的预防和纠正措施。

持续改进与创新有助于医疗机构提高员工的合规意识和能力水平，从而降低合规风险。通过开展培训和教育活动，医疗机构可以向员工传达合规政策和要求，强化他们的合规意识，并提供相应的知识和技能培训。同时，通过建立科学的绩效评估体系，医疗机构可以激励员工积极履行职责，遵守规章制度和道德准则。

二、持续改进与创新的途径

（一）引入先进技术

利用人工智能、大数据分析等先进技术，可以快速识别人力合规风险，并采取相应的预防和控制措施。

通过引入人工智能技术，医疗机构可以实现对人力合规风险的自动识别和监测。人工智能可以通过学习和模拟人类智能，处理和分析大量的人力资源数据，发现其中的模式和规律。例如，通过分析员工的行为数据和历史记录，可以识别出潜在的违规行为或风险因素。人工智能还可以基于已有的知识和经验，进行风险评估和预测，提前发现可能出现的问题。

大数据分析也是持续改进与创新中重要的一环。医疗机构可以收集和整合各种与人力合规相关的数据，如员工的背景信息、培训记录、考勤数据等。通过对这些数据进行分析，可以获得全面而准确的人力合规风险信息。例如，通过分析员工的培训记录和绩效数据，可以识别出哪些员工存在潜在的合规风险，从而采取针对性的培训和监督措施。

利用先进技术进行数据分析和决策支持，可以更准确地判断合规风险的严重程度和优先级，帮助医疗机构制定更科学和有效的风险防控措施。

通过引入先进技术，医疗机构还可以改善员工体验和参与度。例如，利用移动应用程序或在线平台，可以方便员工随时随地查询和更新个人信息，了解相关政策和流程，提出问题和建议。这种便捷的交互方式可以增强员工的参与感和满意度，促进良好的合规文化的形成。

（二）建立合作伙伴关系

通过与专业机构、律师事务所等建立合作伙伴关系，国有企业医疗机构可以共同开展合规风险防控活动，并获得专业的意见和建议。

与专业机构建立合作伙伴关系可以为国有企业医疗机构提供专业的咨询和指导。专业机构通常拥有丰富的经验和知识，对合规风险防控具有深入的了解。通过与这些机构建立合作关系，国有企业医疗机构可以获取及时的专业建议和解决方案，帮助其发现和解决潜在的合规问题。例如，专业机构可以进行合规风险评估和审计，帮助国有企业医疗机构确定风险点和改进方向。

与律师事务所建立合作伙伴关系可以为国有企业医疗机构提供法律支持和法律咨询。律师事务所通常拥有资深的律师团队，精通法律法规和合规要求。通过与律师事务所建立合作关系，国有企业医疗机构可以及时咨询法律问题，了解相关法规的解释和适用，预防法律风险的发生。例如，在制定合规政策和流程时，律师事务所可以提供法律意见，确保其符合法律法规的要求。

建立合作伙伴关系还可以促进知识和经验的共享。国有企业医疗机构与专业机构、律师事务所等合作伙伴之间可以开展合作研究、案例分享等活动，加强彼此之间的交流与合作。通过共享知识和经验，国有企业医疗机构可以获得新的思路和创新方案，提升合规风险防控的能力。

合作伙伴关系还可以扩大国有企业医疗机构的影响力和资源获取渠道。与专业机构、律师事务所等建立紧密的合作关系，有助于提高国有企业医疗机构在行业内的声誉和地位。这不仅可以为国有企业医疗机构带来更多的业务机会，还可以为其提供更多的资源支持和合作机会。例如，通过合作伙伴关系，国有企业医疗机构可以与其他行业领域的企业进行合作，拓展业务领域，实现多元化发展。

（三）不断学习与创新

国有企业医疗机构应关注行业动态和最新法规要求，及时更新知识和技能，提高合规风险防控的能力。同时，还应鼓励员工提出新想法、尝试新方法，为持续改进与创新提供源源不断的动力。

医疗行业的法规和政策经常发生变化，国有企业医疗机构需要密切关注相关的法律法规和政策文件，及时了解最新的要求和标准。通过参加行业研讨会、培训课程等方式，医疗机构可以与同行交流经验，了解行业最佳实践，从而不断更新知识和技能，提升合规风险防控的能力。

员工是组织中最宝贵的资源，他们对业务活动有着丰富的经验和深入的了解。医疗机构应营造开放的创新氛围，鼓励员工积极参与问题解决和改进工作，提出创新性的想法和建议。医疗机构可以设立意见箱、定期开展创新竞赛等方式，收集员工的意见和建议，并及时评估和采纳可行的创新方案，推动持续改进与创新的实施。

国有企业医疗机构还可以通过建立创新团队或专项小组等方式，集中力量进行创新与改进。这些团队或小组可以由不同部门和岗位的员工组成，跨学科合作，共同解决复杂的问题和推动重大的改进项目。医疗机构可以为这些团队提供资源和支持，鼓励他们尝试新方法、采用新技术，为机构带来创新性的变革。

第十八章　国有企业医疗机构人力合规风险防控的影响与机遇

第一节　外部环境变化的影响

随着全球经济一体化的深入发展，国有企业医疗机构面临的外部环境日益复杂多变。这种变化不仅为机构带来了前所未有的发展机遇，同时也伴随着诸多的人力合规风险。因此，深入研究和探讨外部环境变化对国有企业医疗机构人力合规风险防控的影响，对于机构的长远发展具有重要意义。

一、政策环境的变化及影响

近年来，中国医疗卫生领域的政策法规不断完善，为国有企业医疗机构的发展提供了更加明确的指导。这些政策的调整和变化在一定程度上对机构的人力合规风险防控带来了挑战，既提供了更严格的合规要求，又可能导致原有的合规管理体系出现漏洞。

（一）新政策法规的要求

新的政策法规要求医疗机构更加严格地遵守相关规定，以确保医疗服务的合规性。这些要求主要体现在以下几个方面。

1.医疗质量与安全

新的政策法规要求医疗机构在医疗质量与安全方面做出更多努力。政府对医疗质量与安全的重视程度不断提高，认识到优质的医疗服务对患者和社会的重要性。因此，政策法规要求医疗机构建立健全的质量管理体系，以确保医疗服务的质量和安全。

政府要求医疗机构加强医疗事故的防范和处理。机构需要建立完善的医疗事故预警机制，及时发现和处理潜在的医疗风险。机构还需要加强医疗事故的调查和分析工作，总结经验教训，推动医疗事故的防控工作。

政策法规要求医疗机构推行医疗纠纷的调解机制。医疗纠纷是医患关系紧张的主要原因之一，政府希望通过建立健全的调解机制来化解矛盾，保护医患双方的权益。医疗机构应积极参与医疗纠纷的调解工作，通过沟通、协商和调解等方式解决纠纷，维护良好的医患关系。

政府还要求医疗机构建立健全的质量管理体系。质量管理是保证医疗服务质量和安全性的重要手段。机构应制定和实施一系列的质量管理制度和流程，包括医疗操作规范、临床路径管理、医疗设备管理等方面。机构还应加强对医疗人员的培训和教育，提高他们的专业水平和质量意识。

2.医保支付控制

随着医保基金压力的增加，政府对医保支付的监管力度也在不断加大。新的政策法规要求医疗机构按规定开展医保结算，并加强费用管理和审核，以确保医保资金的合理使用和控制。

机构需要严格按照医保政策的规定，确保医疗费用的正确报销和结算。机构应加强与医保部门的沟通与协作，了解并及时适应政策变化，遵守相关的操作规程和流程。

机构需要建立健全的费用管理制度和审核机制，对医疗费用进行审查和监控，防止虚假报销和滥用医保资金。机构还应加强对医疗服务的质量和安全的管理，提高医疗效益，降低医疗成本，减轻医保基金的压力。

政府还鼓励医疗机构加强医保支付的信息化建设。通过推行电子医保结算、电子病历和医保信息系统的应用，可以提高支付的准确性和效率，减少人为错误和欺诈行为的发生。

3.医药采购与使用

政府对医药采购和使用的监管力度不断加强，要求医疗机构严格执行集中采购政策，合理用药，并加强对药品流通环节的监督。

政府要求医疗机构严格执行集中采购政策。集中采购是为了降低药品价格、提高采购效率和保证药品质量的重要手段。政府鼓励医疗机构参与集中采购活动，通过规模效应和竞争机制，获取更好的采购条件和价格优惠。

政策法规要求医疗机构合理用药。医疗机构应根据患者的具体情况和临床需要，选择合适的药品，并按照规定的用药指南和药物管理制度进行合理用药。机构需要加强对药品的临床评价和药物治疗方案的制定，以确保患者获得安全有效的药物治疗。

政府还要求医疗机构加强对药品流通环节的监督。药品流通环节是保障药品质量和安全的关键环节，政府要求医疗机构加强对药品供应商和经销商的资质审核，建立健全的药品采购和流通管理制度，防止假冒伪劣药品的流入和使用。

（二）影响机构的合规风险

虽然新的政策法规提供了更加明确的指导，但也给机构的人力合规风险防控带来了一定的挑战。这些挑战主要体现在以下几个方面。

1.法规变化的不确定性

法规变化的不确定性是影响机构合规风险的一个重要因素。政策法规的频繁调整使得机构需要及时跟进并适应新的要求，但政策变化的速度和幅度常常难以预测，给机构合规管理带来困扰。

法规变化可能导致机构原有的合规管理措施不再符合新的要求。机构可能需要调整或重新制定相应的政策、流程和制度，以确保其合规性。然而，政策变化的不确定性使得机构很难提前进行准确的调整，可能需要在较短的时间内快速应对，增加了合规风险的发生概率。

法规变化可能涉及机构的经营模式和运营方式。某些政策变化可能会对机构的业务范围、服务内容、费用结算等方面产生影响，需要机构进行相应的调整和改变。这种变化可能会引入新的合规风险，如医保支付风险、药品采购风险等，机构需要及时识别和应对这些风险。

法规变化也可能引发政策解读和执行的不一致性。政策的解读和执行可能因不同部门、地区或个体而存在差异，给机构的合规管理带来挑战。机构需要密切关注政策解读的变化，并与相关部门保持良好的沟通与协调，确保自身的合规行为符合政策法规的要求。

2.合规管理体系的漏洞

政策法规的变化可能导致机构原有的合规管理体系出现漏洞，增加了人力合规风险的发生概率。这些漏洞可能包括某些细节规定的遗漏或不合理安排，使得机构在合规管理中存在一定的盲区。

政策法规的变化可能导致机构合规管理体系中的相关规章制度不再符合新要求。某些细节规定可能被遗漏或未能及时更新，从而造成合规管理体系的不完整性。这些漏洞可能给机构带来合规风险，如合同纠纷、劳动争议等，需要机构及时修订和完善相应的规章制度。

政策法规的变化可能使得机构合规管理体系中的安排不再合理。例如，某些政策调整可能导致原有的流程和责任分工不再适用，使得合规管理体系存在矛盾或冲突。这种情况下，机构需要重新评估和调整合规管理体系，确保其与新的政策法规保持一致。

政策法规的变化也可能导致机构合规管理体系的执行出现问题。例如，新的政策要求机构采取一些新的措施或流程，但机构可能因为种种原因未能及时有效地落实这些要求。这种执行上的漏洞可能给机构带来合规风险，如违反劳动法规、违规经营等，需要机构加强对合规管理体系的监督和检查。

3.复杂的合规要求

新的政策法规对机构的合规要求更加严格，需要投入更多的人力和物力资源来满足要求。然而，这对一些资源有限的机构来说可能是一项挑战。

合规要求的复杂性增加了机构投入的人力资源。新的政策法规往往涉及更多的细节和条款，机构需要投入更多的人力资源来进行研究、解读和制定相应的合规措施。

合规要求的提高也需要机构投入更多的物力资源。例如，机构可能需要购买更先进的设备和技术系统，以满足新的合规要求。机构还可能需要加强对药品、医疗器械等的采购和管理，确保其符合标准。

合规要求的增加也可能导致机构运营成本的增加。机构需要投入更多的资金用于合规管理，如开展培训、采购合规设备、雇佣专业人才等。这对于一些资源有限的机构来说可能是一项负担，可能会影响到机构的正常运营和发展。

二、经济环境的变化及影响

随着市场竞争的加剧和经济发展的变化，机构面临着越来越大的经营压力和挑战。在追求经济效益的同时，机构需要注重提高医疗服务的合规性和质量，以应对激进经营策略带来的合规风险。

（一）市场竞争加剧

随着市场竞争的加剧，机构需要不断提升自身的竞争力，追求更好的经济效益。这可能导致机构采取一些激进的经营策略，如降低人力成本、扩大规模等，但这些策略往往伴随着较高的人力合规风险。

为了降低人力成本，机构可能会采取一些人力资源管理措施，如减少员工数量、缩减福利待遇等。然而，这种行为可能涉及劳动法规的违反，如裁员违法、拖欠工资等，增加了人力合规风险的发生概率。

为了扩大规模和市场份额，机构可能会采取一些市场推广和销售策略，如价格倾销、虚假宣传等。这些行为可能违反了相关的市场竞争法规，如反垄断法、虚假广告法等，带来了潜在的合规风险和法律风险。

市场竞争加剧也可能导致机构在产品质量和安全方面的压力增加。为了追求更高的市场份额，机构可能会降低产品质量标准、忽视安全生产等，以降低成本和提高利润。这种行为可能会引发产品质量问题和安全事故，给机构带来严重的合规风险和声誉损失。

（二）资金压力增加

经济环境的变化可能会给医疗机构带来资金压力的增加。这种资金压力可能源自多方面的因素，如财政紧缩、医保政策调整或患者支付能力下降等。面对这种情况，医疗机构可能被迫采取一系列的节约措施以降低成本和提高效益。然而，这些节约措施往往也会对医疗服务的合规性和质量产生一定的影响。

资金压力可能导致医疗机构缺乏足够的资金投入，限制了设备更新和维护、药品采购、人员培训等方面的投资。这可能导致医疗机构的设施设备老化，药品供应不足或质量下降，以及医护人员技术水平的滞后。这将直接影响到医疗服务的质量和安全性。

为了降低成本，医疗机构可能会减少人员编制或降低薪酬水平，从而导致医务人员的流失和招聘难度增加。这可能会导致医疗机构人员紧张，工作压力大，进而影响到医疗服务的效率和质量。缺乏足够的医护人员也会限制医疗机构的服务能力，延长患者等待时间，甚至可能造成医疗资源的浪费。

资金压力还可能使得医疗机构在医疗设备采购、药品采购以及其他服务提供方面受到价格上涨或供应不稳定的影响。医疗机构可能被迫寻找更便宜的替代品或减少使用某些药品和服务，这可能对患者的治疗效果产生不利影响。同时，为了节约成本，医疗机构可能会降低对医疗技术创新的投入，从而限制了医疗水平的提升和新技术的应用。

资金压力可能会导致医疗机构对患者收费进行调整，可能增加了患者的经济负担。这可能使得一些患者无法承担医疗费用，从而延误了他们的治疗。为了追求经济效益，医疗机构可能会增加一些不必要的检查和手术，从而对患者造成负担和风险。

（三）激励机制改革

为了激发医疗机构的活力和创新能力，政府可能会对国有企业的激励机制进行改革。这种改革旨在引入市场化的竞争机制，要求医疗机构更加注重经济效益和业绩考核。然而，这种改革也可能增加了人力合规风险的发生概率。

激励机制改革可能会导致医疗机构过度追求经济效益而忽视了医疗服务的质量和安全。在以往的体制下，医疗机构的主要目标是提供高质量的医疗服务，而不太关注经济效益。然而，激励机制改革可能使得医疗机构更加注重经济指标，例如收入、利润等，这可能导致一些机构为了追求经济效益而牺牲了医疗服务的质量。这可能对患者的健康和安全造成风险。

激励机制改革可能会引入更多的竞争因素，导致医疗机构之间的激烈竞争。为了在市场竞争中获得优势，一些医疗机构可能会采取不当手段，如虚假宣传、滥用医疗资源等。这可能会损害公众对医疗机构的信任，并增加医疗纠纷和法律风险的发生概率。

激励机制改革可能会引起医疗机构内部的人力合规风险。在以往的体制下，医疗机构的管理主要依靠行政命令和规章制度。然而，激励机制改革可能导致医疗机构内部的权力分散和利益冲突。如果没有相应的监管和控制措施，这可能导致一些医务人员违反规定，从而增加了人力合规风险的发生概率。

激励机制改革还可能给医务人员带来更大的工作压力和心理负担。在市场化竞争的环境下，医务人员可能面临更高的业绩要求和经济利益的考核。这可能使得医务人员感到压力倍增，从而对工作质量和个人健康产生不利影响。

在面临经济环境变化的同时，机构需要在经济效益和合规管理之间寻找平衡点。虽然经济效益是机构发展的重要目标，但合规性和医疗服务质量同样重要。只有在合规的基础上追求经济效益，才能保障机构的可持续发展。

三、社会环境的变化及影响

随着公众健康意识的提高和社会发展的进步，患者对医疗服务的需求和期望也在不断提高。这种变化要求医疗机构更加注重患者的权益保护和服务质量提升。同时，社会舆论的监督和媒体的曝光也使得机构的人力合规风险更加容易被发现和放大。因此，机构需要加强与患者和社会的沟通互动，提高服务的透明度和公信力，以减少人力合规风险的发生。

（一）患者权益的关注

在社会环境的变化下，患者对医疗服务质量和安全性的关注日益增加，他们对医疗机构的期望也越来越高。这种变化对医疗机构产生了深远的影响，需要机构更加注重患者的权益保护，并提供安全、可靠的医疗服务，以满足患者的需求。

患者权益的关注使得医疗机构在服务提供方面需要更加透明和负责任。患者越来越关注医疗机构的专业水平、医务人员的素质以及医疗设备的质量。他们希望能够获得准确、详尽的医疗信息，并参与医疗决策过程。因此，医疗机构需要加强沟通和信息披露，提供充分的知情权，确保患者对医疗过程和治疗方案有清晰的了解。

患者权益的关注推动了医疗机构加强医疗质量和安全管理。患者希望在医疗过程中得到安全、有效的治疗，避免医疗事故和医疗纠纷。因此，医疗机构需要加强内部管理，建立健全的质量控制体系，推行临床路径管理和错误防范措施。

患者权益的关注也促使医疗机构加强对医务人员的培训和素质提升。患者期待医务人员具备专业知识和技能，并能够与患者建立良好的沟通和信任关系。为了满足这一需求，医疗机构需要加强对医务人员的职业道德教育、技术培训和团队合作能力的培养，提高医务人员的整体素质和服务水平。

（二）信息透明度的要求

随着社会对医疗机构管理和服务质量的要求不断提高，对信息透明度的需求也日益增加。人们希望医疗机构能够提供更多相关信息，如医生资质、医疗服务价格以及医疗纠纷处理结果等，以便更好地了解和评估机构的可信度和服务质量。因此，医疗机构有必要加强对信息的披露和公开，提高服务的可信度和透明度。

信息透明度是指医疗机构主动公布与患者和社会相关的信息，包括机构的运营情况、服务项目、医疗技术水平、医生的资质和经验、医疗服务价格、医疗纠纷处理方式等内容。通过信息透明度的提升，可以增加患者对医疗机构的信任，提高机构的声誉和形象。

医疗机构应该公布医生的资质和经验。患者在选择医生时，往往会关注医生的专业背景、临床经验以及学术成果等方面的信息。医疗机构可以通过官方网站、移动应用程序等途径，公布医生的学历、职称、执业证书以及相关培训和继续教育情况，提供给患者参考。这样做有助于增加患者对医生的信任度，同时也能提升机构整体的专业形象。

医疗服务价格也应该得到公开。患者在选择就医时，通常会关注医疗服务的价格水平。因此，医疗机构应该公布医疗服务项目的收费标准，包括挂号费、检查费、治疗费等详细内容。这不仅可以帮助患者合理规划医疗费用，还能避免因为价格不透明而引发的纠纷和误解。

医疗机构应该公开医疗纠纷处理结果。医疗纠纷是患者和医疗机构之间难免发生的问题，公开处理结果有利于维护患者的知情权和监督权，也有助于促进医疗机构改进服务质量和管理水平。医疗机构可以公布医疗纠纷的处理流程和结果，向患者和社会公众展示机构对纠纷的处理态度和效果，增加透明度和公信力。

（三）社会舆论的监督力量

社会舆论对医疗机构的影响日益增强，尤其是在媒体曝光和网络舆论的推动下。社会舆论的监督力量使得医疗机构的人力合规风险更容易被发现和放大。因此，医疗机构需要高度重视社会舆论的监督作用，及时回应和处理问题，以维护机构的声誉和形象。

社会舆论的监督力量可以迅速揭示医疗机构的问题和不足之处。当出现医疗事故、患者投诉或其他相关事件时，媒体和网络舆论往往会迅速报道和讨论，将问题曝光给公众。这种曝光可以引起广泛的关注和讨论，加剧了机构面临的压力和舆论批评。因此，医疗机构需要高度警觉，认真倾听社会舆论的声音，及时调查和解决问题，避免负面影响进一步扩大。

社会舆论对于医疗机构的声誉和信任度具有重要影响。当医疗机构在舆论中被曝光负面事件时，公众对其信任度会受到严重影响。社会舆论的力量可以在短时间内迅速传播，并深入人心，从而导致患者和社会大众对机构的不信任和抵触情绪。因此，医疗机构需要及时回应和处理问题，提供准确的信息和解释，积极采取措施改进服务和管理，以恢复公众对机构的信任。

社会舆论对于医疗机构的发展和竞争力也具有重要影响。在市场竞争日益激烈的背景下，良好的声誉和形象是吸引患者和合作伙伴的重要因素之一。当医疗机构在社会舆论中获得正面评价和认可时，将增加其在患者心目中的好感度和选择意愿。同时，积极回应社会舆论的批评和建议，及时改进服务和管理，将提高机构的竞争力，赢得更多的市场份额。

第二节 技术创新与数字化转型的机遇

技术创新与数字化转型是当今时代的主要趋势，对于国有企业医疗机构而言，它们不仅面临着合规风险的挑战，同时也带来了许多机遇。

一、影响

（一）数据安全风险增加

随着技术创新和数字化转型的推进，国有企业医疗机构在数据采集、存储和处理过程中面临着更多的数据安全风险。这些风险对于医疗机构的合规风险防控工作产生了重要的影响。

数据泄露是一个极具风险的问题。在医疗机构进行数字化转型的过程中，大量的医疗数据被采集、存储和传输，其中包含了患者的个人隐私信息。一旦这些数据遭到非法获取或泄露，将会给患者个人隐私带来巨大的损害，也可能引发法律纠纷和信任危机。因此，医疗机构必须加强数据安全管理，采取必要的技术手段和措施，确保医疗数据的安全性和完整性。

随着医疗机构数字化转型的深入发展，医疗数据的处理和存储方式也发生了变革。传统的纸质档案逐渐被电子健康记录所替代，医疗数据的存储方式从物理形式转变为数字化形式。虽然数字化的存储方式具有便捷性和可追溯性等优势，但同时也增加了数据被非法篡改或删除的风险。医疗机构需要加强对数据存储系统的安全性管理，确保数据的完整性和准确性。

随着技术创新的发展，医疗机构的信息系统和网络设备也变得更加复杂和庞大。这给医疗机构的信息安全带来了新的挑战。例如，恶意软件和黑客攻击等安全威胁不断增多，医疗机构必须采取相应的措施来防范和应对这些威胁。建立健全的网络安全管理体系，加强对信息系统的监控和审计，是医疗机构应对信息安全风险的重要举措。

（二）传统岗位需求下降

随着数字化转型的推进，国有企业医疗机构的一些传统岗位需求逐渐减少。这对于医疗机构的人力合规风险防控工作产生了一定的影响。

自助挂号系统的普及使得前台接待员的需求逐渐减少。传统上，患者在医疗机构就诊时需要通过前台接待员进行挂号和登记等手续。然而，随着自助挂号系统的引入，患者可以通过自助终端完成挂号、支付费用等操作，减少了对前台接待员的依赖性。这意味着医疗机构可能需要减少前台接待员的数量或重新调整他们的职责范围。

在线咨询和远程诊疗的发展也减少了部分咨询员的需求。传统上，患者需要亲自到医疗机构咨询医生或获取医疗信息。然而，随着在线咨询平台的兴起和远程诊疗技术的发展，患者可以通过网络与医生进行沟通和咨询，避免了不必要的出行。这意味着医疗机构可能需要减少咨询员的数量或将他们转变为在线咨询的专业人员。

随着数字化转型的推进，许多传统岗位也面临技能需求的转变。例如，医疗机构需要拥有一定的信息技术知识和技能，以便管理和维护数字化系统的运行。医生和护士等医务人员也需要适应数字化工具和设备的使用，例如电子病历系统和远程监测设备等。因此，医疗机构可能需要提供培训和教育资源，以提升员工的技能水平和适应数字化转型的需求。

二、机遇

（一）提高医疗服务效率

技术创新和数字化转型为国有企业医疗机构带来了提高医疗服务效率的机遇。通过引入先进的技术和数字化工具，医疗机构可以改善诊疗流程、加快医疗服务的响应速度，并提高医疗质量和效果。

引入人工智能技术可以实现自动化诊断和辅助决策。传统上，医生需要依靠丰富的经验和专业知识进行诊断和治疗方案的制定。然而，人工智能技术的发展使得医疗机构可以利用大数据和算法模型来辅助医生进行诊断和决策。例如，基于深度学习的影像诊断系统可以自动分析医学影像，帮助医生准确识别病变和提供治疗建议。这种方式不仅减轻了医生的工作负担，还提高了诊断的准确性和效率。

数字化转型为医疗机构提供了更多的在线服务和远程医疗的机会。通过建立在线医疗平台，患者可以方便地进行在线咨询、预约挂号和远程诊疗等操作。这不仅提供了更加便捷的医疗服务方式，还能够解决地域限制和人员流动性的问题。例如，在偏远地区或灾难区域，通过远程医疗技术，患者可以接受及时的医疗咨询和治疗，提高了医疗资源的利用效率。

数字化转型也可以加强医疗数据的管理和共享，提升医疗服务的协同性和连续性。传统上，医疗机构的数据分散在不同的系统和部门中，导致信息孤岛和沟通障碍。而通过建立统一的电子病历系统和健康档案平台，医疗机构可以实现医疗数据的集中管理和共享，提高医疗服务的协同性和连续性。例如，当患者在不同医疗机构就诊时，医生可以通过电子病历系统快速获取患者的病历资料和诊疗记录，提供更准确、个性化的医疗服务。

（二）拓展新业务模式

通过建立在线医疗平台和利用先进的技术手段，医疗机构可以实现医疗资源的共享和优化配置，同时提供远程医疗服务等创新业务模式。

建立在线医疗平台可以实现医疗资源的共享和优化配置。传统上，患者往往需要在不同的医疗机构之间进行转诊和就诊，导致医疗资源的浪费和分散。然而，通过建立在线医疗平台，不同医疗机构可以共享医生、设备和专业知识等资源，实现资源的高效利用和优化配置。例如，一家医疗机构可以通过在线医疗平台向其他医疗机构提供远程会诊或专家咨询的服务，从而扩大了医疗服务的范围和影响力。

数字化转型还为医疗机构提供了开展互联网医疗、健康管理和健康咨询等创新业务的机会。通过建立在线医疗平台和移动医疗应用程序，医疗机构可以向患者提供便捷的预约挂号、在线问诊和健康咨询等服务。同时，结合大数据分析和人工智能技术，医疗机构可以为患者提供个性化的健康管理方案和预防措施，提高患者的健康素养和自我管理能力。这种创新的业务模式不仅能够增加医疗机构的收入，还能够提升患者的满意度和忠诚度。

（三）加强数据分析与风险预警

通过利用先进的数据分析技术和大数据平台，医疗机构可以更好地识别、评估和防范潜在的合规风险。

通过数据分析，医疗机构可以深入挖掘和分析海量的医疗数据，揭示患者、医生和医疗机构之间的相关性和规律。例如，通过对临床数据和患者历史记录的分析，医疗机构可以发现患者的病情变化趋势，预测并及时采取干预措施，提高治疗效果和预防慢性疾病的发展。通过对医疗资源的利用情况和患者就诊行为的分析，医疗机构可以优化资源配置，提高服务效率。

通过建立风险预警系统，医疗机构可以实时监测和预警潜在的合规风险。利用大数据平台和智能算法，医疗机构可以对医疗行为进行实时监控和分析，及早发现违规行为和风险信号。这种风险预警系统可以帮助医疗机构快速响应和处理潜在的合规风险，提高合规管理的效果和减少潜在的法律风险。

通过数据分析和风险预警，医疗机构还可以实现精细化的风险管控和治理。通过对大数据的挖掘和分析，医疗机构可以了解合规风险的来源和特点，制定相应的风险防控策略和措施。例如，医疗机构可以建立合规风险评估模型，根据不同的风险等级和类型，采取相应的措施加强风险管控和内部监督。这将有助于提升医疗机构的合规管理水平，降低合规风险的发生概率和影响力。

（四）提升员工技能水平

技术创新和数字化转型对于国有企业医疗机构的员工提出了更高的技能要求，但同时也为员工提供了学习和成长的机会。通过培训和学习新技术，员工可以提升自己的竞争力和职业发展。

技术创新和数字化转型使得医疗机构对员工的技能水平提出了更高的要求。例如，医疗机构需要员工具备一定的信息技术知识和技能，以便管理和维护数字化系统的运行。医生和护士等医务人员也需要适应数字化工具和设备的使用，例如电子病历系统和远程监测设备等。这意味着员工需要不断学习和更新自己的技能，以满足医疗机构在数字化转型中的需求。

技术创新和数字化转型为员工提供了学习和成长的机会。随着新技术的引入和应用，员工可以通过培训和学习来掌握相关的知识和技能。医疗机构可以组织内部或外部的培训活动，提供针对性的培训课程和资源，帮助员工掌握数字化技术和工具的使用方法。同时，医疗机构也可以鼓励员工参与行业会议、学术研讨等活动，拓宽视野，了解最新的技术发展趋势和应用案例。这将为员工提供更多的学习和成长机会，促进他们在职业发展中不断提升自己的竞争力。

技术创新和数字化转型还为员工提供了创新和创业的机会。随着医疗机构拓展新业务模式和开展互联网医疗等创新业务，员工可以积极参与到项目的筹备和实施中，发挥自己的专业知识和技能。通过参与创新项目，员工可以锻炼创新思维和解决问题的能力，培养团队合作和项目管理的技巧。同时，医疗机构也可以设立创新基金或创业孵化器，为有创意和创业愿望的员工提供支持和资源，帮助他们实现个人的创业梦想。

参考文献

[1]药品经营和使用质量监督管理办法 [J]. 中华人民共和国国务院公报, 2023(33): 13-23.

[2]陈旭锐. 医疗信息系统集成问题分析 [J]. 智慧健康, 2023, 9(20): 1-5. DOI:10.19335/j.cnki.2096-1219.2023.20.001.

[3]赵云,杨道田,王政义. 医疗保险付费方式对医疗服务供方的影响机制与回应策略 [J]. 中国卫生事业管理, 2022, 39 (12): 906-911.

[4]李胜群,林胜双,薛辰飞,等. 加强监管队伍建设 构建监管长效机制 [J]. 中国医疗保险, 2022(06): 20-25. DOI:10.19546/j.issn.1674-3830.2022.6.005.

[5]邓明攀,刘春林. 信息化建设中的法律风险及应对 [J]. 中国医院院长, 2022, 18(08): 68-71.

[6]医疗器械经营监督管理办法[N]. 中国医药报, 2022-03-23 (B03). DOI:10.38249/n.cnki.nyiya.2022.000421.

[7]邵军. 劳动法构建下的企业薪酬保密制度探索研究 [J]. 法制博览, 2021, (31): 136-137.

[8]唐红,白小琼. 药品经营企业现场检查常见问题分析 [J]. 中国药业, 2020, 29 (20): 16-19.

[9]高庆喜. 区域医疗信息化中的网络安全建设分析 [J]. 数字通信世界, 2020, (02): 93.

[10]周灵灵. 医院公益性评价指标体系构建 [D]. 郑州:郑州大学, 2019.

[11]赵晓鹏. 探讨智能时代的医院信息化建设 [J]. 现代经济信息, 2019, (04): 152+154.

[12]郭子健. 大数据处理技术在医院信息化中的应用 [J]. 数码世界, 2018, (07): 143-144.

[13]蒋玉娟. 员工薪酬、员工行为与企业价值 [D]. 北京:中央财经大学, 2016.

[14]张瑞娟,孙健敏. 人力资源管理与组织创新的综合理论框架模型[C]// 中国管理现代化研究会. 第六届（2011）中国管理学年会——组织行为与人力资源管理分会场论文集. 中国人民大学劳动人事学院;新疆财经大学工商管理学院, 2011: 5.

[15]蔡厚清,马小强. 企业人力资源管理系统思维的理论框架 [J]. 企业经济, 2006(10): 37-39.

[16]陈善勇. 医疗机构形象策划 [J]. 中国医院院长, 2006(19): 41-44+4.

[17]吴传俭,路正南,王玉芳. 社会医疗保险对社区医疗服务机构公平性的影响分析 [J]. 中国全科医学, 2005(17): 1426-1427.

[18]郑山红,刘庆红,邵丽丽. 药品采购决策支持系统数据仓库模型的研究 [J]. 吉林省经济管理干部学院学报, 2005(02): 58-60.

[19]王俊华. 医疗服务机构要强化其社会责任 [J]. 中华医院管理杂志, 2005(03): 64-66.

[20]杨少梅,刘京利. 医疗机构绩效评价经济指标体系及评价方法研究 [J]. 中国卫生经济, 2004(09): 55-56.

[21]李俭,孙安迪. 医疗机构药品管理现状 [J]. 中国药事, 2003(08): 10-12.

[22]林子华,郝模,朱乃苏,等. 医疗机构规模经济效益分析 [J]. 中国卫生经济, 1991(01): 54-57.